からだを整える薬膳スープ

気になる不調を改善す
おいしい薬膳レシピ

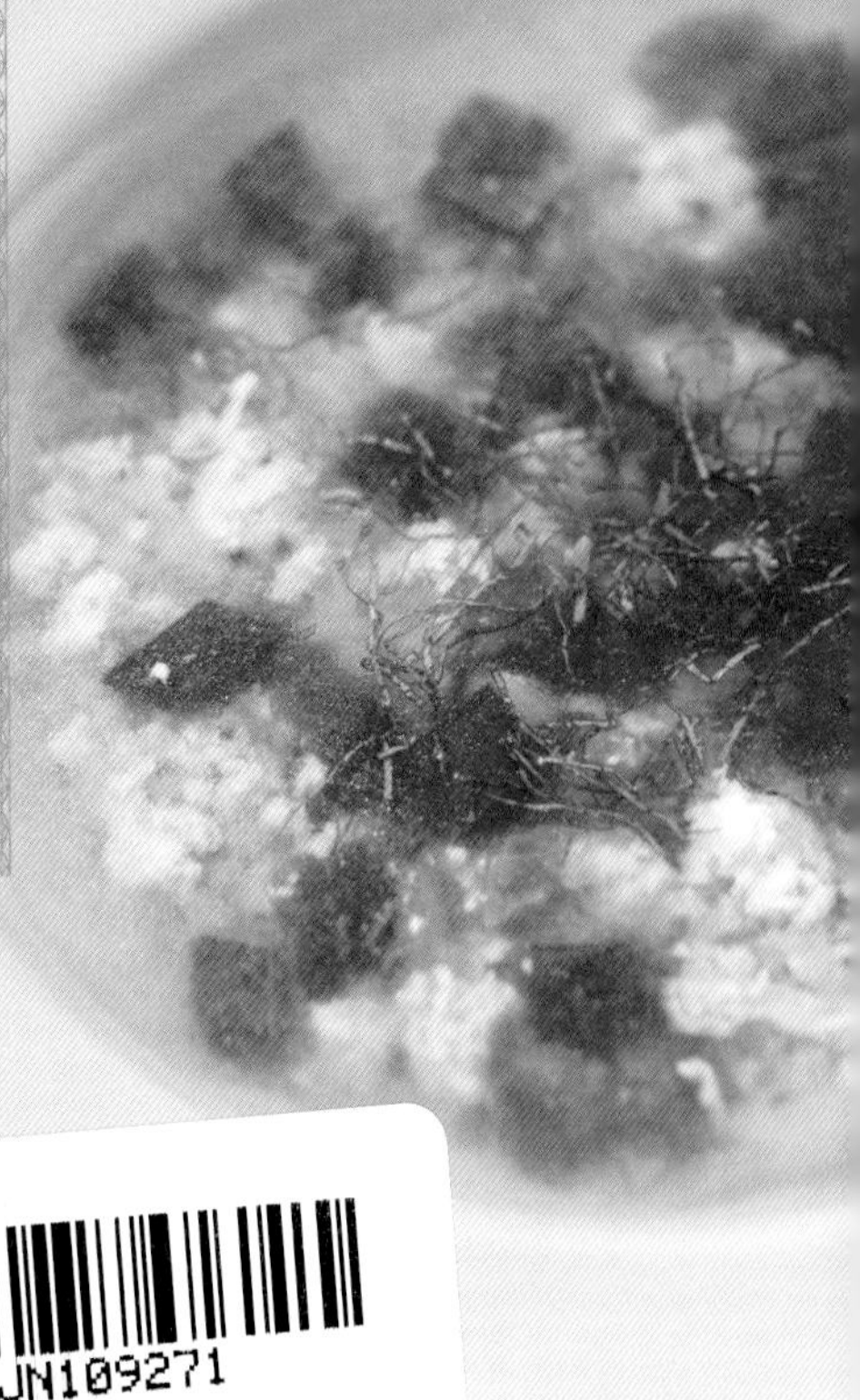

植木もも子

マイナビ

はじめに

毎日楽しく健康に過ごしていますか？　体が冷える、生理不順、便秘がち、気分が落ち込む……など、ちょっとした不調に悩まされている人は多いと思います。

普段忘れがちですが、私たちの体は食べるものから作られ、養《やしな》われています。今日食べたものは1週間後、1か月後、1年後に結果となって体にあらわれます。ジャンクフードや甘い飲み物ばかり食べている人と、穀類、肉、魚、野菜など自然の食物をバランスよく食べている人とでは、免疫力もおのずと違ってきます。「薬食同源」という言葉がありますが、健康を保つために食事はとても大切なのです。

この本では、忙しい毎日を送る人でも簡単に作れて続けやすいスープをたくさん紹介しています。中国の伝統医学である薬膳をもとに、気になる不調を改善できるように考えました。基本的にはどなたが食べても大丈夫ですが、自分の体質や食材の性質を知っておくと効率よく摂取できるので、参考にしながら選ばれるとよいと思います。普段料理にあまり時間をかけられないという人ほどスープがおすすめ。スープはあっという間に作れて消化吸収がよく、具だくさんにすれば一皿で満足感もあります。ぜひ簡単なものからチャレンジしてみてください。

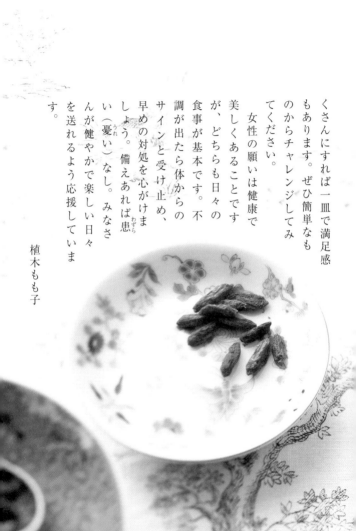

女性の願いは健康で美しくあることですが、どちらも日々の食事が基本です。不調が出たら体からのサインと受け止め、早めの対処を心がけましょう。備えあれば患《わずら》い（憂《うれ》い）なし。みなさんが健やかで楽しい日々を送れるよう応援しています。

植木もも子

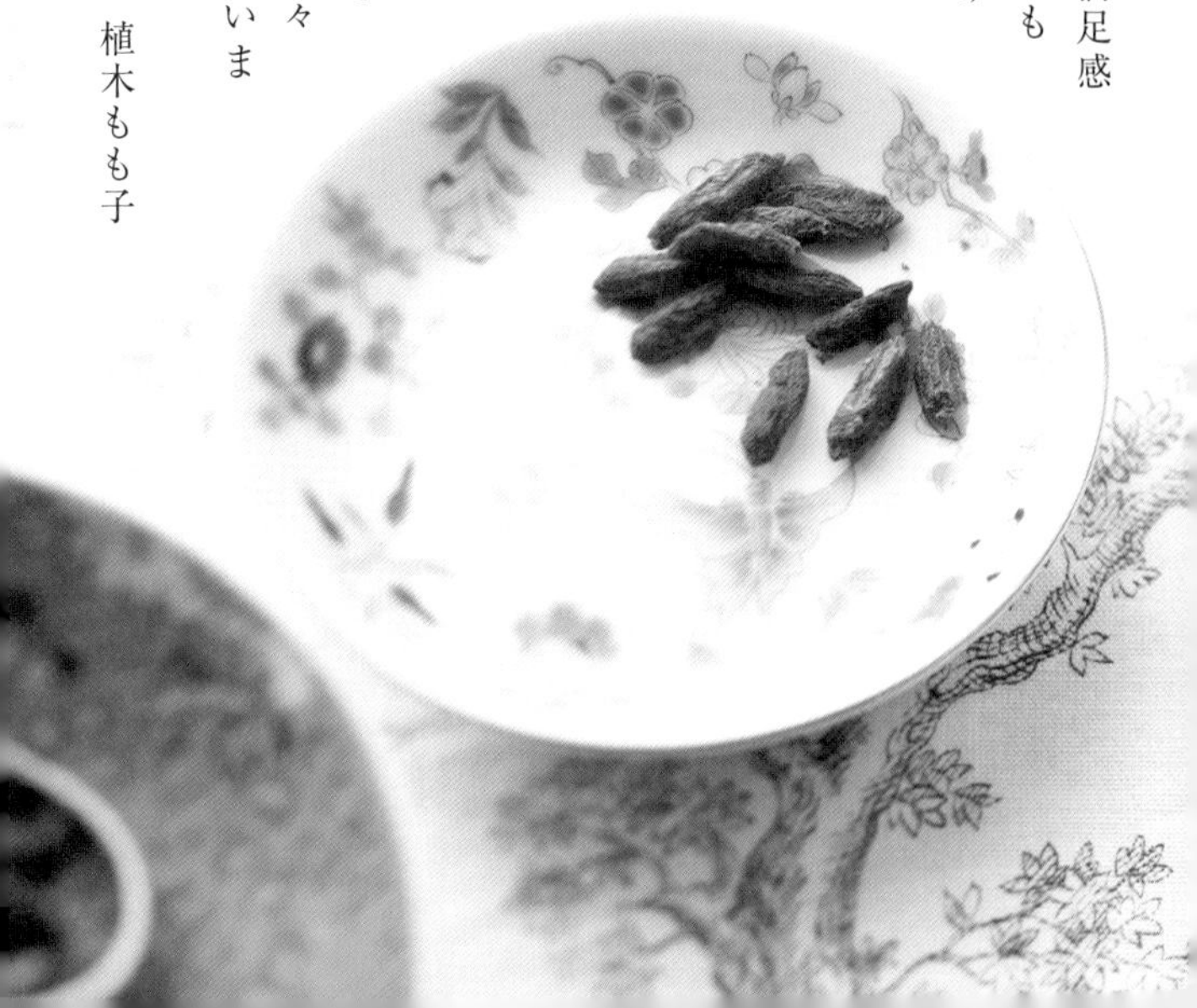

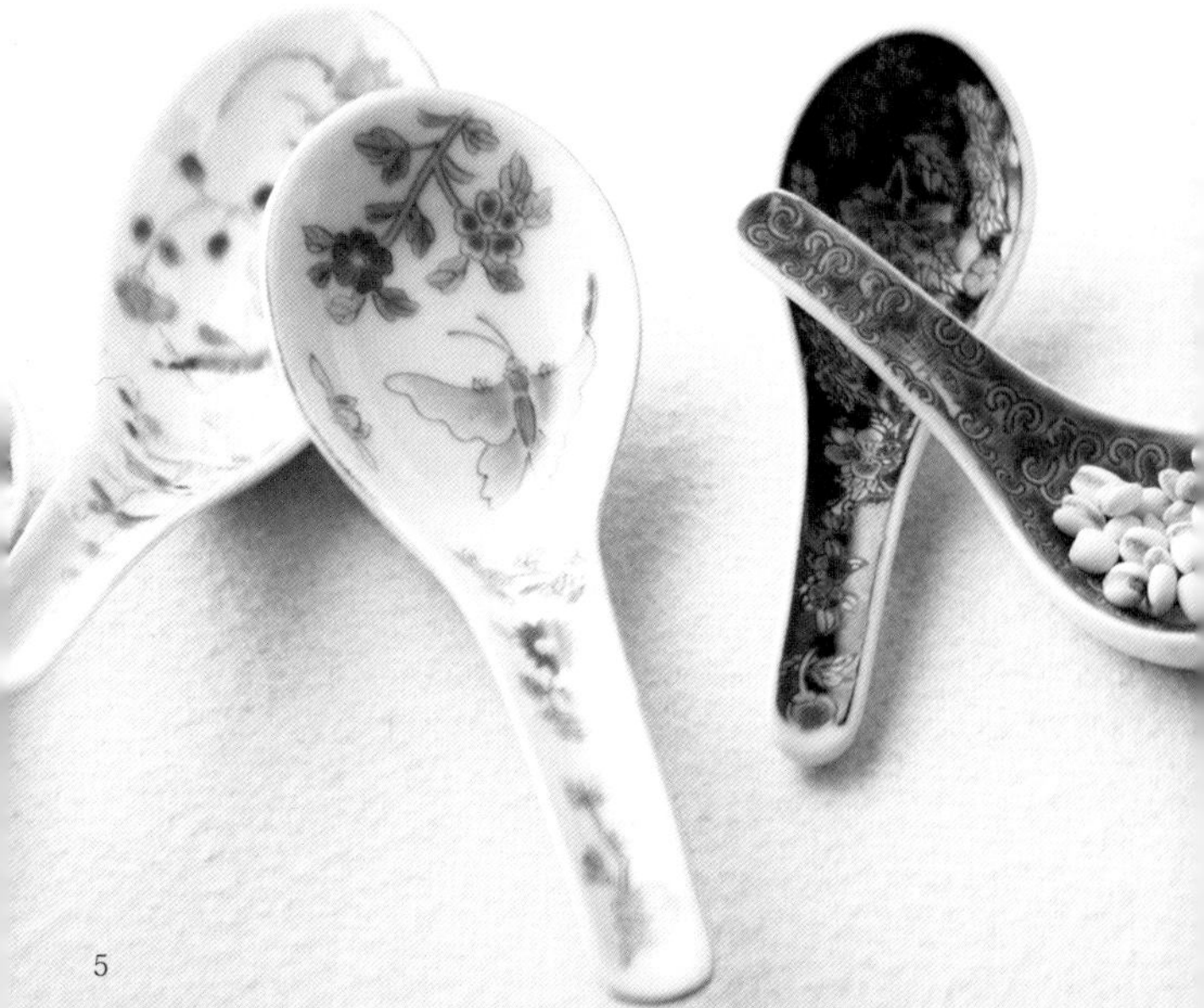

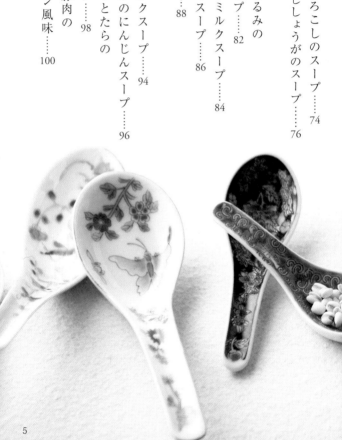

第二章
からだにやさしい季節のスープ

第三章
作り置きできて便利　お手軽スープ

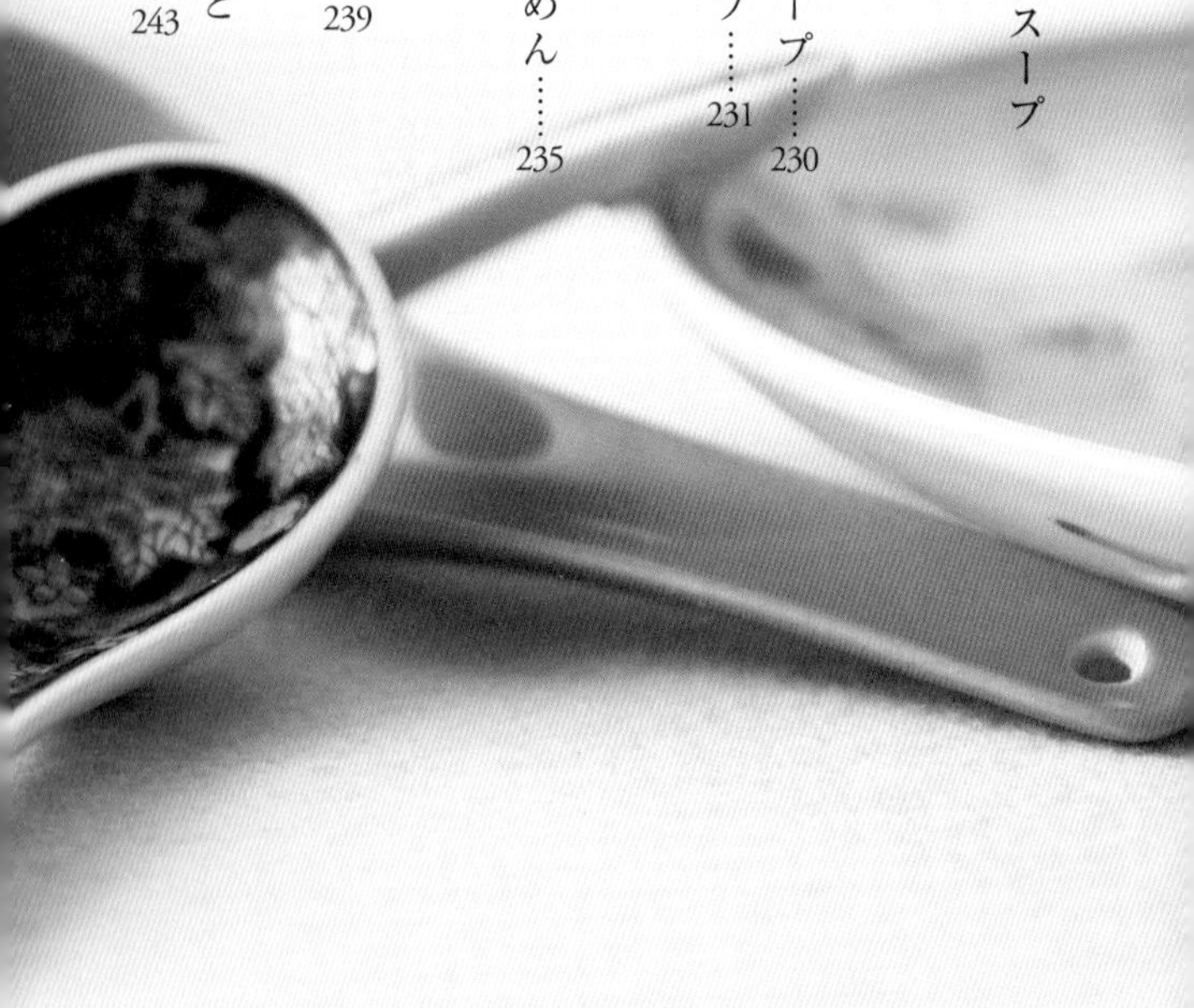

【この本の決まり】

●小さじ1は5㎖、大さじ1は15㎖、1カップは200㎖です。

●特に表記がない場合、火加減は中火です。

●野菜については、洗う、皮をむくといった下処理については特に言及をしていません。

●電子レンジの加熱時間は600Wで作る場合の目安です。機種によって異なりますので、様子を見て調節してください。

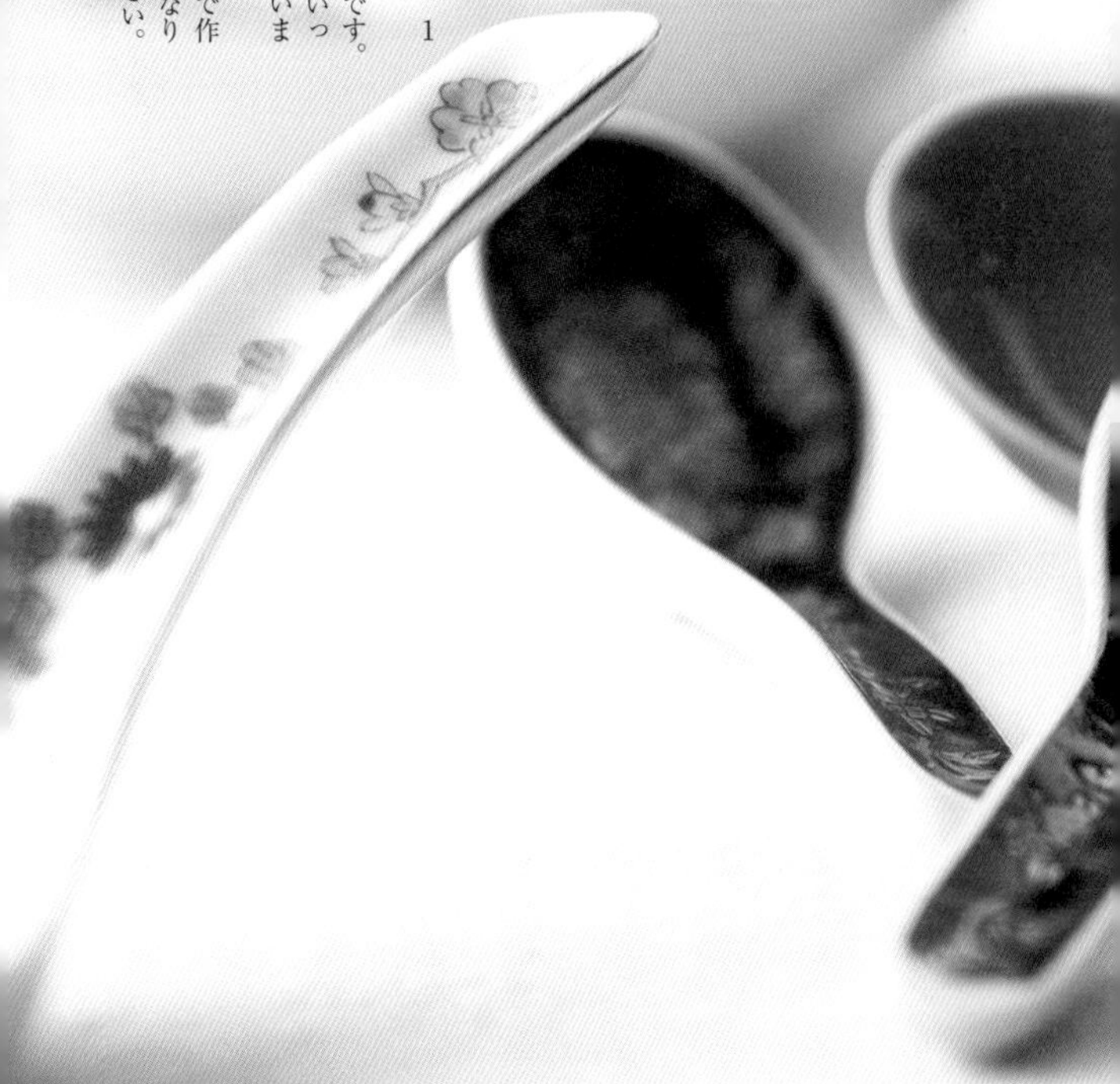

この本の使い方

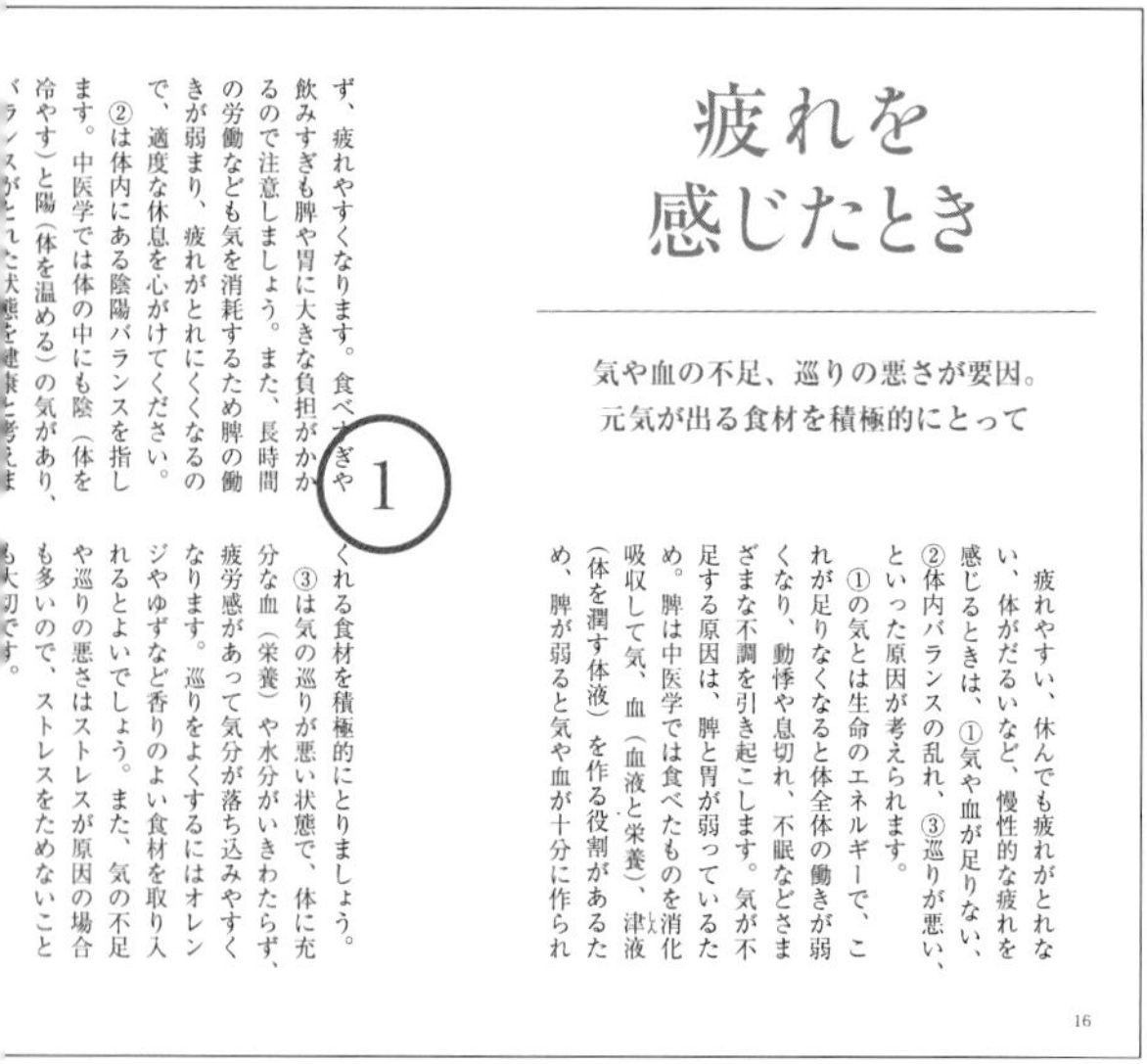

疲れを感じたとき

気や血の不足、巡りの悪さが要因。
元気が出る食材を積極的にとって

疲れやすい、休んでも疲れがとれない、体がだるいなど、慢性的な疲れを感じるときは、①気や血が足りない、②体内バランスの乱れ、③巡りが悪い、といった原因が考えられます。

①の気とは生命のエネルギーで、これが足りなくなると体全体の働きが弱くなり、動悸や息切れ、不眠などさまざまな不調を引き起こします。気が不足する原因は、脾と胃が弱っているため。脾は中医学では食べたものを消化吸収して気、血（血液と栄養）、津液（体を潤す体液）を作る役割があるため、脾が弱ると気や血が十分に作られず、疲れやすくなります。食べすぎや飲みすぎも脾や胃に大きな負担がかかるので注意しましょう。また、長時間の労働なども気を消耗するため脾の働きが弱まり、疲れがとれにくくなるので、適度な休息を心がけてください。

②は体内にある陰陽バランスを指します。中医学では体の中にも陰（体を冷やす）と陽（体を温める）の気があり、バランスがとれた状態を健康と考えま

1

くれる食材を積極的にとりましょう。

③は気の巡りが悪い状態で、体に充分な血（栄養）や水分がいきわたらず、疲労感があって気分が落ち込みやすくなります。巡りをよくするにはオレンジやゆずなど香りのよい食材を取り入れるとよいでしょう。また、気の不足や巡りの悪さはストレスが原因の場合も多いので、ストレスをためないことも大切です。

16

① 症状の原因と改善方法

お悩みの症状について、中医学にもとづいた原因と改善方法を紹介しています。症状にはいくつかの原因があるものも多いので、自分がどれにあてはまるのか見極めましょう。原因によって改善方法も異なる場合があります。

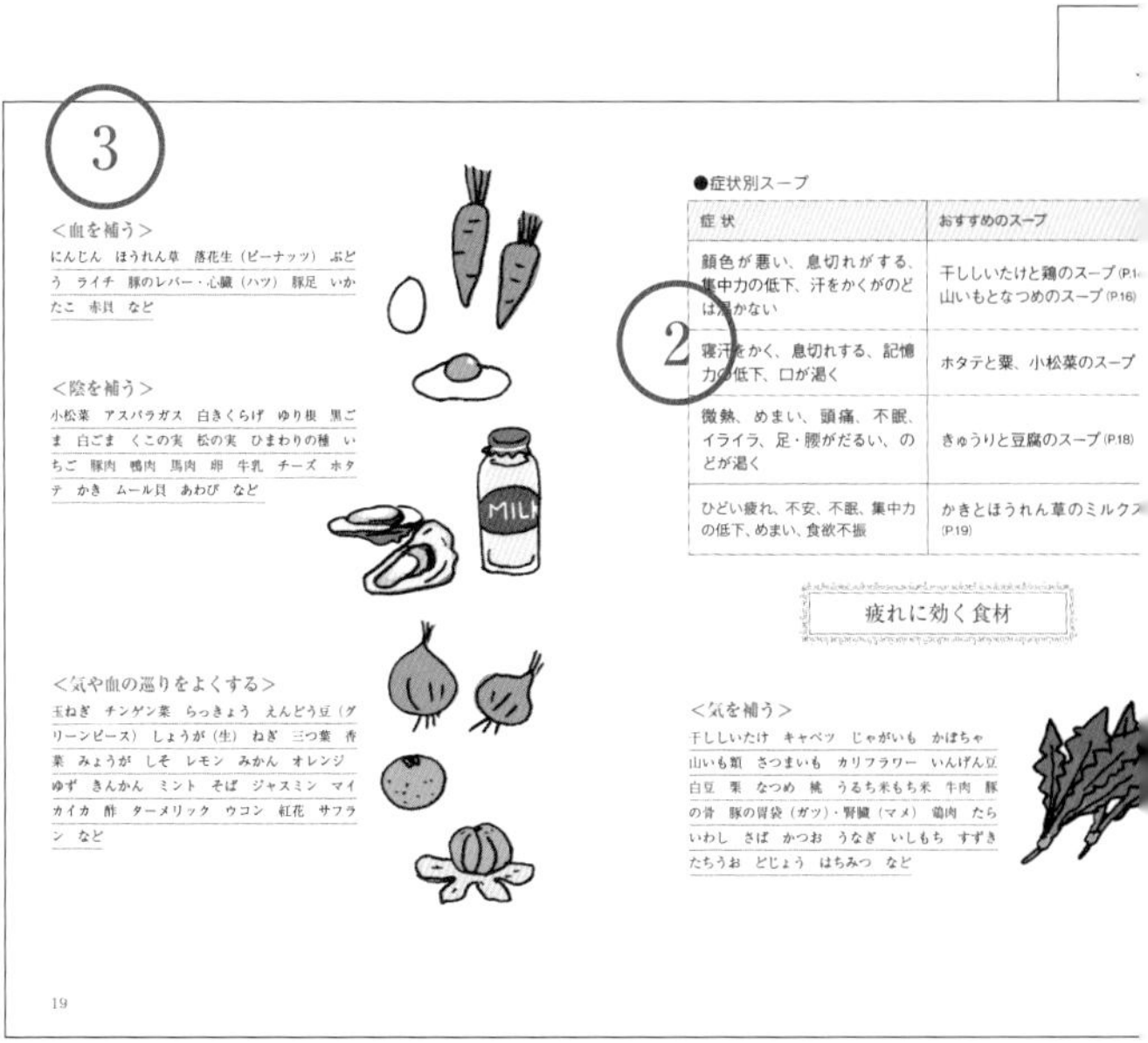

3

＜血を補う＞

にんじん　ほうれん草　落花生（ピーナッツ）　ぶどう　ライチ　豚のレバー・心臓（ハツ）　豚足　いか　たこ　赤貝　など

＜陰を補う＞

小松菜　アスパラガス　白きくらげ　ゆり根　黒ごま　白ごま　くこの実　松の実　ひまわりの種　いちご　豚肉　鴨肉　馬肉　卵　牛乳　チーズ　ホタテ　かき　ムール貝　あわび　など

＜気や血の巡りをよくする＞

玉ねぎ　チンゲン菜　らっきょう　えんどう豆（グリーンピース）　しょうが（生）　ねぎ　三つ葉　香菜　みょうが　しそ　レモン　みかん　オレンジ　ゆず　きんかん　ミント　そば　ジャスミン　マイカイカ　酢　ターメリック　ウコン　紅花　サフラン　など

19

●症状別スープ

症 状	おすすめのスープ
顔色が悪い、息切れがする、集中力の低下、汗をかくがのどは渇かない	干ししいたけと鶏のスープ (P.1 山いもとなつめのスープ (P.16)
寝汗をかく、息切れする、記憶力の低下、口が渇く	ホタテと粟、小松菜のスープ
微熱、めまい、頭痛、不眠、イライラ、足・腰がだるい、のどが渇く	きゅうりと豆腐のスープ (P.18)
ひどい疲れ、不安、不眠、集中力の低下、めまい、食欲不振	かきとほうれん草のミルクス (P.19)

2

疲れに効く食材

＜気を補う＞

干ししいたけ　キャベツ　じゃがいも　かぼちゃ　山いも類　さつまいも　カリフラワー　いんげん豆　白豆　栗　なつめ　桃　うるち米もち米　牛肉　豚の骨　豚の胃袋（ガツ）・腎臓（マメ）　鶏肉　たら　いわし　さば　かつお　うなぎ　いしもち　すずき　たちうお　どじょう　はちみつ　など

② 症状別スープ

原因や症状別のおすすめスープを紹介しています。基本的にはどのスープを飲んでも大丈夫ですが、原因によっては適した食材が異なるので作る前に確認しておくと効果的です。

③ おすすめの食材

食材を中医・薬膳学による体への働きで分類して、その症状におすすめの食材を紹介しています。自分の症状や原因と合わせて毎日の食事作りに取り入れてください。

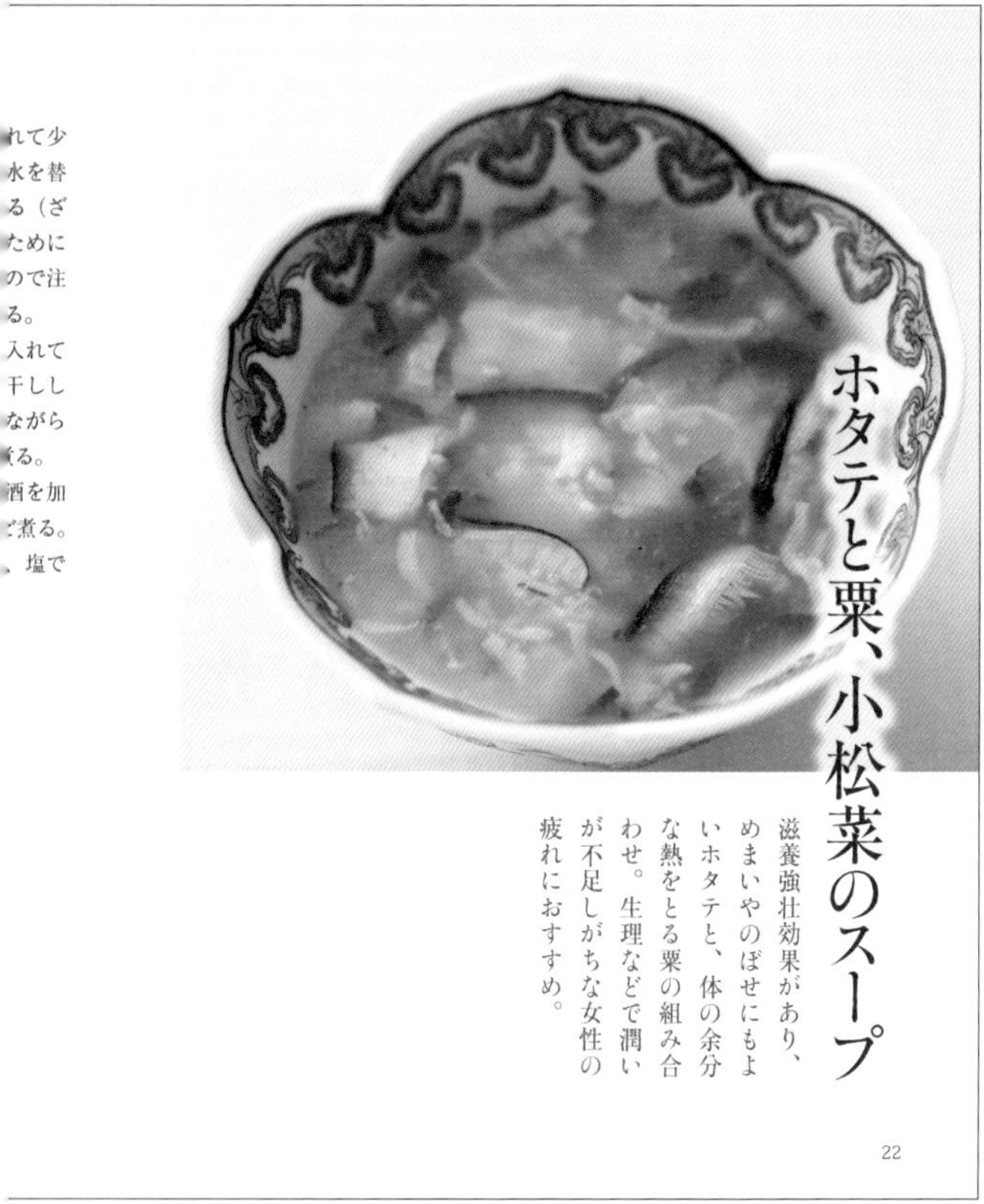

れて少
水を替
る（ざ
ために
ので注
る。
入れて
干しし
ながら
る。
酒を加
煮る。
、塩で

ホタテと栗、小松菜のスープ

滋養強壮効果があり、めまいやのぼせにもよいホタテと、体の余分な熱をとる栗の組み合わせ。生理などで潤いが不足しがちな女性の疲れにおすすめ。

22

スープの食材には、それぞれ五性マーク（２５２ページ参照）がついています。体が冷えている人には熱性・温性の食材が、体が熱っぽくのぼせやすい人は寒性・涼性の食材が向いています。マークを意識することで自分の体質や症状に適した食材がわかり、食養生の目安になります。なお、調味料の五性は左の表を参考にしてください。

【調味料の五性一覧】

熱性

- こしょう
- 酒、紹興酒
- 白ワイン
- 一味唐辛子
- 七味唐辛子

平性

- 白砂糖
- オリーブ油
- かつお節

温性

- 酢

涼性

- ごま油
- みそ

寒性

- 塩
- しょうゆ

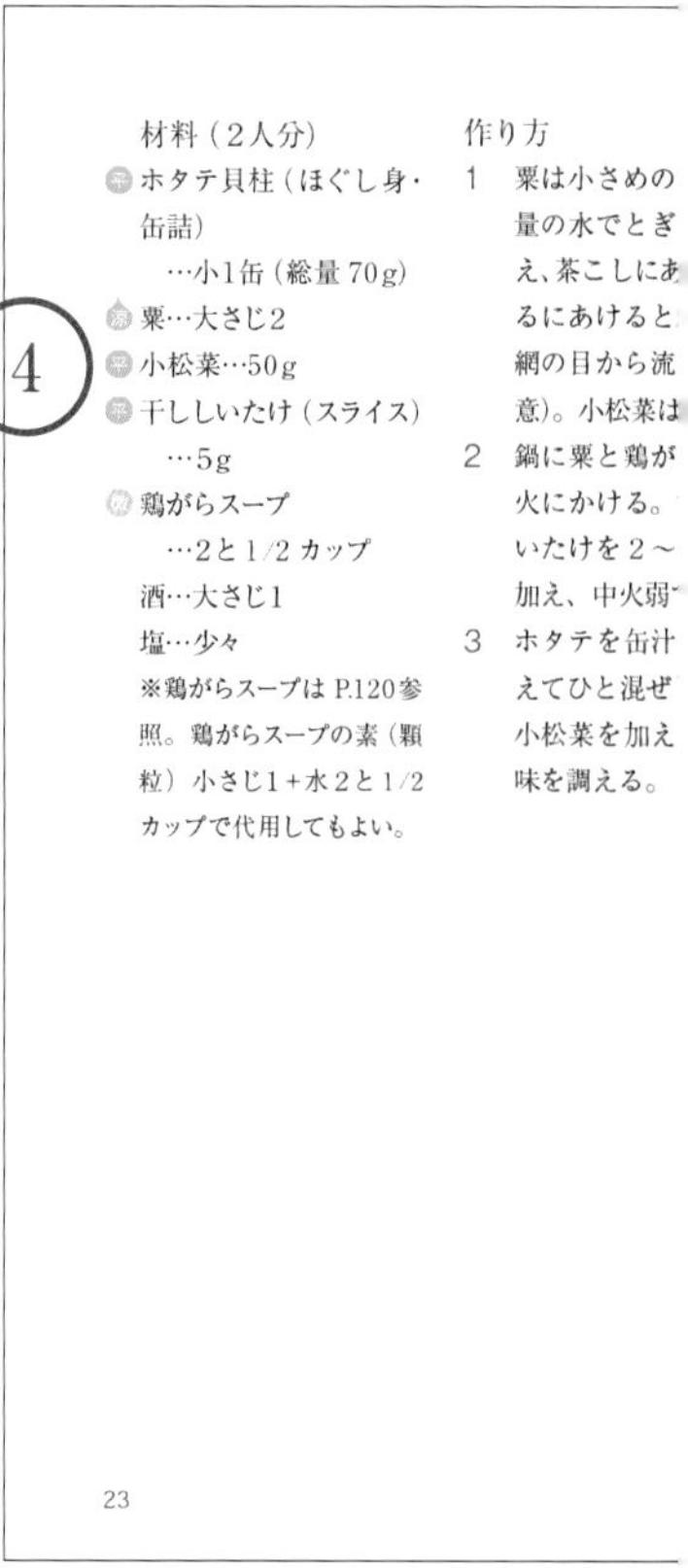
材料（2人分）
ホタテ貝柱（ほぐし身・缶詰）
…小1缶（総量70g）
粟…大さじ2
小松菜…50g
干ししいたけ（スライス）
…5g
鶏がらスープ
…2と1/2カップ
酒…大さじ1
塩…少々
※鶏がらスープはP.120参照。鶏がらスープの素（顆粒）小さじ1＋水2と1/2カップで代用してもよい。

作り方
1 粟は小さめの
量の水でとぎ
え、茶こしにあ
るにあけると
網の目から流
意）。小松菜は
2 鍋に粟と鶏が
火にかける。
いたけを2～
加え、中火弱
3 ホタテを缶汁
えてひと混ぜ
小松菜を加え
味を調える。

23

④五性マーク

第一章
症状別
からだに効くスープ

薬膳には「肌は内臓の鏡、髪は血の余り」という言葉があります。
美しい肌や髪は、健やかな体があってこそ作られるもの。
高価な化粧品やサプリメントよりも、体の内側を整えることが大切です。
しかし、何かと忙しい毎日で
疲れがとれない、胃がもたれる、眠れない……など
さまざまな不調に悩んでいる人も少なくありません。
体が発するサインをそのままにしておくと、
いずれ大きな病気を引き起こしてしまうことも……。
ここでは、気になる症状に合わせたスープを紹介します。
それぞれの症状や体質に合わせた食材をとることで
不調のもとを改善して、元気を蘇らせましょう。

疲れを感じたとき

気や血の不足、巡りの悪さが要因。元気が出る食材を積極的にとって

疲れやすい、休んでも疲れがとれない、体がだるいなど、慢性的な疲れを感じるときは、①気や血が足りない、②体内バランスの乱れ、③巡りが悪い、といった原因が考えられます。

①の気とは生命のエネルギーで、これが足りなくなると体全体の働きが弱くなり、動悸や息切れ、不眠などさまざまな不調を引き起こします。気が不足する原因は、脾と胃が弱っているため。脾は中医学では食べたものを消化吸収して気、血（血液と栄養）、津《しん》液（体を潤す体液）を作る役割があるため、脾が弱ると気や血が十分に作られ

ず、疲れやすくなります。食べすぎや飲みすぎも脾や胃に大きな負担がかかるので注意しましょう。また、長時間の労働なども気を消耗するため脾の働きが弱まり、疲れがとれにくくなるので、適度な休息を心がけてください。

②は体内にある陰陽バランスを指します。中医学では体の中にも陰（体を冷やす）と陽（体を温める）の気があり、バランスがとれた状態を健康と考えます。陰が不足すると、体のほてりやのぼせ、のどの渇きが出てきます。陰不足の人は体の潤いが足りない状態なので、豚肉や卵、牛乳などの陰を補ってくれる食材を積極的にとりましょう。

③は気の巡りが悪い状態で、体に充分な血（栄養）や水分がいきわたらず、疲労感があって気分が落ち込みやすくなります。巡りをよくするにはオレンジやゆずなど香りのよい食材を取り入れるとよいでしょう。また、気の不足や巡りの悪さはストレスが原因の場合も多いので、ストレスをためないことも大切です。そして運動も忘れずに！

●症状別スープ

症 状	おすすめのスープ
顔色が悪い、息切れがする、集中力の低下、汗をかくがのどは渇かない	干ししいたけと鶏のスープ (P.20) 長いもとなつめのスープ (P.24)
寝汗をかく、息切れする、記憶力の低下、口が渇く	ホタテと栗、小松菜のスープ (P.22)
微熱、めまい、頭痛、不眠、イライラ、足・腰がだるい、のどが渇く	きゅうりと豆腐のスープ (P.26)
ひどい疲れ、不安、不眠、集中力の低下、めまい、食欲不振	かきとほうれん草のミルクスープ (P.28)

疲れに効く食材

＜気を補う＞

干ししいたけ　キャベツ　じゃがいも　かぼちゃ　山いも類　さつまいも　カリフラワー　いんげん豆　白豆　栗　なつめ　桃　うるち米　もち米　牛肉　豚の骨　豚の胃袋（ガツ）・腎臓（マメ）　鶏肉　たら　いわし　さば　かつお　うなぎ　いしもち　すずき　たちうお　どじょう　はちみつ　など

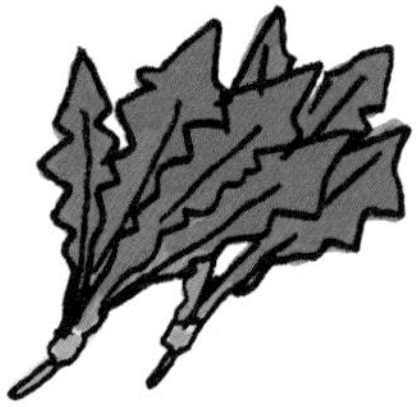

＜血を補う＞

にんじん　ほうれん草　落花生（ピーナッツ）　ぶどう　ライチ　豚のレバー・心臓（ハツ）　豚足　いか　たこ　赤貝　など

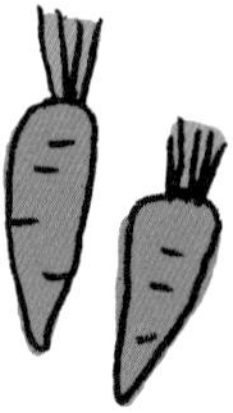

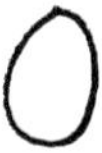

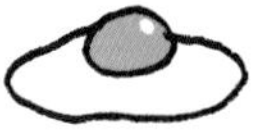

＜陰を補う＞

小松菜　アスパラガス　白きくらげ　ゆり根　黒ごま　白ごま　くこの実　松の実　ひまわりの種　いちご　豚肉　鴨肉　馬肉　卵　牛乳　チーズ　ホタテ　かき　ムール貝　あわび　など

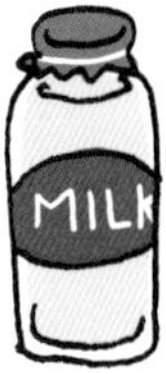

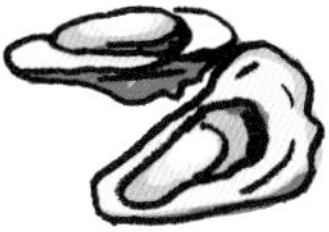

＜気や血の巡りをよくする＞

玉ねぎ　チンゲン菜　らっきょう　えんどう豆（グリーンピース）　しょうが（生）　ねぎ　三つ葉　香菜　みょうが　しそ　レモン　みかん　オレンジ　ゆず　きんかん　ミント　そば　ジャスミン　マイカイカ　酢　ターメリック　ウコン　紅花　サフラン　など

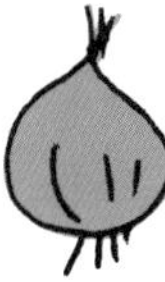

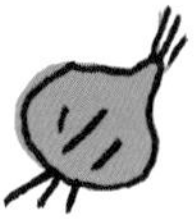

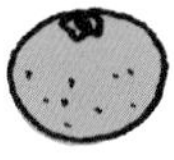

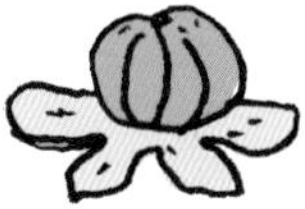

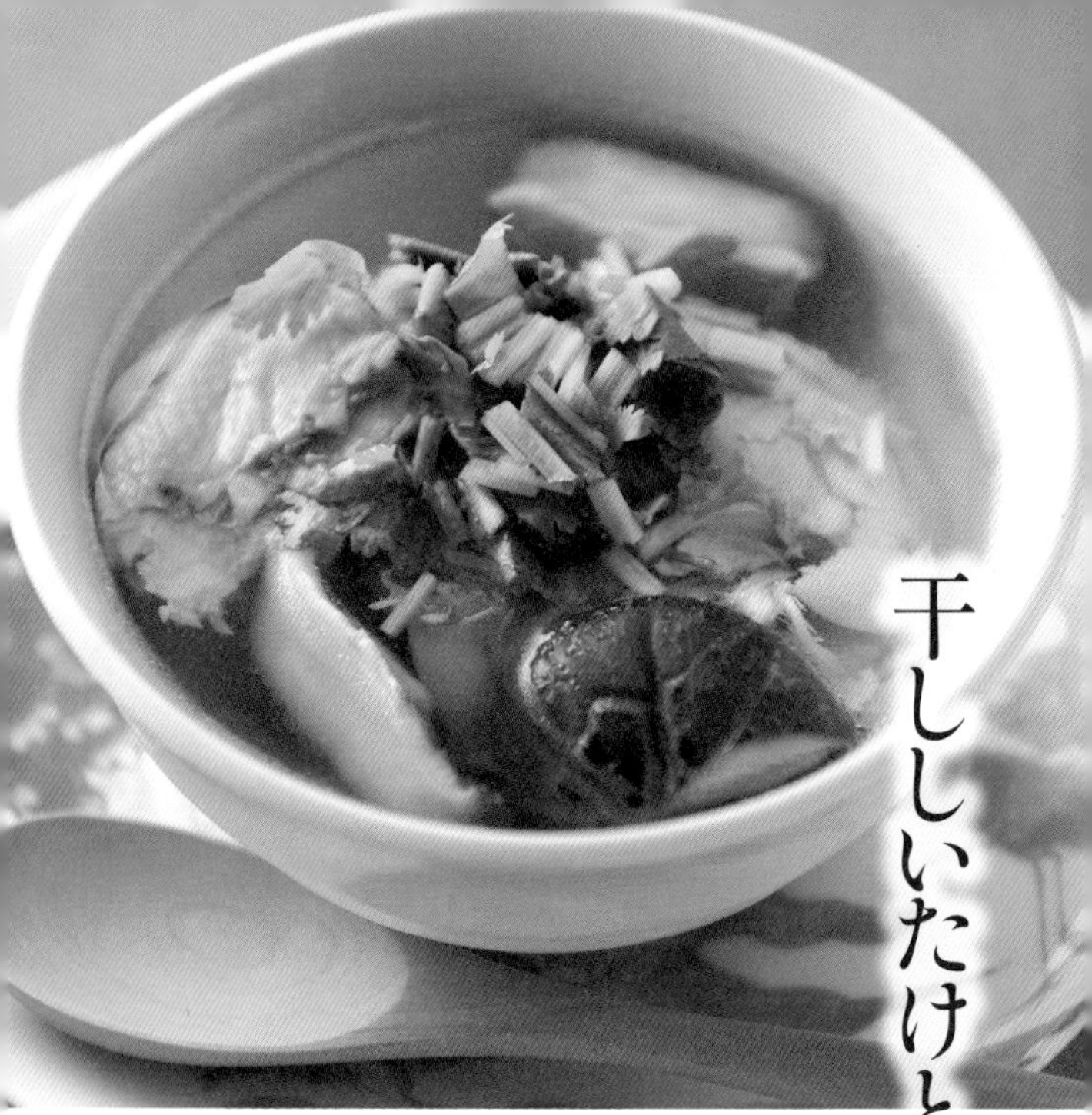

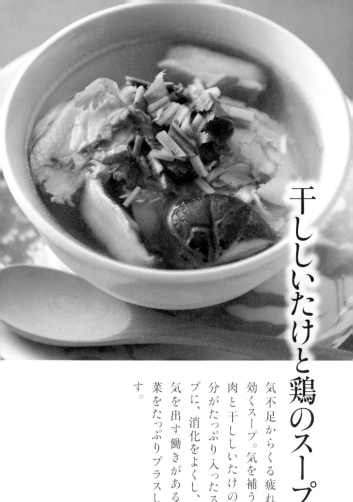

干ししいたけと鶏のスープ

気不足からくる疲れに効くスープ。気を補う鶏肉と干ししいたけの成分がたっぷり入ったスープに、消化をよくし、邪気を出す働きがある香菜をたっぷりプラスします。

材料（2人分）

微 まる鶏のスープ（P.222参照）…2カップ
微 まる鶏のスープの鶏肉…80g
平 干ししいたけ…小4個
ぬるま湯…1/2カップ
温 香菜…2株
塩…小さじ1
こしょう…少々

作り方

1 干ししいたけは分量のぬるま湯で戻し、軸を取って2つに切る（戻し汁はとっておく）。鶏肉は食べやすい大きさに切り、香菜は1cm長さのざく切りにする。

2 鍋にまる鶏のスープを入れ、干ししいたけの戻し汁を茶こしでこしながら加えて火にかける。ひと煮たちさせてあくを取り、しいたけを加えて5分ほど煮る。鶏肉を食べやすい大きさにほぐして加え、ひと煮して塩、こしょうで味を調える。器に盛って香菜をのせる。

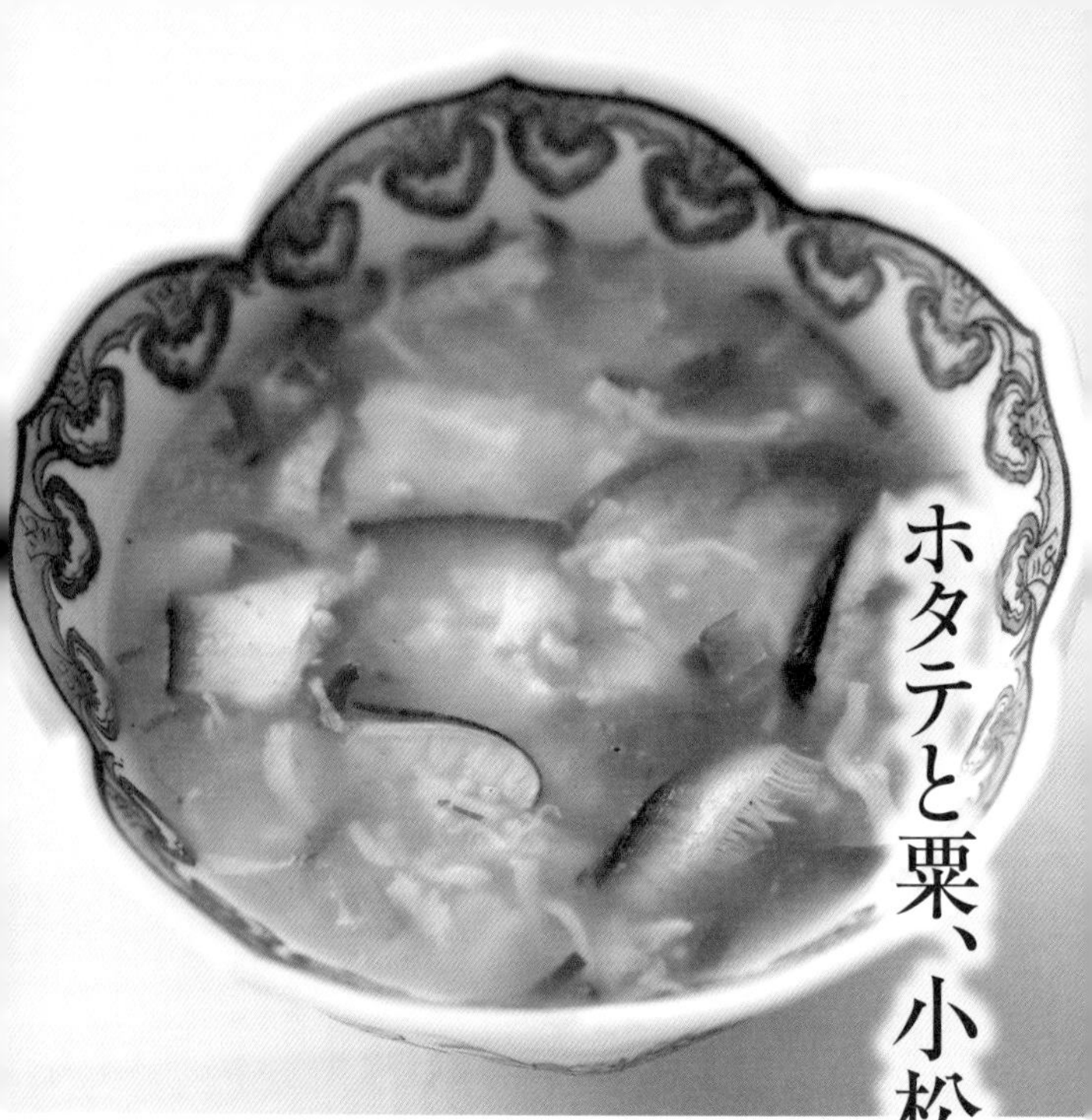

ホタテと栗、小松菜のスープ

滋養強壮効果があり、めまいやのぼせにもよいホタテと、体の余分な熱をとる栗の組み合わせ。生理などで潤いが不足しがちな女性の疲れにおすすめ。

材料（2人分）

- 平 ホタテ貝柱（ほぐし身・缶詰）
  …小1缶（総量70g）
- 涼 栗…大さじ2
- 平 小松菜…50g
- 平 干ししいたけ（スライス）
  …5g
- 温 鶏がらスープ
  …2と1/2カップ
- 酒…大さじ1
- 塩…少々

※鶏がらスープはP.226参照。化学調味料無添加の鶏がらスープの素（顆粒）小さじ1+水2と1/2カップで代用してもよい。

作り方

1 粟は小さめのボウルに入れて少量の水でとぎながら数回水を替え、茶こしにあけて水をきる（ざるにあけると粒が小さいために網の目から流れてしまうので注意）。小松菜は横に細く切る。

2 鍋に粟と鶏がらスープを入れて火にかける。煮たったら干ししいたけを2～3つに折りながら加え、中火弱で6～7分煮る。

3 ホタテを缶汁ごと加え、酒を加えてひと混ぜし、2分ほど煮る。小松菜を加えてひと煮し、塩で味を調える。

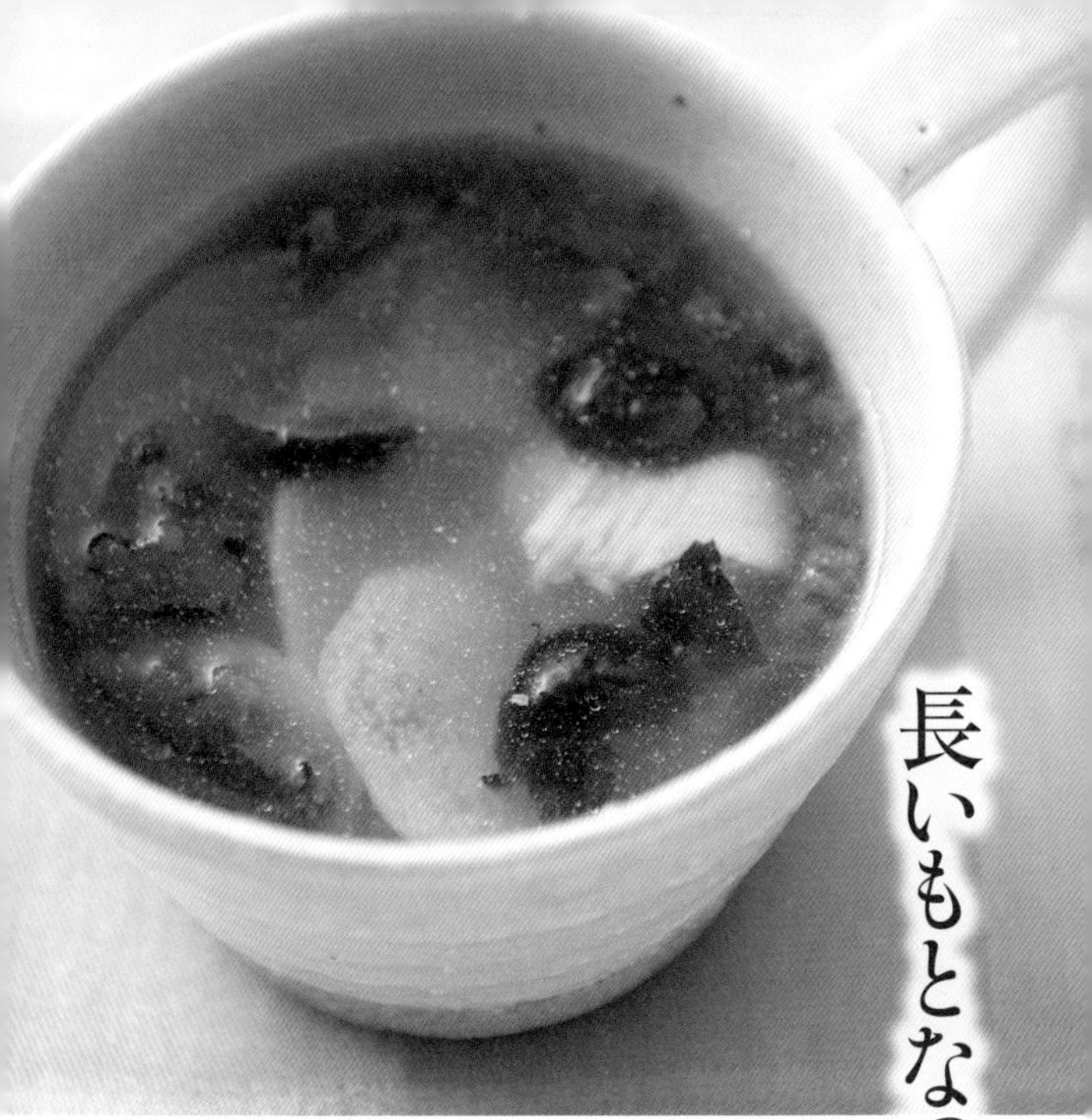

長いもとなつめのスープ

長いもとなつめが脾や胃の働きを高めて疲れをとります。老化防止や美肌など美容にもよいスープ。胃腸にやさしいので、夜遅くの食事にもぴったりです。

材料（2人分）

- 平 長いも…60g
- 微 鶏胸肉…60g（1/2枚）
- 温 なつめ…4個
- 微 鶏がらスープ
  …2と1/2カップ
- 微 おろししょうが
  …小さじ1
- 酒…大さじ2
- 塩…小さじ1/2

※鶏がらスープはP.226参照。化学調味料無添加の鶏がらスープの素（顆粒）小さじ1＋水2と1/2カップで代用してもよい。

作り方

1 長いもは薄い輪切りにし、酢水（分量外）につける。鶏肉は水で洗って水気をふき、ひと口大のそぎ切りにして半量の酒をふる。なつめは横半分に切り、種を取る。

2 鍋に鶏がらスープ、水気をきった長いもを入れ、なつめも加えて火にかける。煮たったら5分ほど煮る。肉、残りの酒を加えて10分ほど煮る。塩で味を調え、仕上げにおろししょうがを加えて混ぜる。

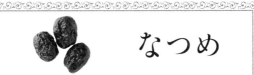

なつめ

体を丈夫にする滋養強壮食材

なつめは血と気を補って、脾と胃を丈夫にする働きがある栄養価の高い食材。中国では「大棗（たいそう）」と呼ばれ、漢方薬にも使われています。胃腸の調子を整えるほか、不眠、貧血、冷えの改善にも効果があるので、積極的に取り入れましょう。ほどよい甘みがあり、料理だけでなくおやつとしてそのまま食べるのもおすすめです。

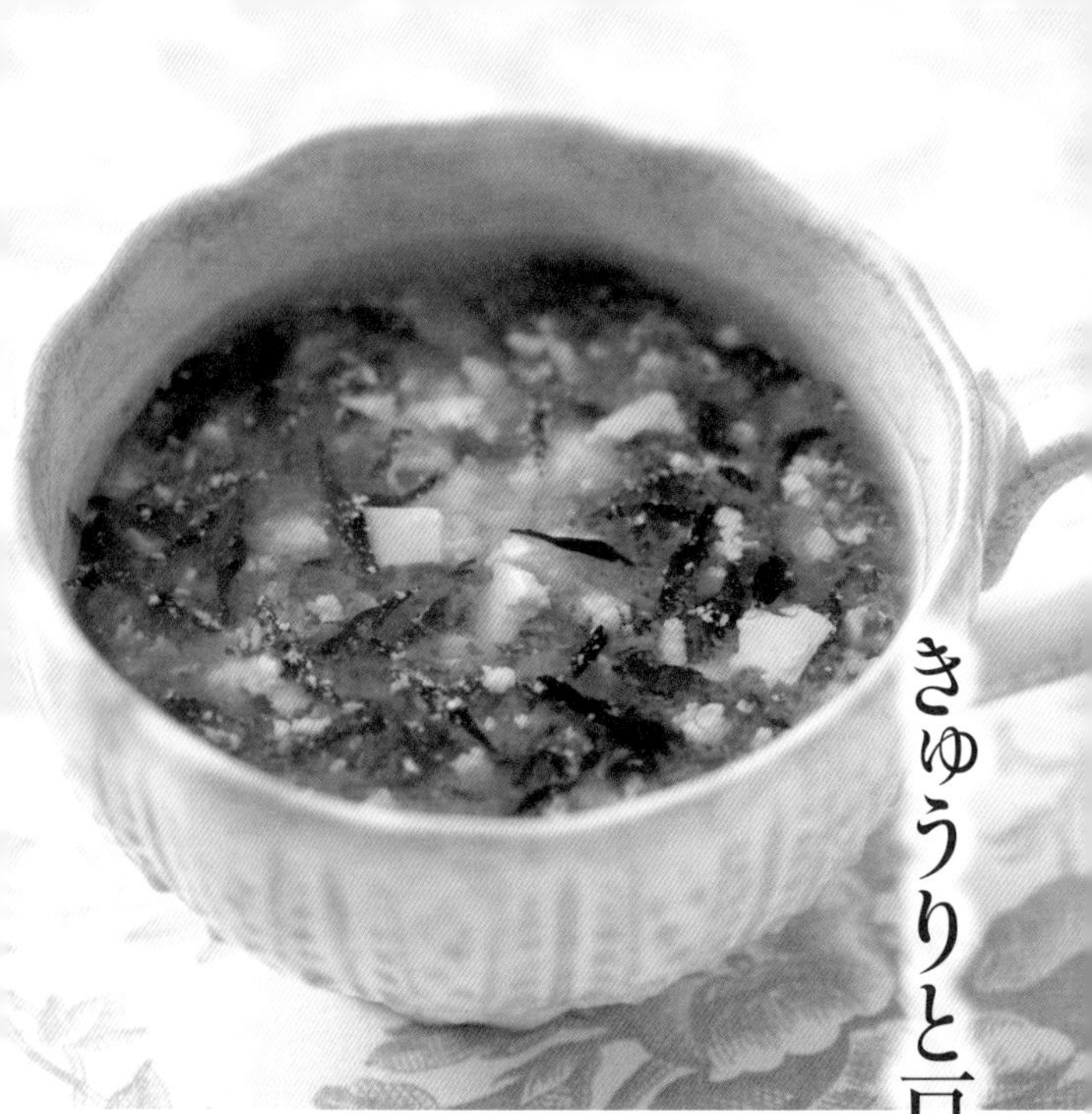

きゅうりと豆腐のスープ

体にのぼせやほてりがあり、足腰が重く感じられるときに。和風だしに、体にこもった熱をとるきゅうりのすりおろしや豆腐、ひじきを加えて、ほっと心落ち着く味わいです。

材料（2人分）

涼 きゅうり…1本

涼 豆腐（絹）…1/3丁

寒 ひじき（乾燥）…2g

だし汁（かつお、昆布）
…2カップ

塩…少々

作り方

1 ひじきは水を数回替えながら戻す。きゅうりはすりおろし、豆腐は小角切りにする。

2 鍋にだし汁を入れて火にかける。煮たったら、水気をきったひじきを加え、2～3分煮る。きゅうりと豆腐を加えてひと混ぜして、塩で味を調える。

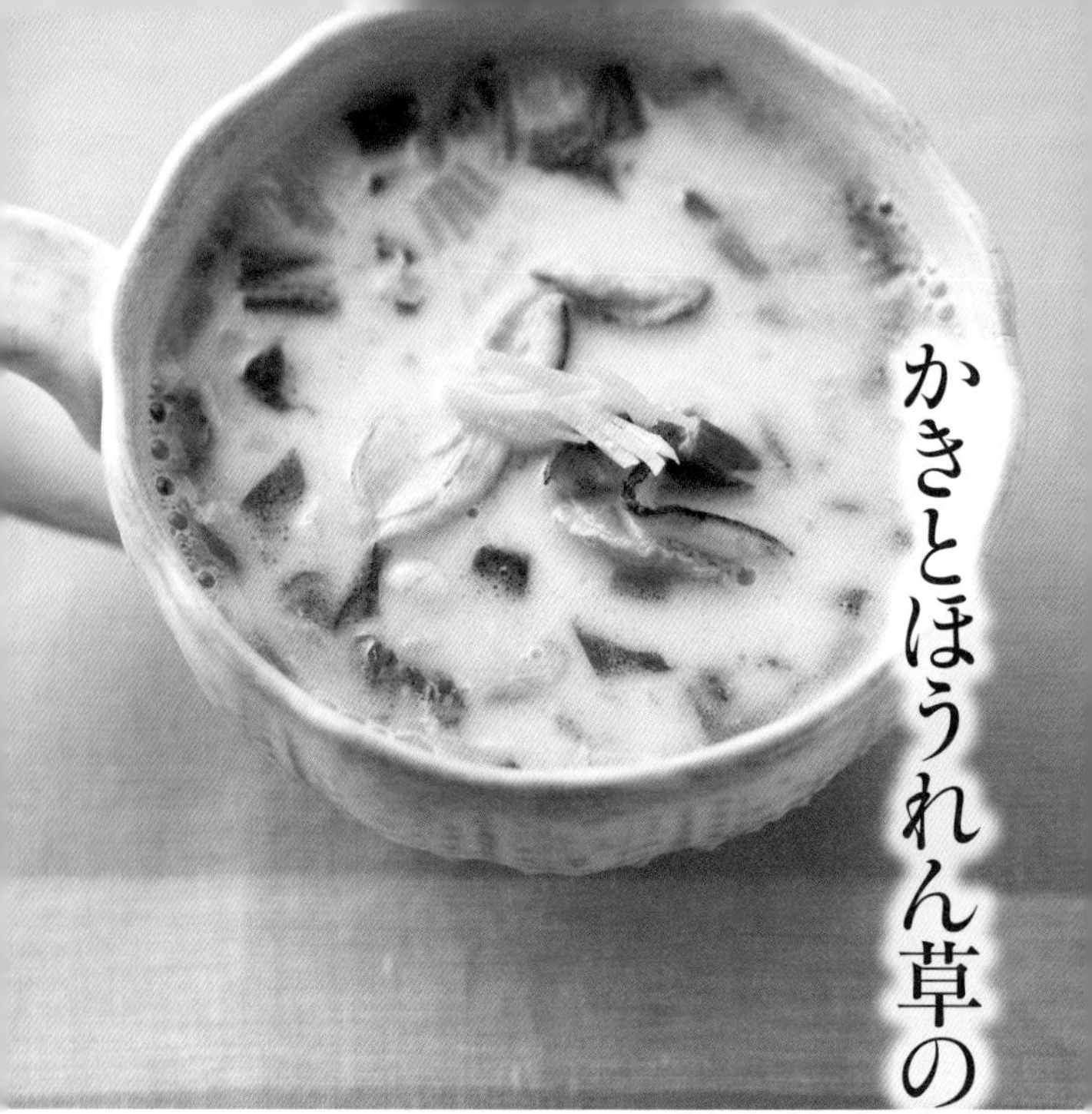

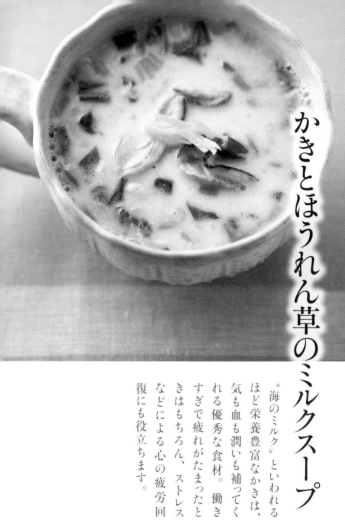

かきとほうれん草のミルクスープ

〝海のミルク〟といわれるほど栄養豊富なかきは、気も血も潤いも補ってくれる優秀な食材。働きすぎで疲れがたまったときはもちろん、ストレスなどによる心の疲労回復にも役立ちます。

材料（２人分）

- 平 かき（むき身）…８個
- 涼 ほうれん草…大２株
- 温 玉ねぎ…1/4個
- 涼 セロリ…1/4本
- 涼 レモンの皮又は柚子の皮…少々
- オリーブ油…大さじ1/2
- 小麦粉…大さじ1/2
- 水…１カップ
- チキンブイヨン（顆粒）…小さじ1/3
- 平 牛乳…１カップ
- 塩…小さじ1/3
- こしょう…少々

作り方

1 かきは塩（分量外）でやさしくもんで、流水で洗って水気をふく。ほうれん草はゆでて水気を絞り、１cm幅に刻む。玉ねぎとセロリはみじん切り、レモンの皮はせん切りにする。

2 フライパンにオリーブ油を温め、玉ねぎとセロリを炒め、しんなりしたら小麦粉をふり入れて炒め合わせる。水を加え、木べらでよく混ぜながら小麦粉を溶かす。

3 とろみがついたら分量の水、チキンブイヨン、牛乳を加えてよく混ぜ合わせ、煮たったらかきを加えて３分ほど煮る。ほうれん草を加えてひと煮して、塩、こしょうで味を調える。器に盛ってレモンの皮をあしらう。

風邪を引いたとき

気を補いながら症状に合わせた食養生を。体の邪気を追い出しましょう

風邪は中医学では、体に邪気が入ることが原因とされます。私たちは普段、邪気の侵入を「衛気《えいき》」で防いでいます。衛気とは、体を温めて潤いを保つ気のバリアのようなものですが、疲れやストレスなどから気が不足すると、衛気も弱まって邪気が侵入しやすくなります。ウイルス性を除き、一般的な風邪はいくつかのタイプに分かれるので、症状に合わせた食養生を行なうことが大切です。風邪のひき始めは寒けを感じたり、くしゃみや鼻水が出ます。このときは体を温めながら、発汗性のよい生しょうがや長ねぎなどを食べて汗

とともに邪気を追い出し、十分な休養をとります。ひき始めにしっかり養生すれば回復も早くなります。

風邪が一歩進むと、発熱があらわれます。熱が出るのは、体が邪気と戦っているから。この場合は体の余分な熱をとり、汗や尿などで体外に排出することが大切です。ミント、桑の葉など涼性で発汗力のある食材や、余分な熱をとって利尿効果があるりんご、梨などが効果的です。また、風邪の生薬「葛根湯《かっこんとう》」と同じ原料で、熱をとる性質のくず粉もおすすめです。

のどが腫れて痛かったり、咳が出るときは炎症をしずめるミントや菊花などがよいでしょう。ただし、体を冷やす作用があるので、熱がとれ、炎症がおさまったら摂取をひかえます。はちみつは体を温める温性ですが、のどの痛みを緩和します。

風邪をひいているときは体の気が不足しているので、常に気を補う食材をとり、体力を落とさないようにします。脾や胃も弱っているので、食事は消化がよく体に負担のかからないものを心がけましょう。スープは食欲がないときでも飲みやすく、消化吸収もよいのでおすすめです。

●症状別スープ

症 状	おすすめのスープ
寒けがする、鼻水やくしゃみが出る、食欲がない	しょうがたっぷり、にんじんポタージュ（P.34）
寒けがする、体のふしぶしが痛い、だるい	長ねぎと鶏のスープ（P.36）
熱がある、のどが痛い、食欲がない	りんごとくずのミントスープ（P.38）
熱がある、のどが痛い、咳が出る	梨と豆腐のスープ（P.40）

風邪に効く食材

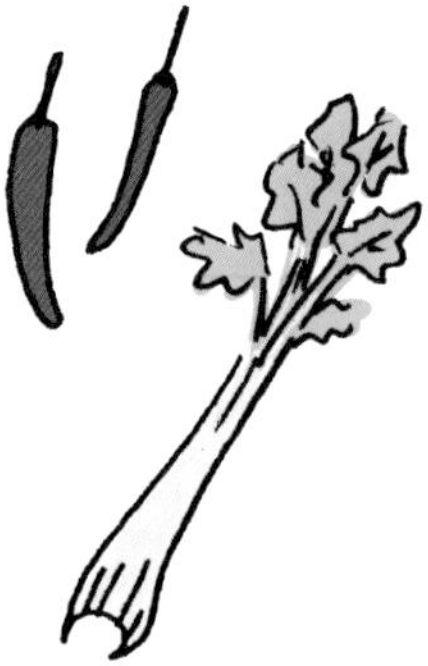

＜寒気や鼻水に＞

しょうが（生）　ねぎ　香菜　三つ葉　みょうが　しそ　唐辛子　など

＜のどが痛いときに＞

ミント　くず　菊花　桑の葉　など

＜熱、のどの痛み・腫れに＞

白菜　きゅうり　トマト　大根　かぶ　レタス　オクラ　セロリ　水菜　にがうり　ズッキーニ　れんこん　たけのこ　冬瓜　ターサイ　こんにゃく　りんご　キウイフルーツ　バナナ　すいか　メロン　マンゴー　栗　小麦　大麦　豆腐　湯葉　緑豆　ココナッツ　しじみ　あさり　はまぐり　かに　のり　昆布　海藻　など

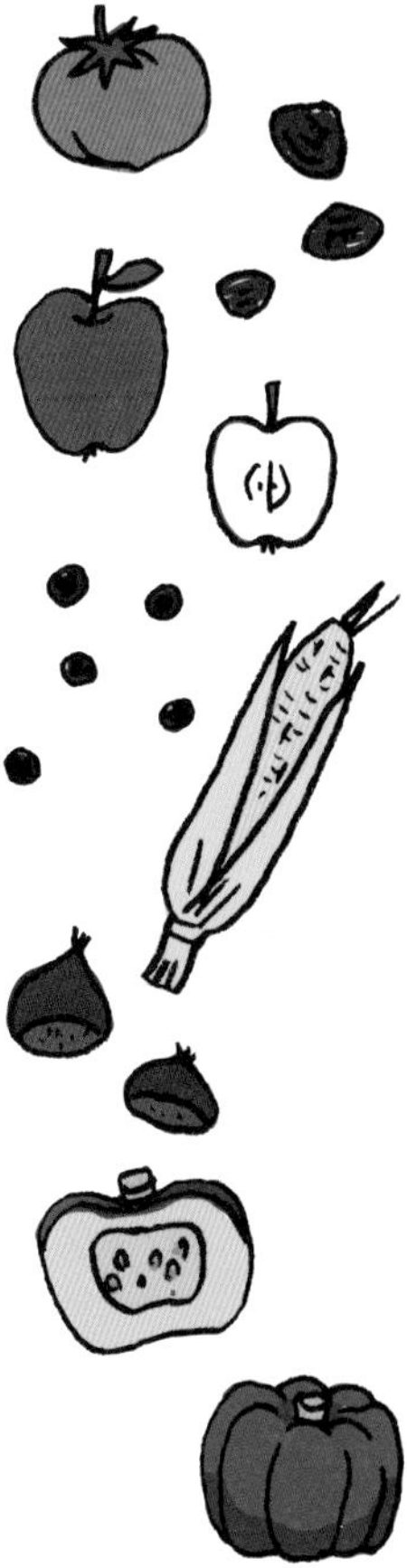

＜熱があるときに＞

レタス　ミント　とうもろこし　冬瓜　そら豆　大豆　黒豆　あずき　はと麦　はまぐり　鯉　白魚　ふぐ　など

＜風邪全般＞

干ししいたけ　キャベツ　じゃがいも　かぼちゃ　山いも類　さつまいも　カリフラワー　いんげん豆　白豆　栗　なつめ　桃　うるち米　牛肉　豚の骨　豚の胃袋（ガツ）・腎臓（マメ）　鶏肉　たら　さば　うなぎ　いしもち　すずき　たちうお　どじょう　はちみつ　など

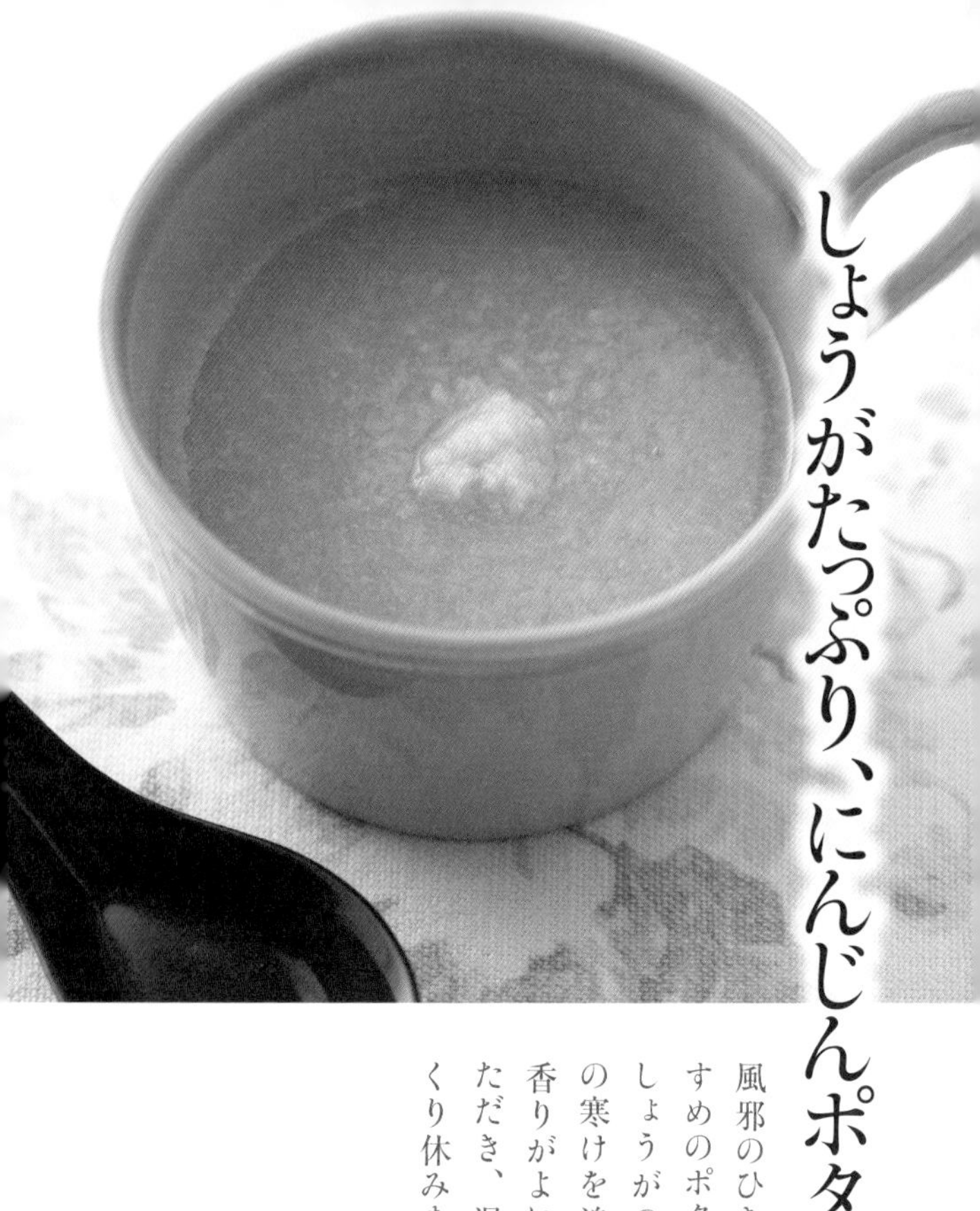

しょうがたっぷり、にんじんポタージュ

風邪のひきはじめにおすすめのポタージュ。生のしょうがの発汗力が体の寒けを追い出します。香りがよい作りたてをいただき、温かくしてゆっくり休みましょう。

材料（2人分）

- 〔微〕おろししょうが…20g
- 〔平〕にんじん…80g
- 〔温〕玉ねぎ…60g
- 〔平〕米…大さじ2
- チキンスープ
  - チキンブイヨン（固形）…1/4個
  - 湯…2と1/2カップ
- 塩…小さじ1/2
- こしょう…少々

作り方

1　にんじん、玉ねぎは薄切りにする。米はといで水気をきる。

2　チキンスープの材料を混ぜ合わせ、2カップを鍋に入れる。1を加えて火にかけ、煮たったら中火弱にして米がやわらかくなるまで煮る。

3　2をフードプロセッサーに移し、なめらかになるまで撹拌する。

4　3を鍋に戻し入れて残りのチキンスープを加え、火にかける。煮たったら塩、こしょうで味を調え、おろししょうがを少し残して加え、ひと混ぜして火を止める。器に盛って残りのしょうがをのせる。

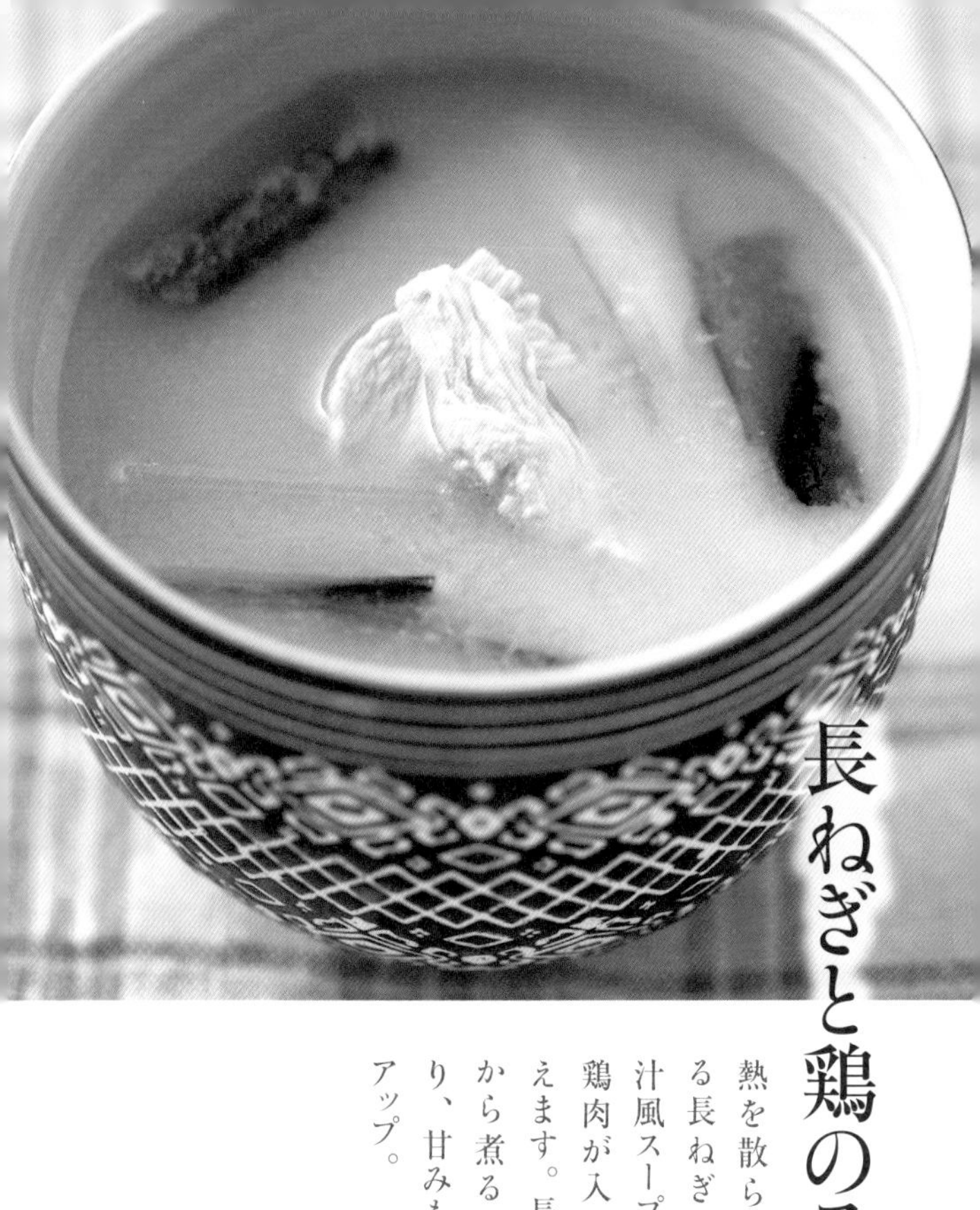

長ねぎと鶏のスープ

熱を散らして体を温める長ねぎが主役のみそ汁風スープ。相性のいい鶏肉が入り、元気も補えます。長ねぎは焼いてから煮ると香ばしくなり、甘みも出て味わいがアップ。

材料（2人分）

- 温 長ねぎ…1/2本
- 微 鶏胸肉…60g
- 微 おろししょうが…小さじ2
- 酒…大さじ1
- だし汁（かつお）…2カップ
- 西京みそ…大さじ2

作り方

1　長ねぎは3㎝長さに切り、フライパンで素焼きにして焼き目をつける。鶏肉は水で洗って水気をふき、ひと口大の薄切りにして半量の酒をふりかけておく。

2　鍋にだし汁を入れて火にかけ、煮たったら1を加える。鶏肉の色が変わったらみそと残りの酒を加えて味を調え、おろししょうがを加えてひと混ぜし、すぐに火を止める。

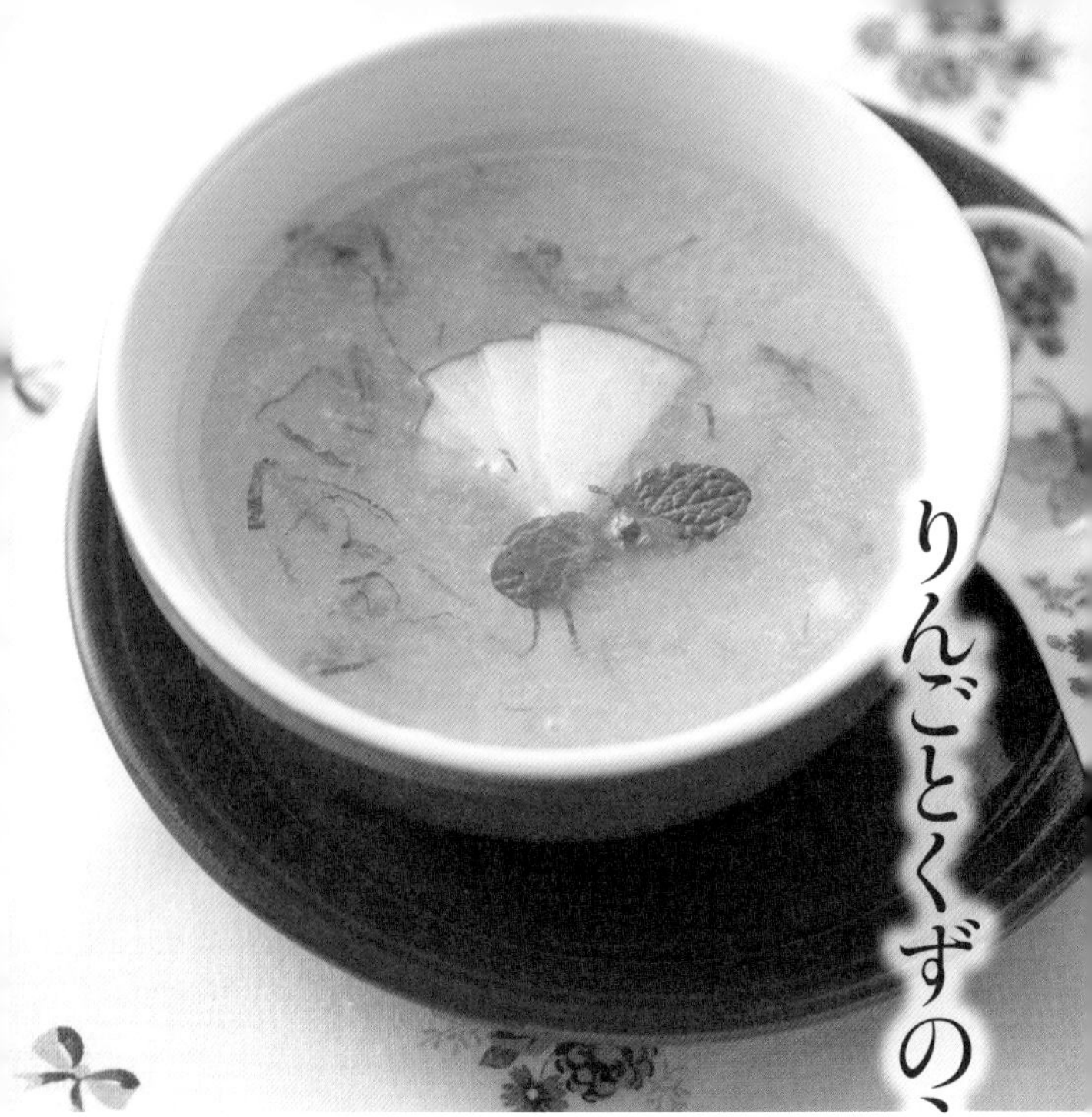

りんごとくずのミントスープ

ミントの清涼感がのどの痛みをやわらげ、りんごとくずが体にこもった熱をとります。煮すぎるとミントの効能が飛んでしまうので手早く仕上げて。

材料（2人分）

涼 りんご…大1/2個
+いちょう切り（飾り用）
8～10枚

涼 ミントの葉…10枚
+少量（飾り用）

涼 くず粉…大さじ1と1/2

水…1/4カップ

微 鶏がらスープ
…1と1/2カップ

塩…少々

※鶏がらスープはP.226参照。化学調味料無添加の鶏がらスープの素（顆粒）小さじ1+湯1と1/2カップで代用してもよい。

作り方

1　りんごは皮をむいてすりおろし、ミントの葉はせん切りにする。くず粉は分量の水でよく溶いておく。

2　鍋に鶏がらスープを入れて火にかけ、煮たったらりんごのすりおろしを加えて混ぜ合わせ、ミントを加えてさっとひと混ぜする。

3　塩で味を調え、水で溶いたくず粉を加えてよく混ぜ合わせる。とろみがついたら火を止めて器に盛り、飾り用のりんごとミントをあしらう。

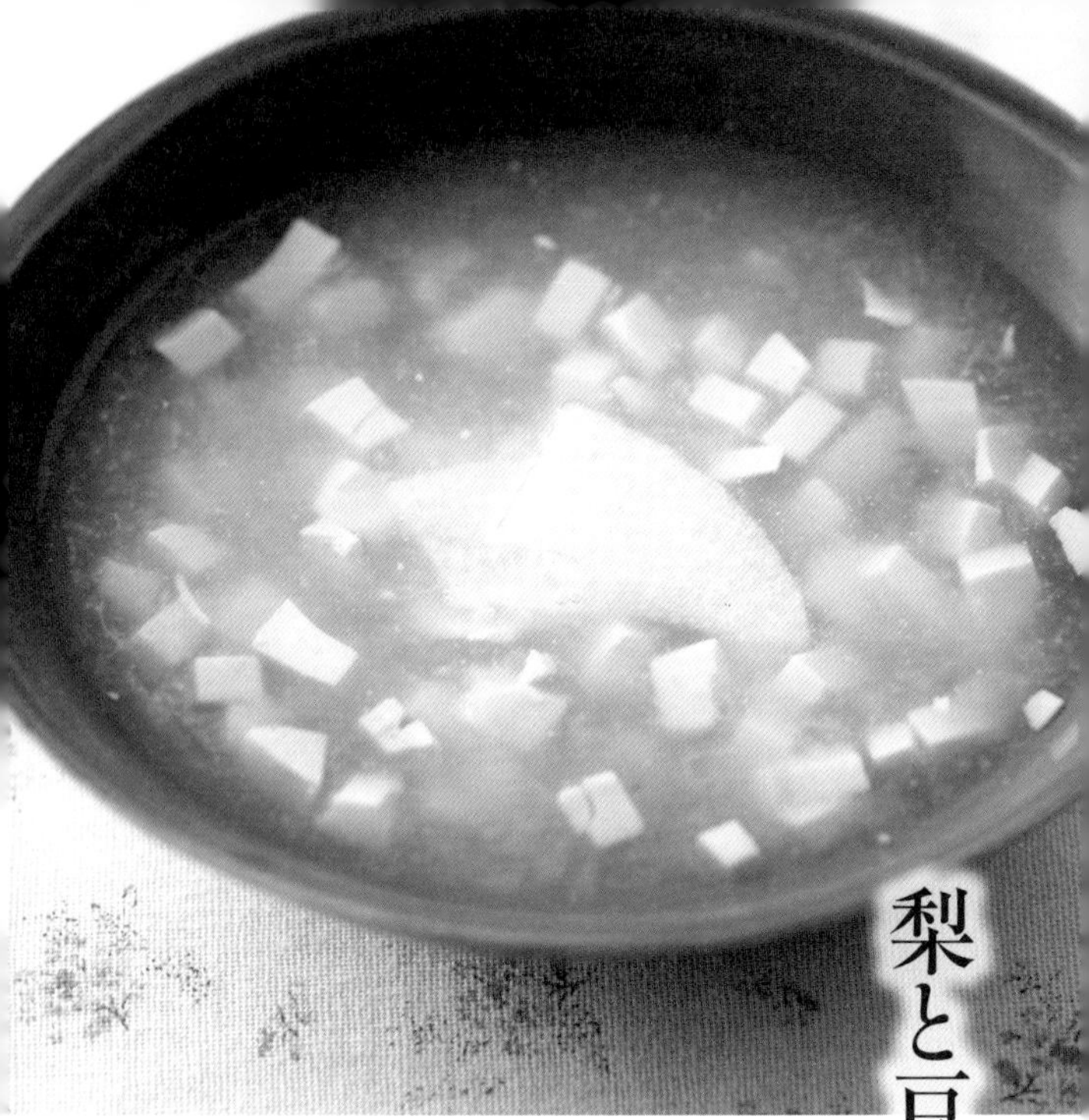

梨と豆腐のスープ

咳の風邪には梨がおすすめ。すりおろしてスープにするとのど越しがよく、体にも早く吸収されるので効果的です。熱をとり、胃腸にやさしい豆腐と一緒にどうぞ。

材料（２人分）

涼 梨…1/2個
+いちょう切り（飾り用）
4 ～ 6枚
涼 豆腐（絹）…1/4丁
涼 くず粉…大さじ1と 1/2
水…1/4 カップ
鶏がらスープ
…1と 1/2 カップ
塩…少々
※鶏がらスープは P.226参照。化学調味料無添加の鶏がらスープの素（顆粒）小さじ1＋湯1と 1/2 カップで代用してもよい。

作り方

1 梨は皮をむいてすりおろし、豆腐は5㎜角に切る。くず粉は分量の水でよく溶いておく。

2 鍋に鶏がらスープを入れて火にかけ、煮たったら梨を加えて混ぜ合わせ、豆腐を加える。

3 再び煮たったら塩で味を調え、水で溶いたくず粉を加えてよく混ぜ合わせる。とろみがついたら火を止めて器に盛り、飾り用の梨をあしらう。

冷え

胃腸を冷やす食べ物は避け、
体を温める食事と運動で冷えを撃退

〝冷えは万病のもと〟といわれ、疲れや風邪、腰やひざの痛み、むくみや生理不順など、さまざまな体の不調を招きます。中医学では、冷えは体を温める陽の気が不足すると起こるとされ、その原因は、①虚弱な体質、②冷たい物の食べすぎ・飲みすぎ、③体が冷える環境、④巡りが悪い、などが考えられます。

①はもともと陽の気が少ないうえに、脾や胃が弱くて食べ物から気や血を十分に作ることができない人です。このタイプの人は、季節を問わず体を冷やさないように注意し、シナモンや干し

しょうがなど体を温める食材をとり、気も補うようにします。

②、③はビールやアイスクリームなど冷たい物のとりすぎで脾や胃が弱ったり、夏の冷房冷えや寒い季節の薄着などで、体内に冷えが侵入して起こります。

④はストレスや過食から気と血の巡りが悪くなり、陽の気がスムーズにまわらなくなって体が冷えている状態です。

いずれにしても、冷えの改善には体を冷やさないことが基本です。冷たい食べ物だけでなく、刺し身や生野菜なども胃腸を冷やすので避けたほうが安心です。体を温める食材と、気と血の巡りをよくする食材を組み合わせると効果的です。

また、最近は夏でも冷房で体が冷えやすくなっています。特に、腰やおなか、冷えが侵入しやすい首元や足首が冷えないよう服装を調整しましょう。

冷え対策には運動も有効です。筋肉を増やすと代謝がアップして、自然と体が温まりやすくなります。また、日光を浴びると陽の気が高まるとされているので、散歩をしたり、屋外で軽く運動するのもおすすめです。

●症状別スープ

症 状	おすすめのスープ
ひどく冷える、足腰が痛む、体がだるい	干ししょうがとラム肉のスープ（P.46）
元気がない、胃腸が不調、手足の先が冷えやすい	鶏とじゃがいものスープ シナモン風味（P.48）
胃腸が弱い、冬になると冷える、体力がない	えびとにらのスープ（P.50）
顔色が悪い、体が温まりにくい、むくみがち	鮭の粕汁風（P.52）

冷えに効く食材

＜体を温める＞

干ししょうが　にら　ピーマン　くるみ　羊肉　鹿肉　えび　鮭　あじ　ます　酒　唐辛子　こしょう　シナモン　花椒　クローブ　フェンネル　黒砂糖　など

※過食の人向き

しょうが（生）　ねぎ　香菜　三つ葉　みょうが　しそ　など

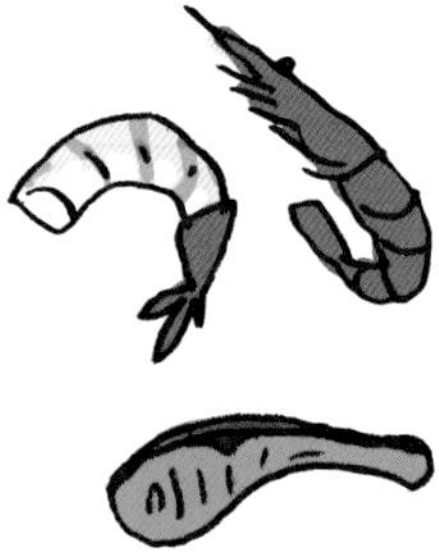

＜気を補う＞

干ししいたけ　キャベツ　じゃがいも　かぼちゃ　山いも類　さつまいも　カリフラワー　いんげん豆　白豆　栗　なつめ　桃　うるち米　もち米　牛肉　豚の骨　豚の胃袋（ガツ）・腎臓（マメ）　鶏肉　たら　いわし　さば　かつお　うなぎ　いしもち　すずき　たちうお　どじょう　はちみつ　など

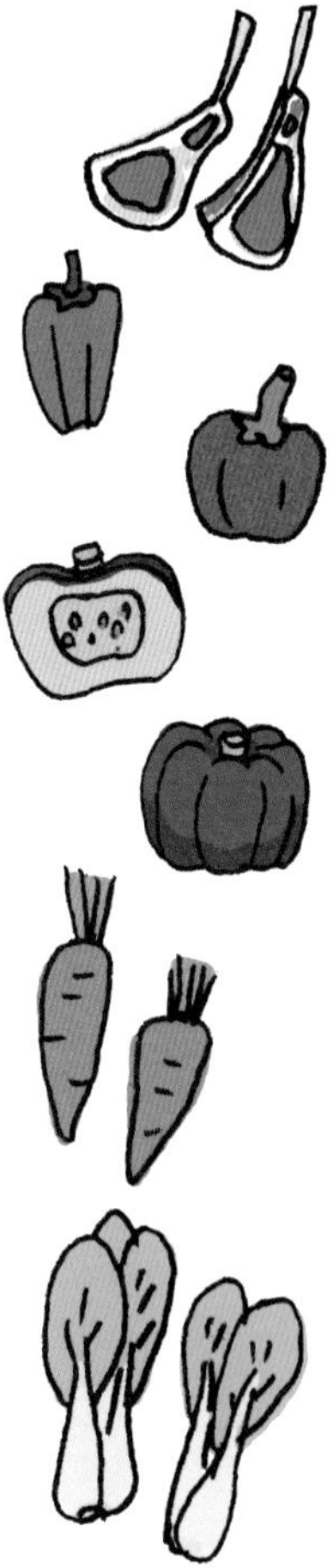

＜血を補う＞

にんじん　ほうれん草　落花生（ピーナッツ）　ぶどう　ライチ　豚のレバー・心臓（ハツ）　豚足　いか　たこ　赤貝　など

＜気や血の巡りをよくする＞

玉ねぎ　チンゲン菜　らっきょう　えんどう豆（グリーンピース）　みかん　オレンジ　きんかん　そば　ジャスミン　マイカイカ　酢　ターメリック　ウコン　紅花　サフラン　など

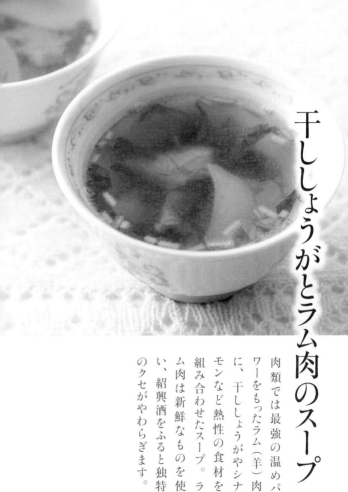

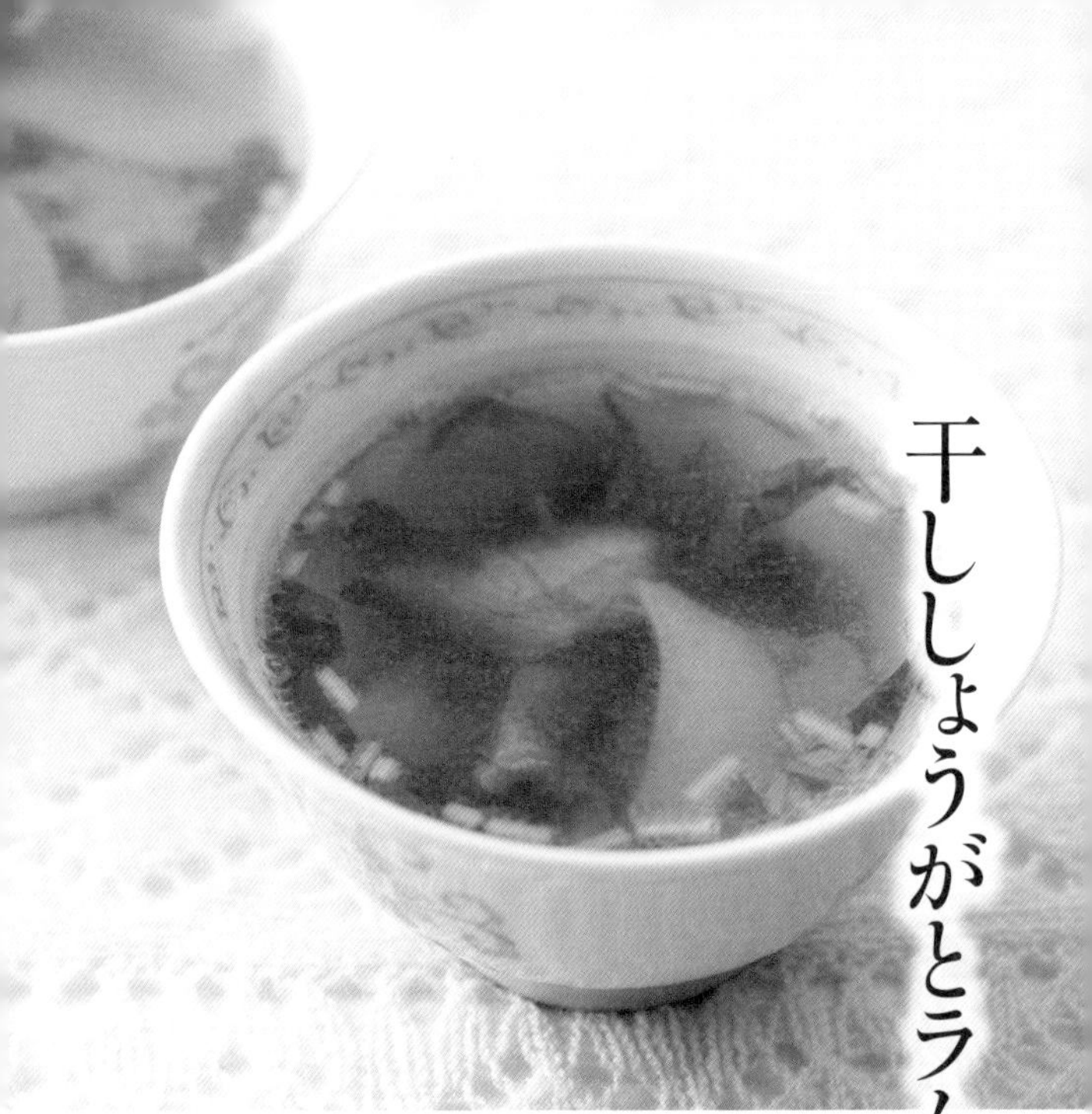

干しょうがとラム肉のスープ

肉類では最強の温めパワーをもったラム（羊）肉に、干しょうがやシナモンなど熱性の食材を組み合わせたスープ。ラム肉は新鮮なものを使い、紹興酒をふると独特のクセがやわらぎます。

材料（2人分）

- [熱] 干ししょうが（P.165参照）…3〜4枚
- [熱] ラム薄切り肉…100g
- [温] 香菜…2株
- 鶏がらスープ…2と1/2カップ
- [熱] シナモンスティック…1本
- 紹興酒（または酒）…大さじ2
- こしょう…適量
- 塩…小さじ1/3

※鶏がらスープはP.226参照。化学調味料無添加の鶏がらスープの素（顆粒）小さじ1+水1と1/2カップで代用してもよい。

作り方

1　ラム肉は水で洗って水気をふき、食べやすい大きさに切って半量の紹興酒とこしょう少々をふり、軽くもみ込む。香菜は細かいざく切りにする。

2　鍋に鶏がらスープ、干ししょうが、シナモンスティック、こしょう少々を入れて火にかけ、煮たったら弱火にして10分ほど煮る。

3　2にラム肉を1切れずつ加え、再び煮たったらあくを取り、残りの紹興酒を加えて塩、こしょうで味を調える。火を止めて香菜を加え、ひと混ぜする。

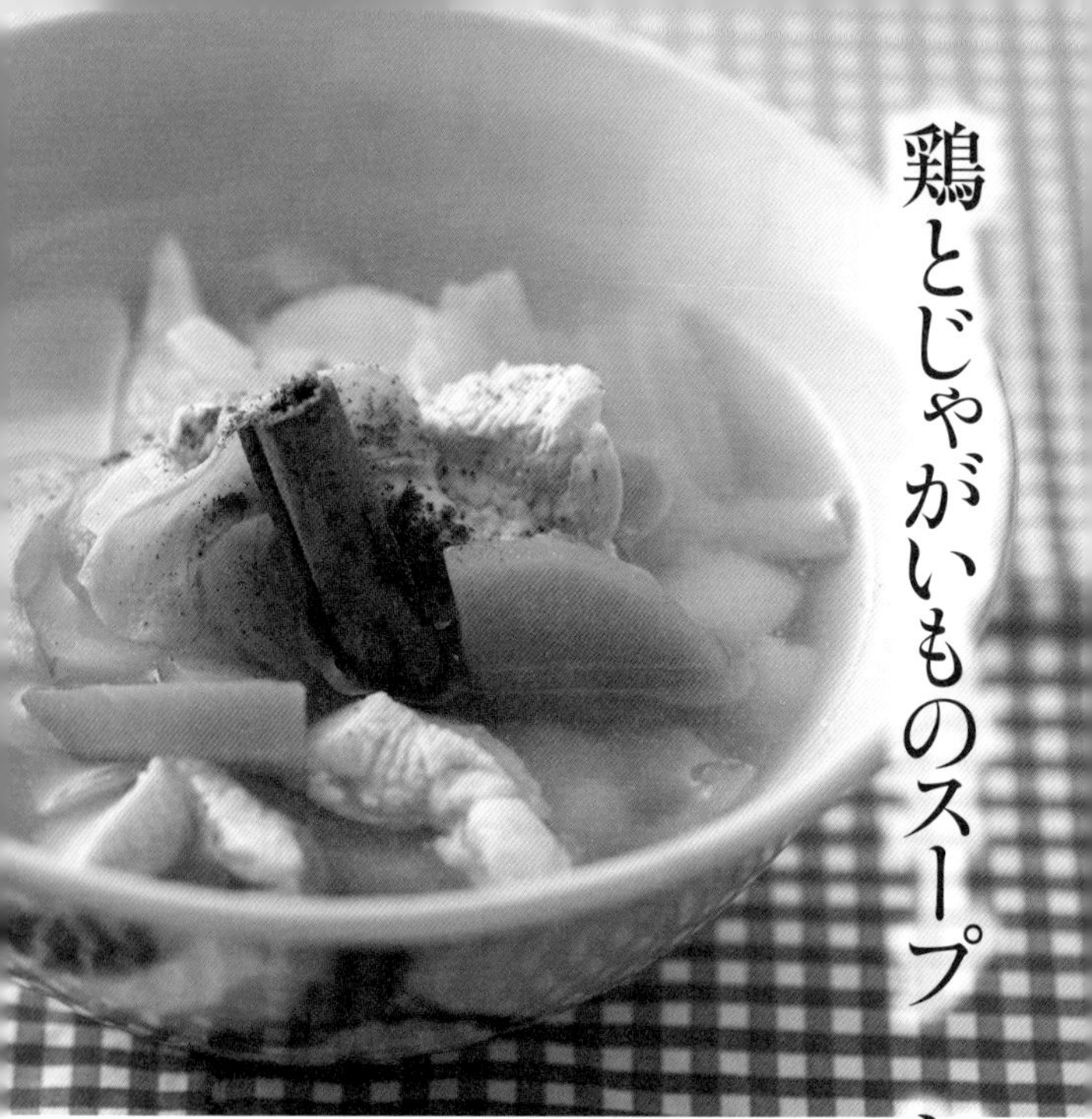

鶏とじゃがいものスープ　シナモン風味

冷えてパワーダウンしたときに。鶏肉やじゃがいもが元気を補い、干ししょうがとシナモンが体の芯からしっかり温めます。具だくさんでおかず代わりにもなるスープ。

材料（２人分）

- 微 鶏胸肉…60g（1/2枚）
- 平 じゃがいも…1個
- 温 玉ねぎ…60g
- 平 にんじん…20g
- 熱 干ししょうが（P.165参照）…3～4枚
- A
  - 酒…大さじ1
  - 塩…小さじ1/4
  - こしょう…少々
- 熱 シナモンスティック…1/2本
- チキンブイヨン（固形）…1/2個
- 水…2カップ
- 酒…大さじ1
- 塩、こしょう…各少々
- 熱 シナモンパウダー…少量

作り方

1　鶏肉は水で洗って水気をふき、ひと口大のそぎ切りにしてAをふって軽くもみ込む。

2　じゃがいも、にんじんは食べやすい大きさの薄切りに、玉ねぎも薄切りにする。

3　鍋に分量の水、干ししょうが、シナモンスティック、2を入れて火にかけ、煮たったらチキンブイヨン、酒を加えて混ぜ合わせ、中火弱で野菜がやわらかくなるまで煮る。

4　3に鶏肉を1枚ずつ加え、肉の色が変わったら塩、こしょうで味を調える。器に盛ってシナモンパウダーをふる。

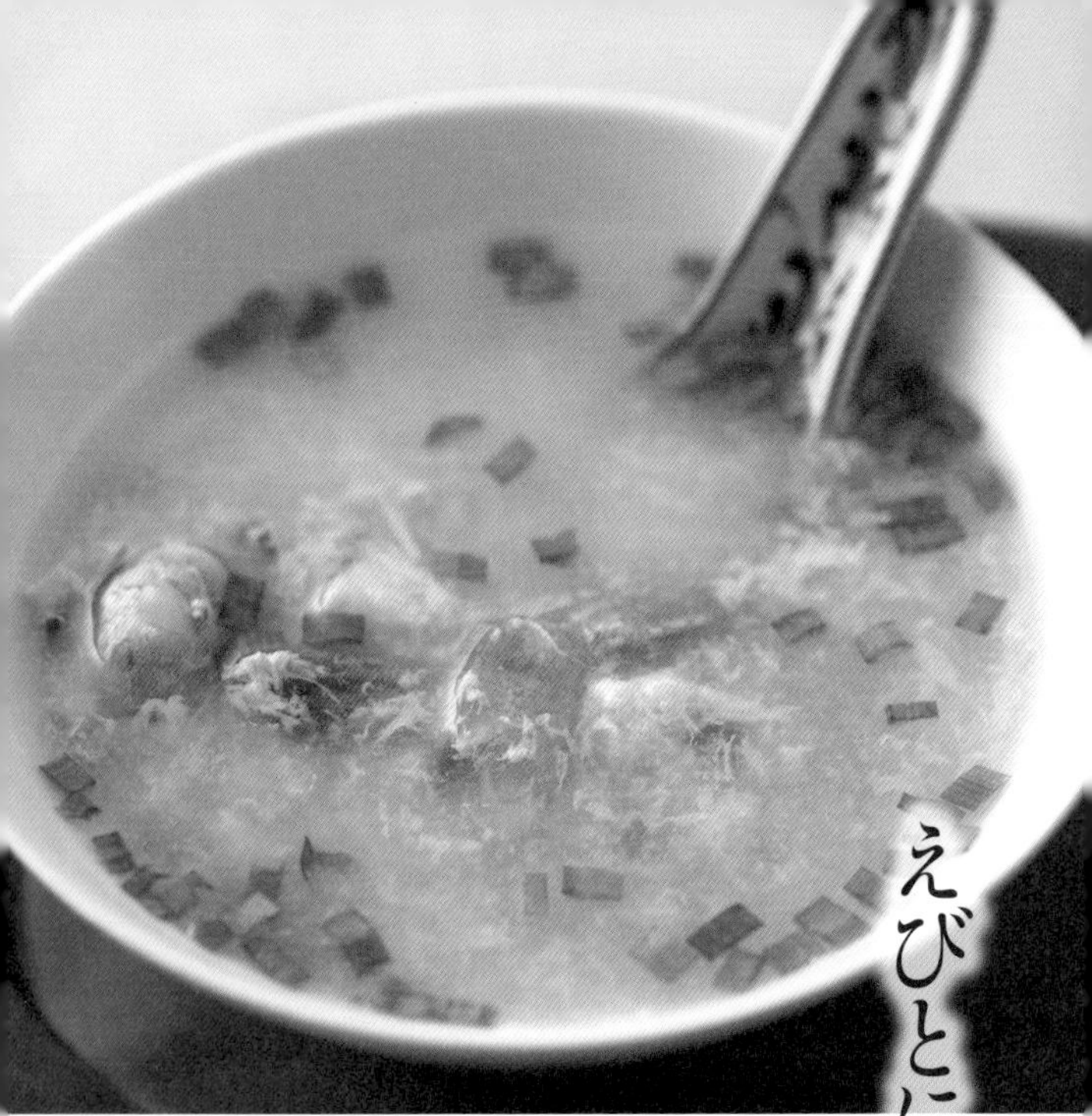

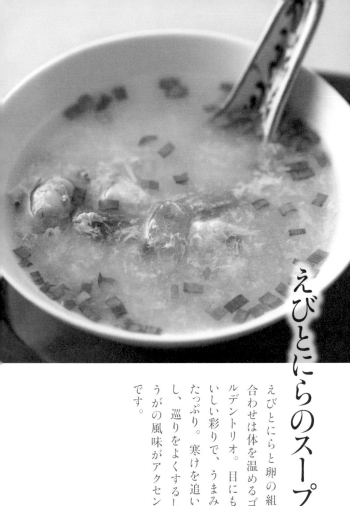

えびとにらのスープ

えびとにらと卵の組み合わせは体を温めるゴールデントリオ。目にもおいしい彩りで、うまみもたっぷり。寒けを追い出し、巡りをよくするしょうがの風味がアクセントです。

材料（2人分）

温 えび…6尾

温 にら…1/2束

微 しょうが（せん切り）
…5g

温 卵黄…1個

微 鶏がらスープ…2カップ

酒…大さじ1

塩…小さじ1/4

※鶏がらスープはP.226参照。化学調味料無添加の鶏がらスープの素（顆粒）小さじ1/2＋水2カップで代用してもよい。

作り方

1 えびは背ワタを除いて殻をむき、塩（分量外）でもむ。水で洗って水気をふき、半量の酒をふる。にらは5㎜幅に切る。

2 鍋に鶏がらスープとしょうがを入れて火にかける。煮たったら5分ほど煮てえびと残りの酒を加え、再び煮たったら弱火で2分ほど煮て塩で味を調える。

3 卵黄を溶いて流し入れ、ふんわり固まってきたらにらを加えてひと混ぜする。

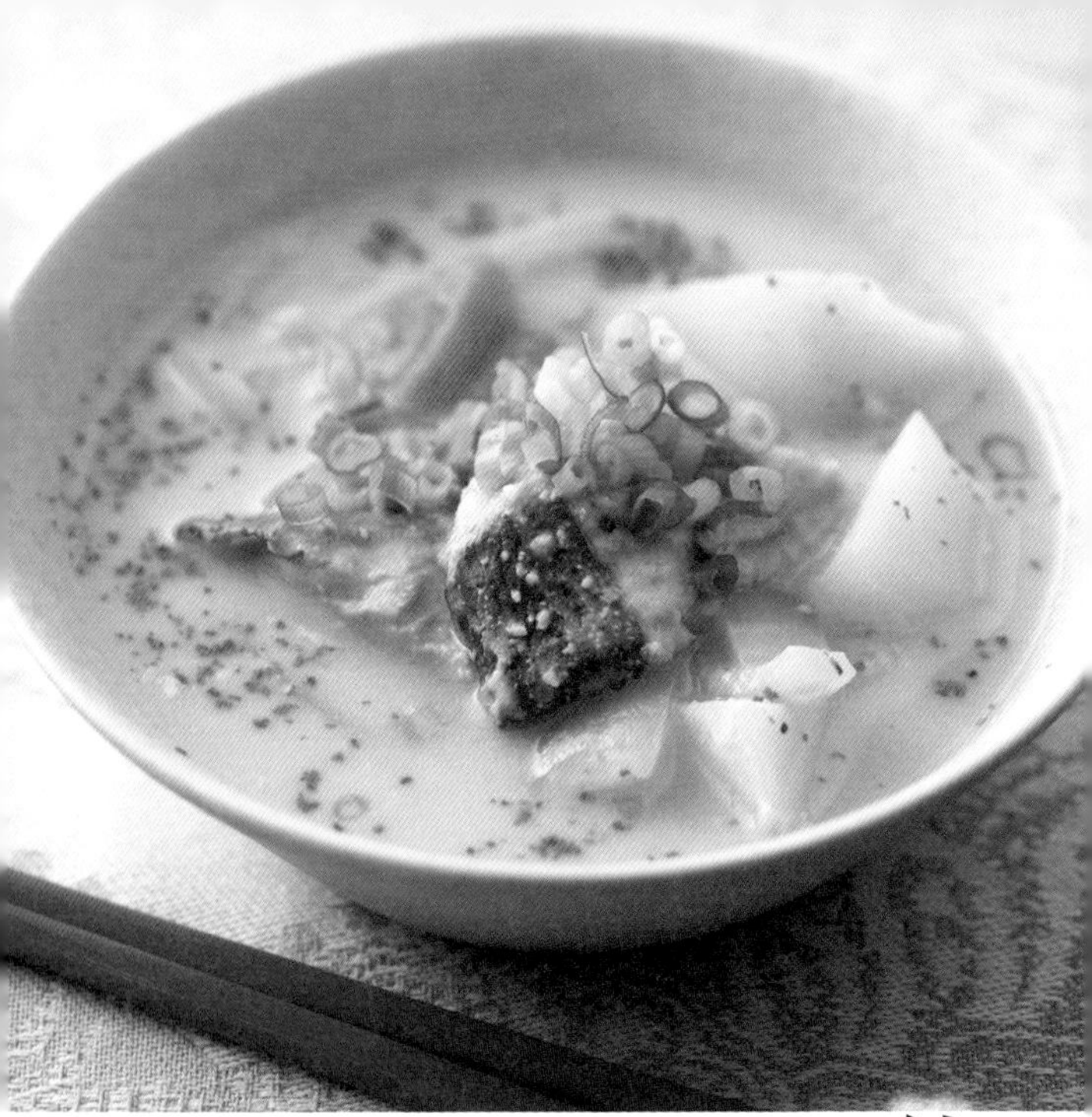

鮭の粕汁風

酒粕は温熱効果と即効力をあわせもったスーパー冷えとり食材。胃を温めて血の巡りをよくする鮭と組み合わせた昔ながらの粕汁は、冷え体質の改善に役立ちます。

材料（2人分）

- 温 生鮭（切り身）…1切れ
- 温 玉ねぎ…50g
- 平 じゃがいも…大1/2個
- 平 にんじん…40g
- 温 万能ねぎ（小口切り）…少々
- だし汁（かつお・昆布）…2と1/2カップ
- 酒…大さじ1
- 塩…少々
- 熱 酒粕…30g
- みそ（辛口）…大さじ2
- 一味唐辛子…少々

作り方

1 鮭は水で洗って水気をふき、ひと口大に切って酒と塩をふり、軽くもみ込む。玉ねぎ、じゃがいも、にんじんは食べやすい大きさに切る。

2 鍋にだし汁、1の野菜を入れて火にかける。野菜がやわらかくなるまで煮て、鮭を汁気をきって加える。

3 煮汁を少量とって酒粕を溶きのばし、鮭の色が変わったら加え、みそも溶き入れて味を調える。器に盛り、万能ねぎを散らして一味唐辛子をふる。

胃の不調

消化を促して巡りもよくすること。
食べすぎには熱をとる食材を

胃は中医学では脾と一緒に食べ物の消化を担い、気、血、津液（体を潤す体液）を作って全身に送る役割があります。そのため、胃が痛くなったり、もたれたり、食欲がなくなったりすると気も不足してしまい、体全体に影響が出るとされています。重要な臓器なので、日頃から養生することが大切です。胃の不調の原因は、①ストレス、②食べすぎ、③冷え、④疲れの４つが考えられます。

①の場合は胃が張って胸やけがしたり、げっぷが出たりします。これは気の巡りが悪くなり、胃の働きが低下し

て、食物が消化吸収されにくくなって起こります。そばや大根などの消化を促進する食材や、気の巡りをよくするみかん、ゆず、らっきょうなどを組み合わせるとよいでしょう。

②は胃に焼けるような痛みや不快感があり、のどが渇いて冷たいものが欲しくなります。これは食べすぎによって胃酸が過剰に出て、胃に熱がたまることが原因なので、胃の余分な熱をとる栗やきゅうり、なす、トマト、白菜、りんごなどが役立ちます。

③は胃に突然痛みが走り、温めると解消するのが特徴。寒い環境で体が冷えたり、冷たいものや生の食材を食べすぎると起こります。胃腸を温めて消化吸収を高める米やもち米、体を芯から温める干ししょうがやシナモン、にらなどの温性の食材をとって改善を。

④は疲れによる不調で、胃に鈍い痛みがあり、食後に疲れが出る、食欲がないなどの症状もあらわれます。脾と胃の働きが低下し、気の不足が原因なので、気を補って脾や胃の働きを高める鶏肉、干ししいたけ、じゃがいも、かぼちゃ、栗などの食材と、体を温めるスパイス類を組み合わせると効果的です。

●症状別スープ

症 状	おすすめのスープ
食欲がない、胃がもたれる、胸やけ、げっぷが出る	トマトと鶏のスープ（P.58） そば粉と大根のスープ（P.60）
焼けるような胃の痛み、不快感、のどが渇く	トマトときゅうりの豆乳スープ（P.64）
胃痛、腹痛、食後に胃が疲れる、胃を温めると楽になる、のどの渇きはない	じゃがいものスパイススープ（P.62）

胃の不調に効く食材

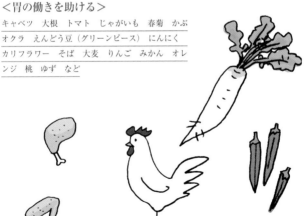

＜胃の働きを助ける＞

キャベツ　大根　トマト　じゃがいも　春菊　かぶ　オクラ　えんどう豆（グリーンピース）　にんにく　カリフラワー　そば　大麦　りんご　みかん　オレンジ　桃　ゆず　など

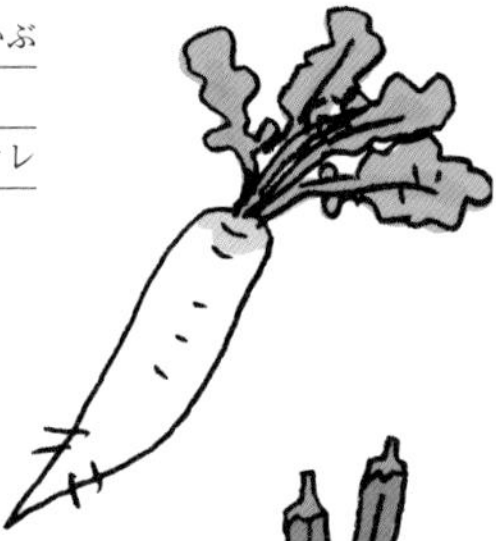

＜気を補う＞

干ししいたけ　かぼちゃ　山いも類　さつまいも　いんげん豆　白豆　栗　なつめ　うるち米　もち米　牛肉　豚の胃袋（ガツ）・腎臓（マメ）　鶏肉　たら　いわし　かつお　いしもち　すずき　たちうお　どじょう　はちみつ　など

＜余分な熱をとる＞

白菜　きゅうり　レタス　オクラ　セロリ　とうもろこし　水菜　にがうり　ズッキーニ　れんこん　たけのこ　冬瓜　ターサイ　こんにゃく　キウイフルーツ　バナナ　すいか　メロン　マンゴー　はと麦　栗　小麦　大麦　豆腐　湯葉　緑豆　ココナッツ　しじみ　あさり　はまぐり　かに　のり　昆布　海藻　など

＜体を温める＞

干ししょうが　にら　ピーマン　くるみ　ねぎ　三つ葉　香菜　みょうが　しそ　しょうが（干し）　羊肉　鹿肉　えび　鮭　あじ　ます　酒　唐辛子　こしょう　シナモン　花椒　クローブ　フェンネル　黒砂糖　など

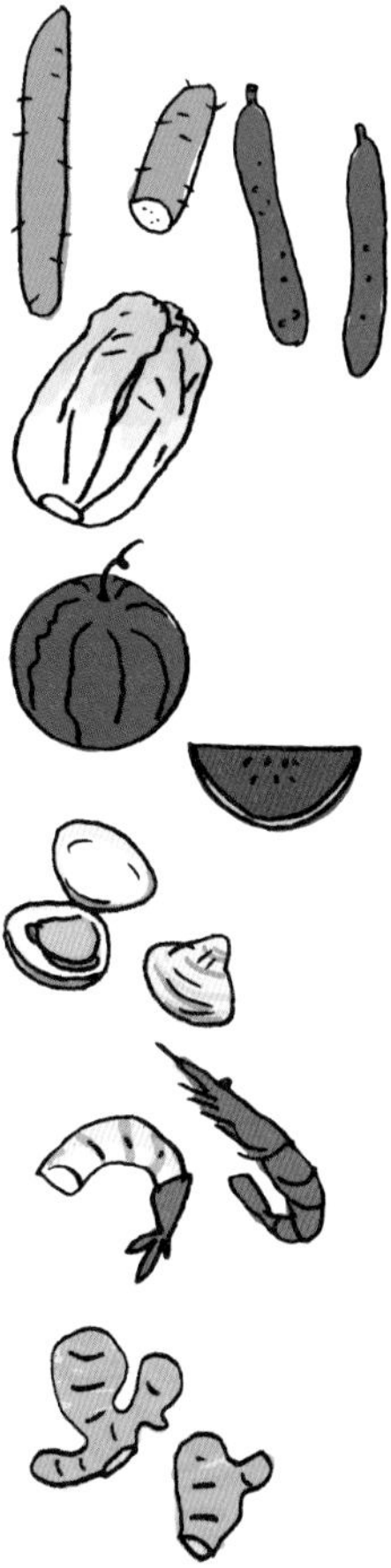

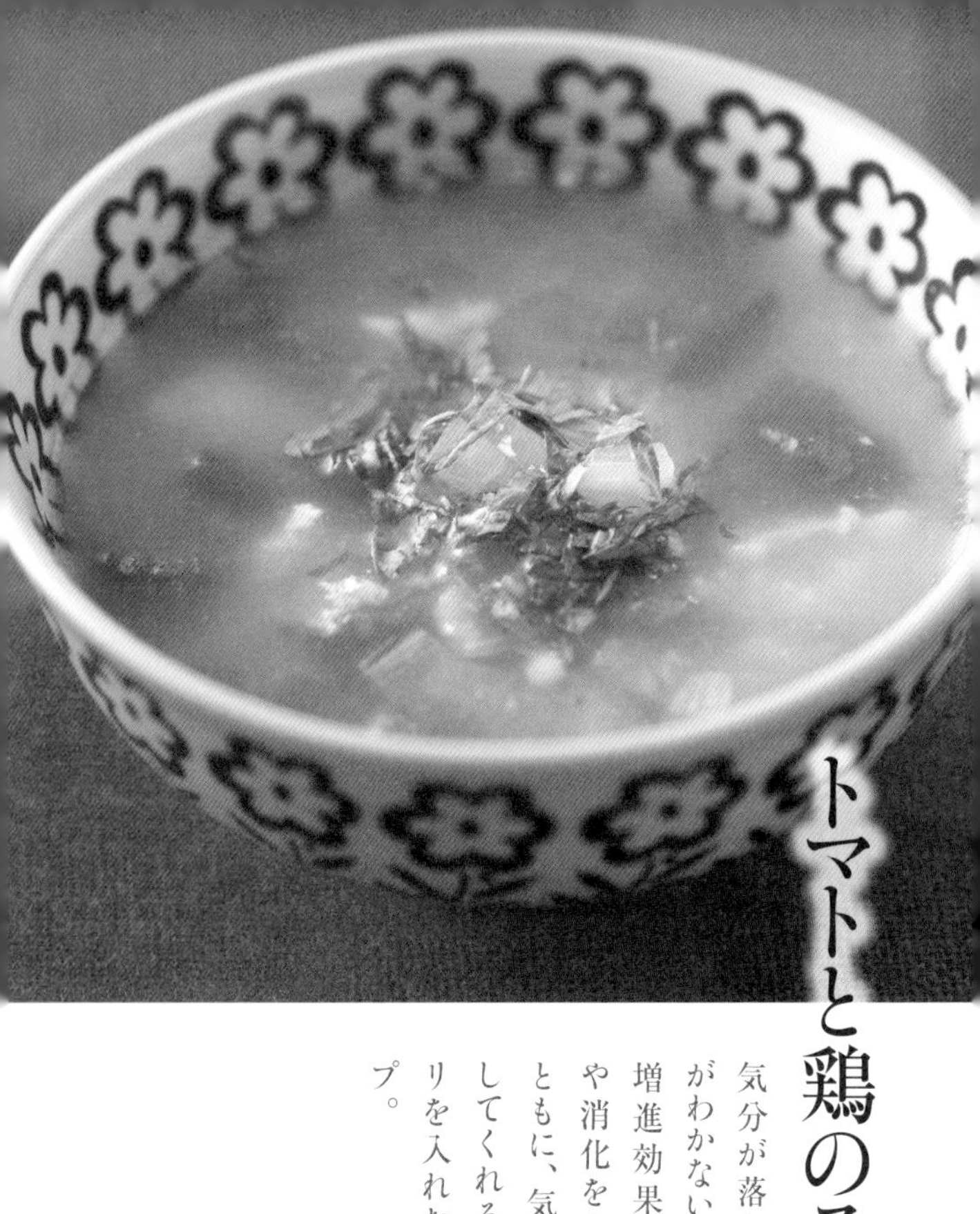

トマトと鶏のスープ

気分が落ち込んで食欲がわかないときに。食欲増進効果のあるトマトや消化を高める鶏肉とともに、気の巡りをよくしてくれる玉ねぎやセロリを入れたさわやかスープ。

材料（2人分）

- 【寒】トマト…1個
- 鶏胸ひき肉…100g
- 【温】玉ねぎ…50g
- 【涼】セロリの軸…20g
- 【涼】セロリの葉（せん切り）…3～4枚
- A
  - 酒…大さじ1
  - 塩…小さじ1/3
  - こしょう…少々
- 水…2と1/2カップ
- チキンブイヨン（顆粒）…小さじ1
- 塩、こしょう…各少々

作り方

1　トマトは1㎝角、玉ねぎとセロリの軸は粗みじん切りにする。鶏肉はAをふり、練らないように混ぜる。

2　鍋に1の玉ねぎ、セロリ、分量の水を入れて火にかける。煮たったらチキンブイヨンを加えて3分ほど煮る。玉ねぎとセロリが透き通ったらトマトを加え、さらに2分ほど煮てあくを取る。

3　鶏肉に2のスープを大さじ2杯ほど注いでかき混ぜ、ほぐれたら2に加える。鶏肉が固まらないように菜箸で混ぜながら煮たて、ていねいにあくを取って、塩、こしょうで味を調える。器に盛り、セロリの葉を飾る。

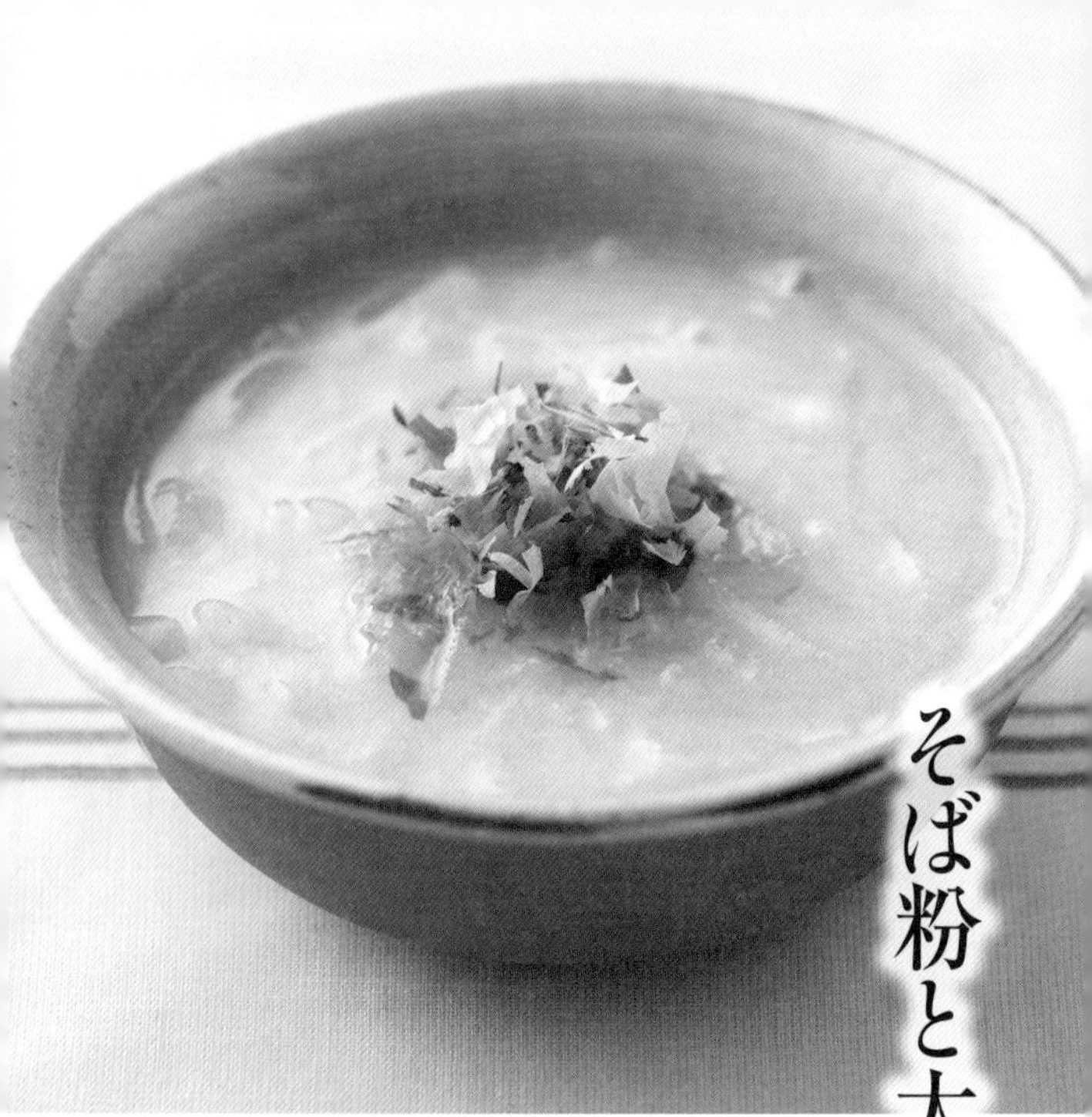

そば粉と大根のスープ

胃もたれに効く大根と、胃腸の働きを高めるそば粉の組み合わせ。ほどよいとろみでのど越しもよく、疲れた胃をやさしくいたわります。炒ったかつお節の香りも食欲を高めます。

材料（２人分）

そば粉…大さじ2
大根…100g
鶏がらスープ…2カップ
酒…大さじ1
かつお節…少々
おろししょうが…小さじ1
塩…少々

※鶏がらスープはP.226参照。化学調味料無添加の鶏がらスープの素（顆粒）小さじ1+水2カップで代用してもよい。

作り方

1　大根はせん切りにする。かつお節はフライパンでから炒りする。
2　鍋に大根と鶏がらスープを入れて火にかけ、煮たったらあくを取り、酒を加えて中火弱で大根が透き通るまで煮る。
3　2にそば粉を加えて数本の菜箸でよく混ぜ、とろみがついたら塩を加えて味を調える。器に盛り、おろししょうがをのせてかつお節をかける。

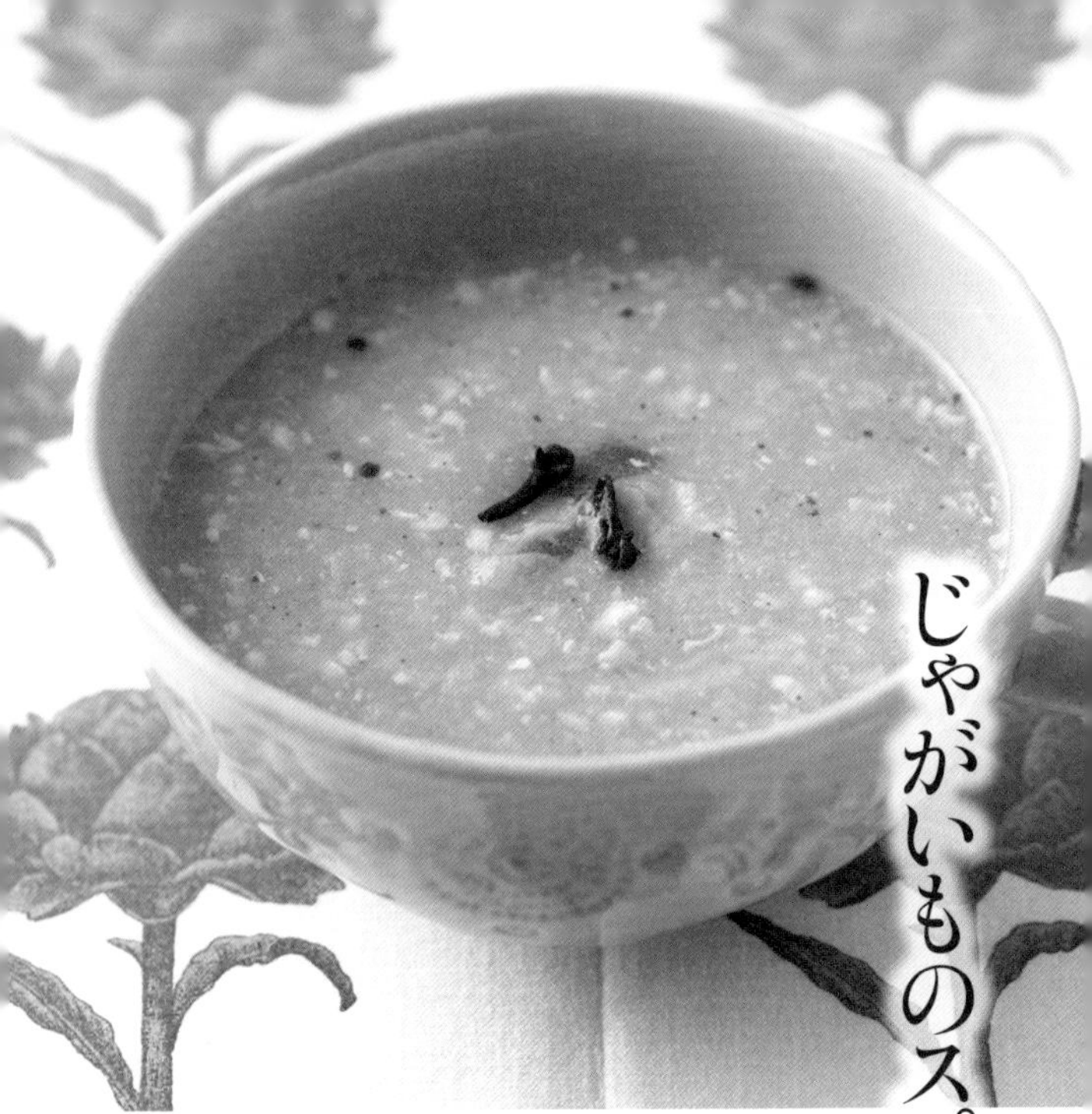

じゃがいものスパイススープ

胃腸を丈夫にして元気を補うじゃがいもと、体を芯から温めるスパイス類を豊富に使った香り高いスープ。特に疲れや冷えからくる胃の痛みや不調がある人におすすめ。

材料（２人分）

平 じゃがいも（すりおろし）…1個
温 玉ねぎ（すりおろし）…大さじ2
微 鶏胸ひき肉…60g
熱 干ししょうが（P.165参照）…3枚
熱 シナモンスティック…1本
温 クローブ（ホール）…4個
温 フェンネル（シード）…小さじ1/2
微 鶏がらスープ…2カップ
酒…大さじ2
塩、こしょう…各少々
※鶏がらスープはP.226参照。化学調味料無添加の鶏がらスープの素（顆粒）小さじ1+水2カップで代用してもよい。

作り方

1 ボウルに鶏肉と半量の酒を加え、練らないように混ぜる。

2 鍋に玉ねぎ、干ししょうが、シナモンスティック、クローブ、フェンネル、鶏がらスープを入れて火にかけ、煮たったら５分ほど煮る。

3 じゃがいもを加えてよく混ぜ、鶏肉と残りの酒を加える。再び煮たったらあくを取り、塩、こしょうで味を調える。

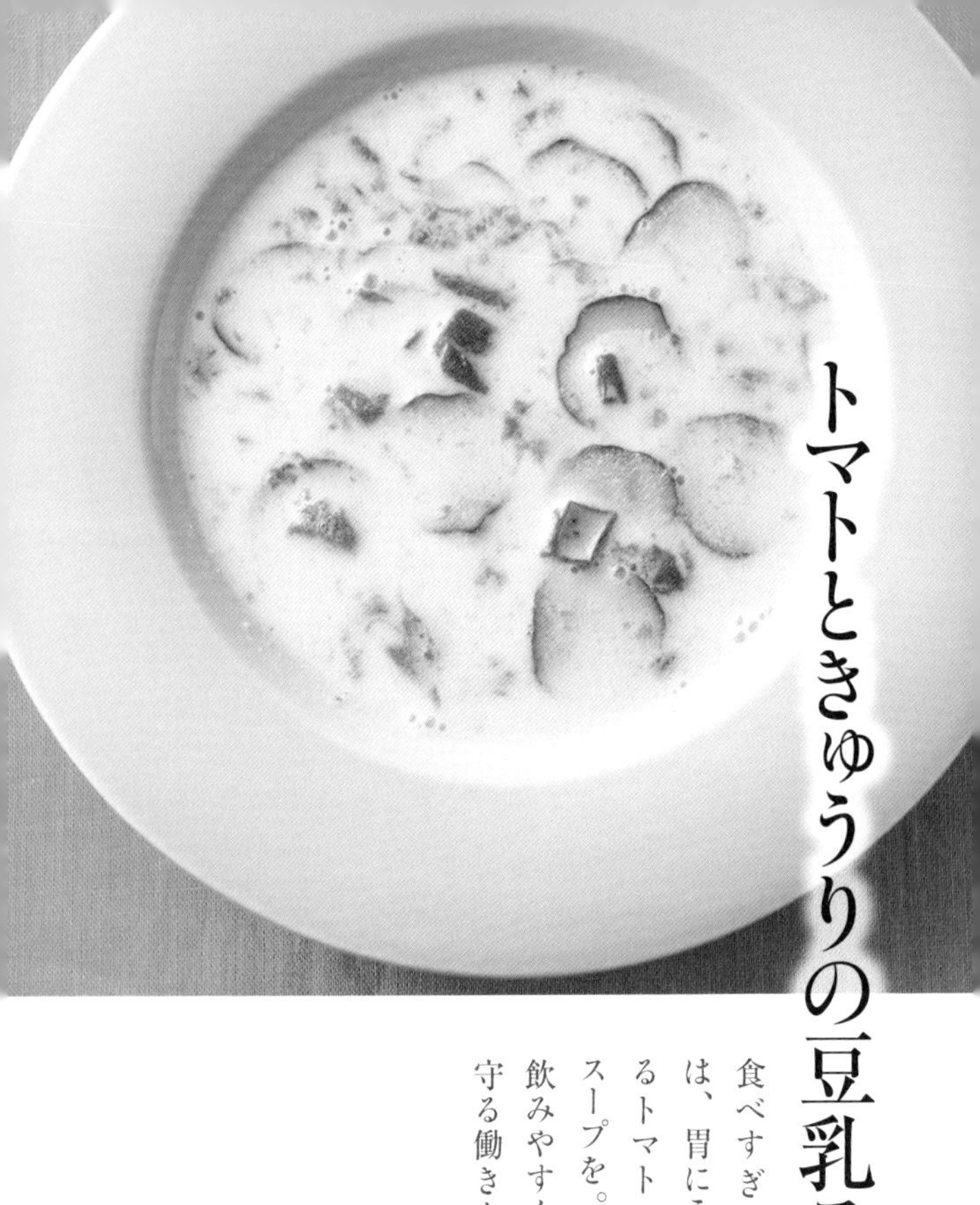

トマトときゅうりの豆乳スープ

食べすぎによる不調には、胃にこもった熱をとるトマトときゅうりのスープを。豆乳仕立てで飲みやすく、胃の粘膜を守る働きもあります。

材料（２人分）

- 【寒】トマト…小1個
- 【涼】きゅうり…1/2本
- 【平】豆乳…１カップ
- 【微】鶏がらスープ…１カップ
- 【微】鶏がらスープの素(顆粒)…小さじ1/3
- 塩…小さじ1/4

作り方

1　トマトは横半分に切って種を取り、8㎜角に切る。きゅうりは薄い輪切りにする。

2　鍋に鶏がらスープを入れて火にかけ、煮たったら鶏がらスープの素、トマトを加えてひと煮する。きゅうりを加えてさっと混ぜ、豆乳を加えてさらにひと煮し、塩で味を調える。

むくみ

体の水分調節をする脾と腎を養生し、余分な水分をためないことが大切

むくみは水分の代謝がうまく働かず、体内に余分な水がたまった状態です。中医学では、食べ物の消化を担当する脾と、水分代謝を担当する腎がかかわっているとされます。脾の働きが弱くなるとむくみのほかにも下痢をしやすかったり、食欲不振、疲労感などの症状があります。

脾は、食べ物を消化吸収して気（エネルギー）、血（血液と栄養）、津液（体を潤す体液）に変えるほか、津液を吸収して全身に巡らせる役割があります。この働きによって、汗をかいて体の熱を下げたり、尿と一緒に老廃物を排出

して水分バランスを整えています。しかし、脾が弱まるとこの動きが滞り、余分な水分がたまってむくみとなってあらわれます。また、脾は食べすぎなどで胃に負担がかかったり、湿気の多い場所に長時間いるとダメージを受けます。梅雨の時季に体がむくみがちになるのも、脾が湿度の高い環境に弱いことが影響しています。むくみを防ぐには、消化がよく脾の働きを高め、利尿効果がある食材が効果的です。

一方、腎の機能低下によるむくみは体が冷え、尿の量が少ないのが特徴です。腎には「腎陽」といって体を温める機能があり、ここが水の代謝や尿の排泄を行なっています。そのため、腎陽が不足すると余分な水分を排泄できず、むくみにつながります。また、同時に体の冷えも深刻化するといわれます。これを防ぐには、体を温めるえびや栗、しょうがなどと、利尿効果が高いはと麦やとうもろこし、むくみをとるそら豆などを積極的にとりましょう。

また、運動で汗をかくことも大切。毎日良く歩いたり、エレベーターよりも階段を使うなどこまめに体を動かして代謝を高める習慣をつけましょう。

●症状別スープ

症 状	おすすめのスープ
下痢っぽい、体が重い、足がむくむ	はと麦と鶏肉、しょうがのスープ（P.70）
下半身がむくむ、食欲がない、体がだるい	そら豆と長いものスープ（P.72）
体が冷える、尿が少ない、全身がむくむ	えびととうもろこしのスープ（P.74）
冷えが強い、早朝に下痢をする、尿が少ない	黒豆と栗、干ししょうがのスープ（P.76）

むくみに効く食材

＜利尿効果がある＞

レタス　とうもろこし　冬瓜　金針菜　そら豆　大豆　黒豆　小豆　はと麦　はまぐり　鯉　白魚　ふぐ　など

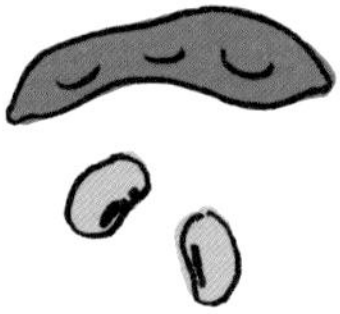

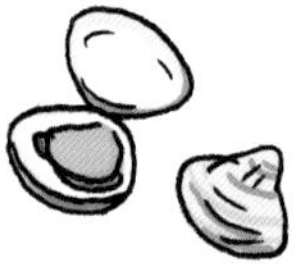

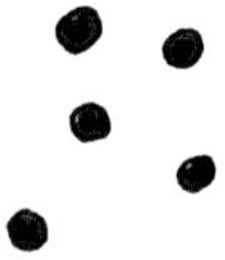

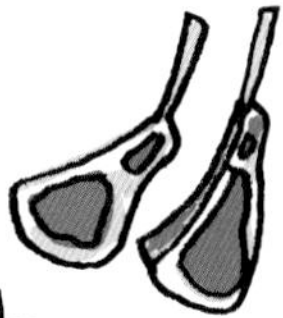

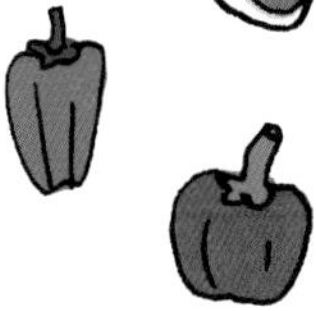

＜体を温める＞

干ししょうが　にら　ピーマン　くるみ　ねぎ　三つ葉　香菜　みょうが　しそ　しょうが（生）　羊肉　鹿肉　えび　鮭　あじ　ます　酒　唐辛子　こしょう　シナモン　花椒　クローブ　フェンネル　黒砂糖　など

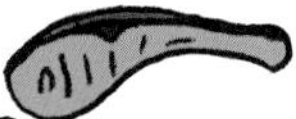

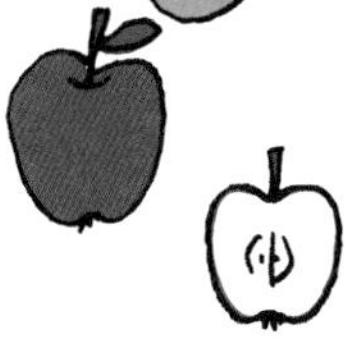

＜脾の働きを助ける＞

トマト　かぼちゃ　春菊　山いも類　さつまいも　えんどう豆（グリーンピース）　カリフラワー　栗　りんご　さくらんぼ　うるち米　栗　大麦　鶏肉　ホタテ　ナツメグ　フェンネル　クローブ　など

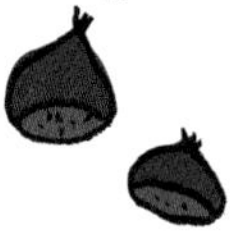

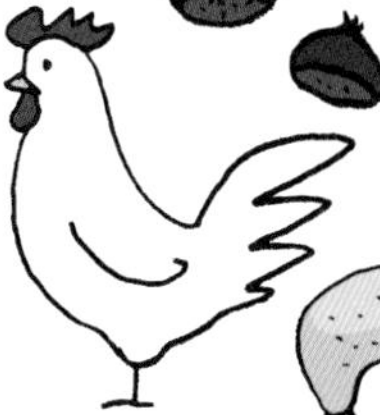

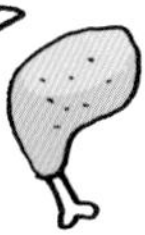

＜気を補う＞

干ししいたけ　キャベツ　じゃがいも　かぼちゃ　山いも類　さつまいも　カリフラワー　いんげん豆　白豆　栗　なつめ　桃　うるち米　もち米　牛肉　豚の骨　豚の胃袋（ガツ）・腎臓（マメ）　鶏肉　たら　いわし　さば　かつお　うなぎ　いしもち　すずき　たちうお　どじょう　はちみつ　など

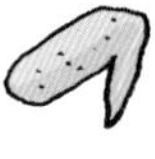

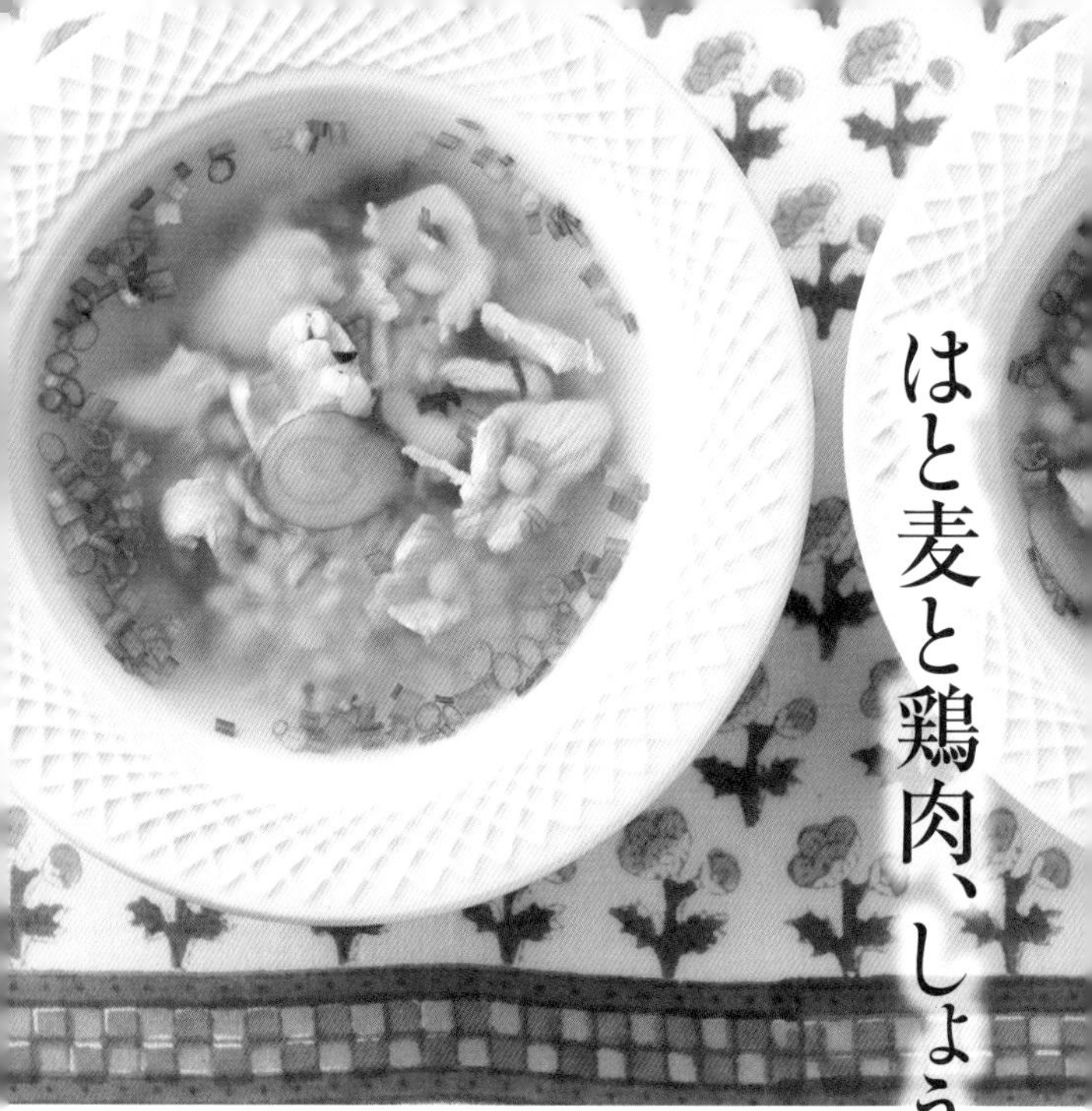

はと麦と鶏肉、しょうがのスープ

水分代謝をよくし、利尿作用が高いはと麦は、むくみの改善に欠かせない食材。元気を補ってくれる鶏肉や、巡りをよくするしょうがも代謝を高めてくれます。

材料（2人分）

- 微 鶏胸肉…80g
- 涼 はと麦…大さじ3
- 熱湯…1カップ
- 微 しょうが（薄切り）…4枚
- 温 香菜の軸（みじん切り）…4本分
- 微 鶏がらスープの素（顆粒）…小さじ1/2
- A
  - 塩…少々
  - 酒…大さじ1/2
- 水…1カップ
- 酒…大さじ1
- 塩…小さじ1/3

※はと麦は一度に2〜3回分戻してラップで包み、冷凍しておくと便利です。

作り方

1　はと麦はボウルに入れて水を数回替えながらとぎ、水気をきる。スープジャーまたはポットに入れ、湯（分量外）を注いで全体を温めたら湯を捨てる。分量の熱湯を注ぎ入れ、2時間浸す。

2　鶏肉は水で洗って水気をふき、食べやすい大きさに切る。Aをふり、軽くもみ込む。

3　鍋に分量の水としょうが、はと麦を湯ごと加えて火にかける。沸騰したら鶏がらスープの素を加えて弱火にし、はと麦がやわらかくなるまで煮る。

4　3に酒、鶏肉を加えて肉をほぐし、火が通ったら塩で味を調える。器に盛り、香菜を散らす。

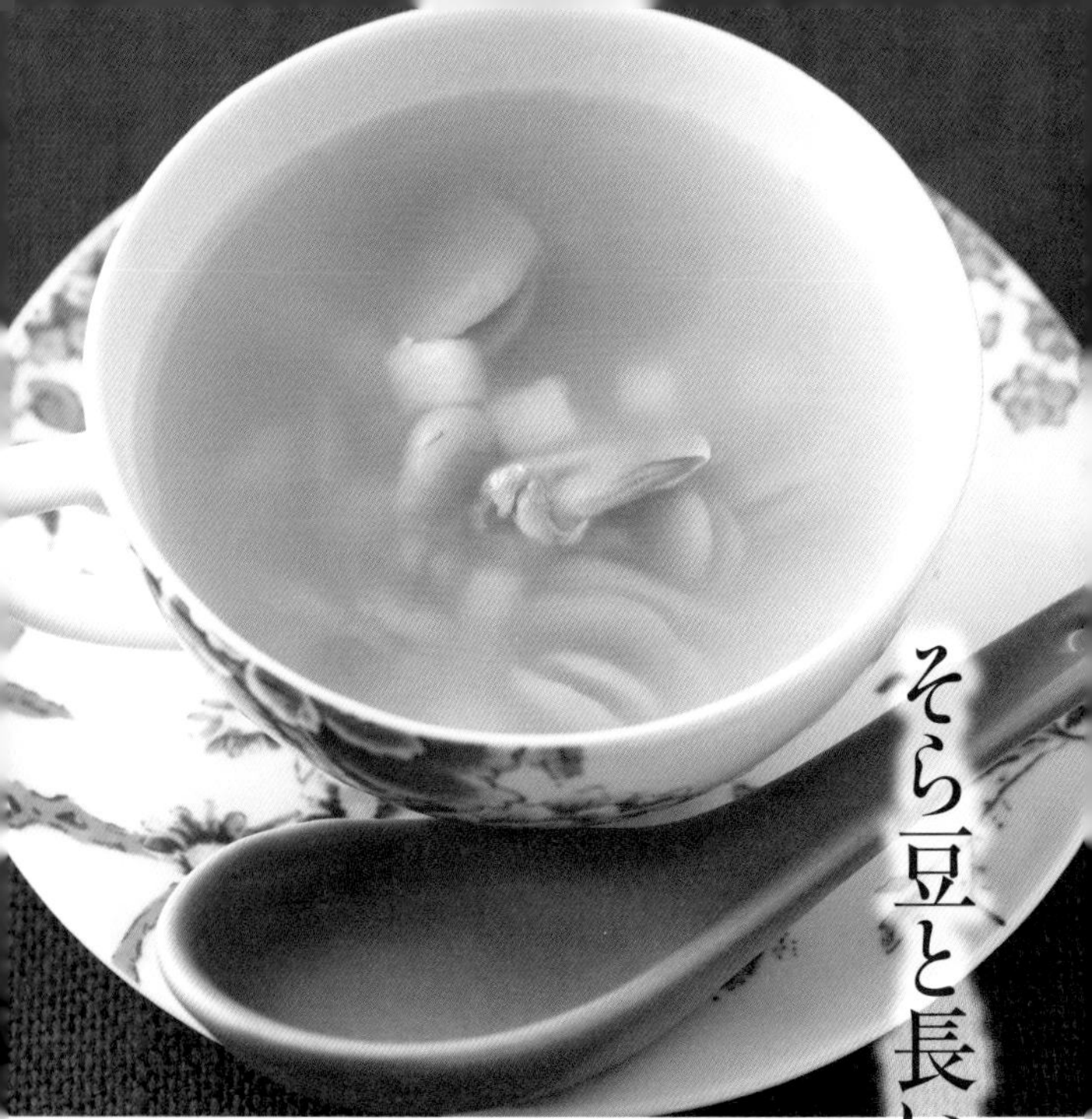

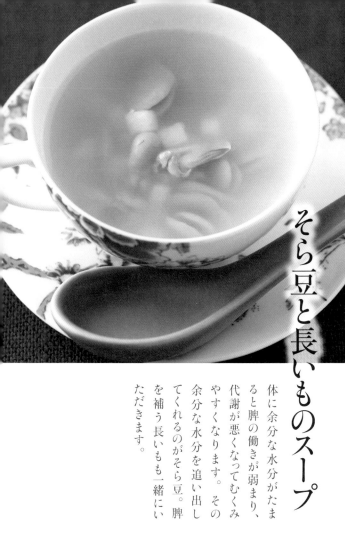

そら豆と長いものスープ

体に余分な水分がたまると脾の働きが弱まり、代謝が悪くなってむくみやすくなります。その余分な水分を追い出してくれるのがそら豆。脾を補う長いもも一緒にいただきます。

材料（2人分）

- 平 そら豆（さやからはずす）…100g
- 平 長いも…100g（皮をむいて酢水につける）
- 寒 はまぐり（砂抜きする）…大4個
- 微 おろししょうが…小さじ1
- 微 鶏がらスープの素（顆粒）…小さじ1/3
- 水…2カップ
- 酒…大さじ3
- 塩…少々

※そら豆は冷凍品を使ってもよい。

※鶏がらスープ（P.226参照）を使ってもよい。

作り方

1 はまぐりは鍋に入れて酒（大さじ2）をふり、ふたをして火にかける。沸騰したら火を弱めて蒸し煮にし、口が開いたらすぐ火を止め、そのままおく。粗熱がとれたら身を食べやすい大きさに切る。

2 そら豆はゆでて皮をむき、長いもは5㎜角に切る。

3 1の煮汁を茶こしでこして鍋に入れ、分量の水、長いもを加えて火にかける。煮たったらあくを取り、酒（大さじ1）、鶏がらスープの素、そら豆を加えてひと煮する。

4 はまぐりの身を加え、味がたりなければ塩を加える。火を止め、おろししょうがを加えてひと混ぜする。

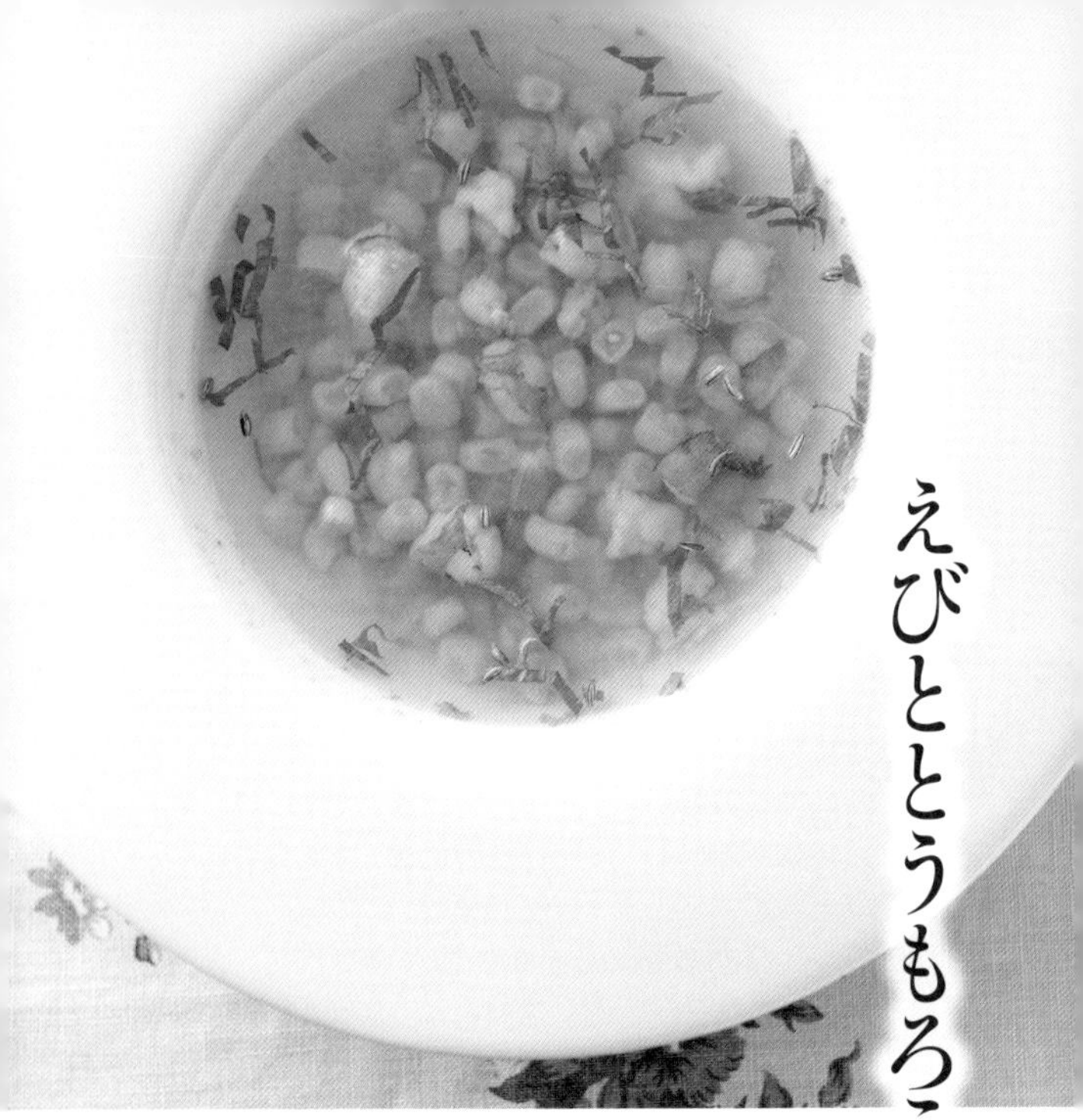

えびととうもろこしのスープ

冷えが原因のむくみに効くスープ。えびの温め作用が腎に働いて、冷えと水分代謝を改善します。さらに、とうもろこしのすぐれた利尿効果で、体にたまった余分な水分も排出します。

材料（2人分）

温 えび…6尾

平 とうもろこし（粒）…30g

涼 セロリの軸…30g

涼 セロリの葉…少々

微 鶏がらスープ…2カップ

温 フェンネル（シード）…小さじ1/2

酒…大さじ1

塩、こしょう…各少々

※鶏がらスープはP.226参照。化学調味料無添加の鶏がらスープの素（顆粒）小さじ1/3+水2カップで代用してもよい。

※とうもろこしのヒゲがあればきれいな部分をお茶パックにいれて、2に加えるとさらにむくみ改善に！

作り方

1 えびは背ワタを取って殻をむき、塩（分量外）でもんで水で洗う（殻は捨てずにとっておく）。1cm幅に切り、半量の酒をふる。セロリの軸は薄切りにし、葉はせん切りにする。

2 鍋に鶏がらスープ、えびの殻、フェンネル、残りの酒を入れて火にかける。煮たったらセロリの軸を加えて2～3分煮て、えびの殻を取り出し、セロリが透き通るまで煮る。

3 2にとうもろこし、えびの身を加えて2～3分煮て、塩、こしょうで味を調える。器に盛り、セロリの葉を散らす。

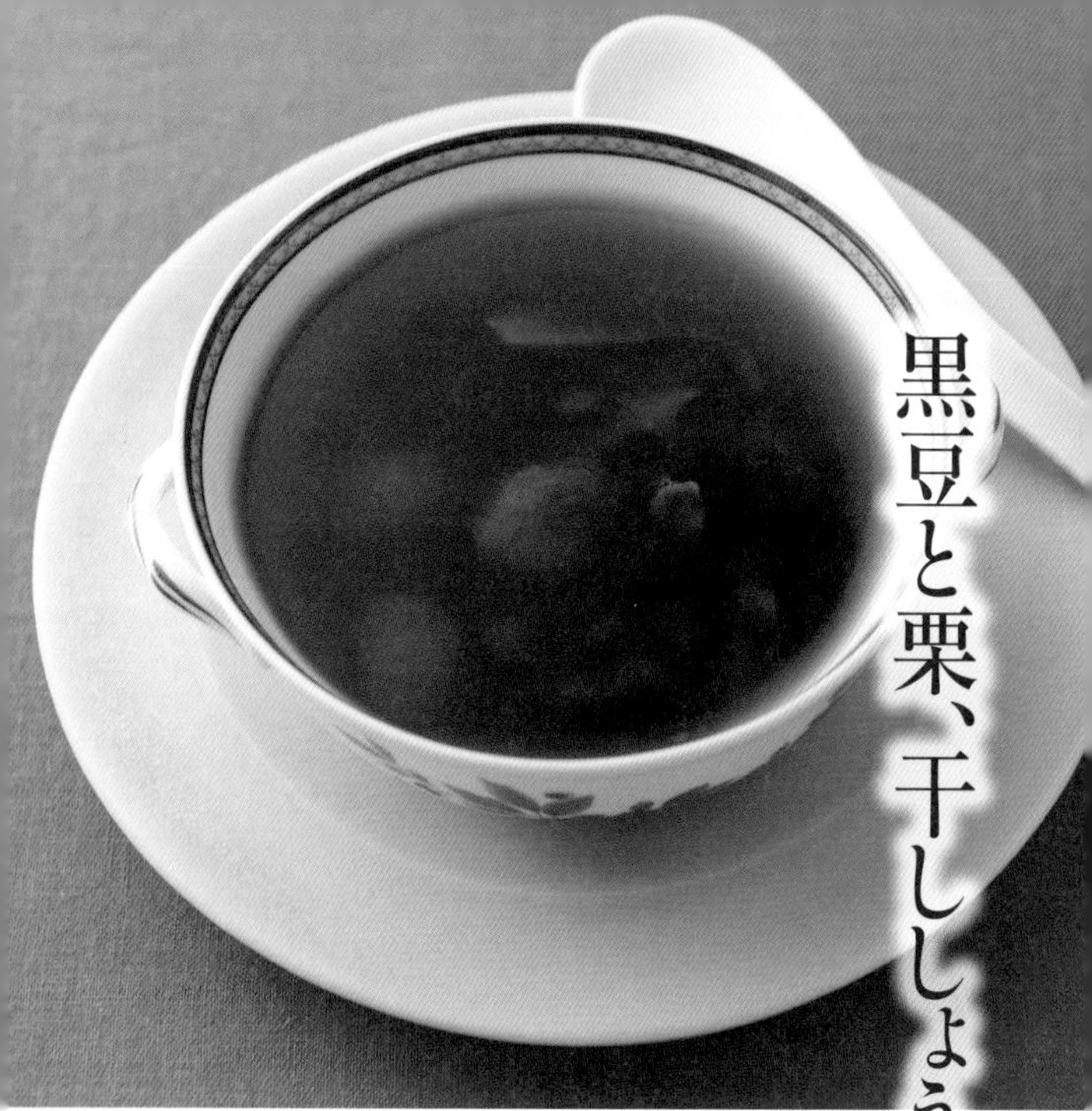

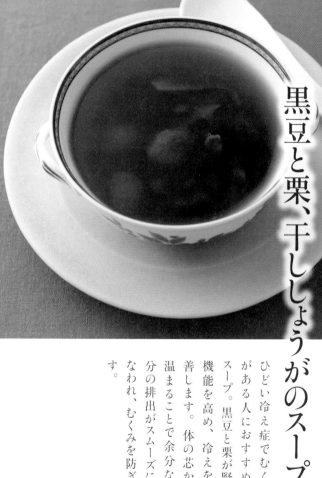

黒豆と栗、干ししょうがのスープ

ひどい冷え症でむくみがある人におすすめのスープ。黒豆と栗が腎の機能を高め、冷えを改善します。体の芯から温まることで余分な水分の排出がスムーズに行なわれ、むくみを防ぎます。

材料（２人分）

- 平 黒豆…30g
- 温 甘栗（むき身）…60g
- 熱 干ししょうが（P.165参照）…4枚
- 微 鶏がらスープ…２カップ
- 酒…大さじ1
- 塩、こしょう…各少々

※鶏がらスープはP.226参照。化学調味料無添加の鶏がらスープの素（顆粒）小さじ1/2+水2カップで代用してもよい。

作り方

1 黒豆は鍋に入れ、皮が破れて焦げ目がつくまで中火でから炒りする。

2 １の鍋に鶏がらスープ、干ししょうがを入れて火にかける。沸騰したら酒を加え、火を弱めて黒豆に火が通るまで４分ほど煮る。甘栗を加えてひと煮し、塩、こしょうで味を調える。

※黒豆は数ヶ所焦げ目がつくまでから炒りすると早く煮える。炒りすぎると焦げるので注意。

便秘

冷え、過食、ストレスなど原因はいろいろ。
症状に合わせた食養生で便秘解消を

便秘は食物繊維の不足から起こると考えられがちですが、原因はさまざまです。中医学では、体質や食生活、ストレスなど原因に合わせた養生法があり、便秘を次の５つに分けて考えます。

①冷え体質で便が出にくい。顔色が青白く、冷えておなかが痛むことがある。②便が乾燥していて臭いが強い。暑がりで尿の量も少ない。③乾燥したコロコロの便が出る。体のほてりやめまいがある。④便意はあるが、なかなか出ない。おなかが張り、食欲がない。⑤便意はあるが出にくく、排便後に汗が出たり、疲れを感じる。便のかたさ

は普通。

①は体を温める力が弱く腸が冷えてかたくなっているため、動きが悪い状態です。体を温める食材とともに、くるみ、ごま、松の実など油分が豊富な種実類を合わせるとお通じをよくしてくれます。

②は暑がりでお酒や肉を好み、過食傾向の人に多い症状。腸に熱がこもって水分不足のため便がかたく、詰まります。体内の余分な熱をとって潤いを与えるセロリ、にがうり、こんにゃくなどがおすすめです。

③は体の潤い不足が原因です。ごまやくるみなど種実類と一緒に、牛乳や豚肉、貝類などの潤いを補う食材を積極的にとりましょう。

④はストレスなど精神面から気の巡りが悪くなり、腸の動きが鈍くなっているケース。まずはストレスを解消し、大根やらっきょう、陳皮など気の巡りがよくなる食材と運動を。

⑤は疲れによる気の不足で、腸の動きが弱いことが原因。この場合は、気を補う山いも、鶏肉、じゃがいもなどの食材に、食物繊維が豊富な大根、さつまいも、きのこ類を合わせてとると効果的です。

●症状別スープ

症 状	おすすめのスープ
便が出にくい、冷え体質、便意がない	かぼちゃとくるみのあったかスープ（P.82）
便が乾燥している、暑がり、尿が少ない	白菜と豚肉のミルクスープ（P.84）
便意はあるが出にくい、げっぷがよく出る、胃や腸に膨張感がある	大根とゆずのスープ（P.86）
便意はあるが出にくい、便はかたくない、疲れがある	さつま汁風（P.88）

便秘に効く食材

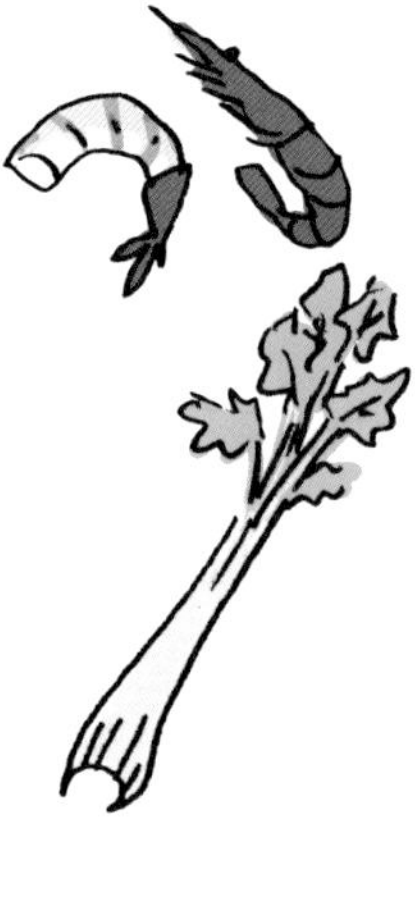

＜便の排出をよくする＞

黒ごま　白ごま　くるみ　落花生（ピーナッツ）
アーモンド　松の実　など

＜体を温める＞ ※冷えが原因の便秘に

干ししょうが　にら　ピーマン　くるみ　羊肉　鹿肉　えび　鮭　あじ　ます　酒　唐辛子　こしょう　シナモン　花椒　クローブ　フェンネル　黒砂糖　など

＜余分な熱をとる＞ ※乾燥する便秘に

白菜　きゅうり　トマト　大根　かぶ　レタス　オクラ　セロリ　とうもろこし　水菜　にがうり　ズッキーニ　れんこん　たけのこ　冬瓜　ターサイ　こんにゃく　りんご　キウイフルーツ　バナナ　すいか　メロン　マンゴー　はと麦　粟　小麦　大麦　豆腐　湯葉　緑豆　ココナッツ　しじみ　あさり　はまぐり　かに　のり　昆布　海藻　など

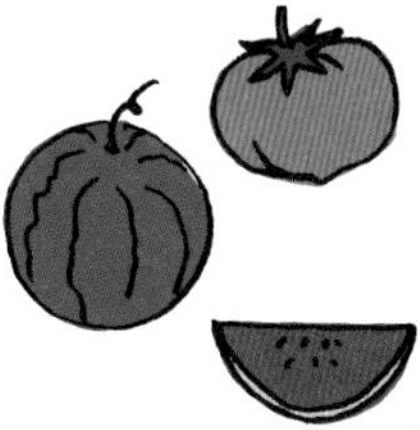

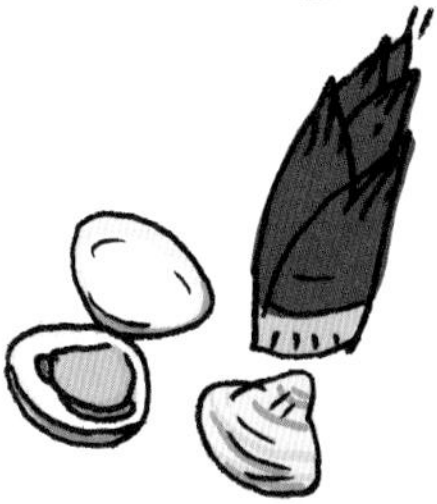

＜陰を補う＞

小松菜　アスパラガス　白きくらげ　ゆり根　黒ごま　白ごま　くこの実　松の実　ひまわりの種　いちご　豚肉　鴨肉　馬肉　卵　牛乳　チーズ　ホタテ　かき　ムール貝　あわび　など

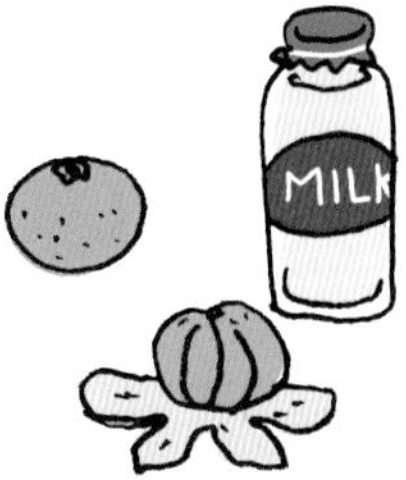

＜気や血の巡りをよくする＞

玉ねぎ　チンゲン菜　らっきょう　えんどう豆（グリーンピース）　みかん　オレンジ　きんかん　そば　ジャスミン　マイカイカ　酢　ターメリック　ウコン　紅花　サフラン　など

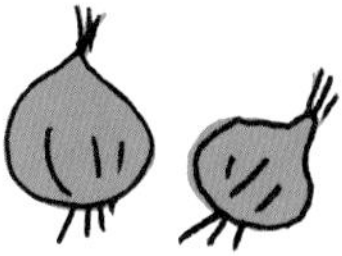

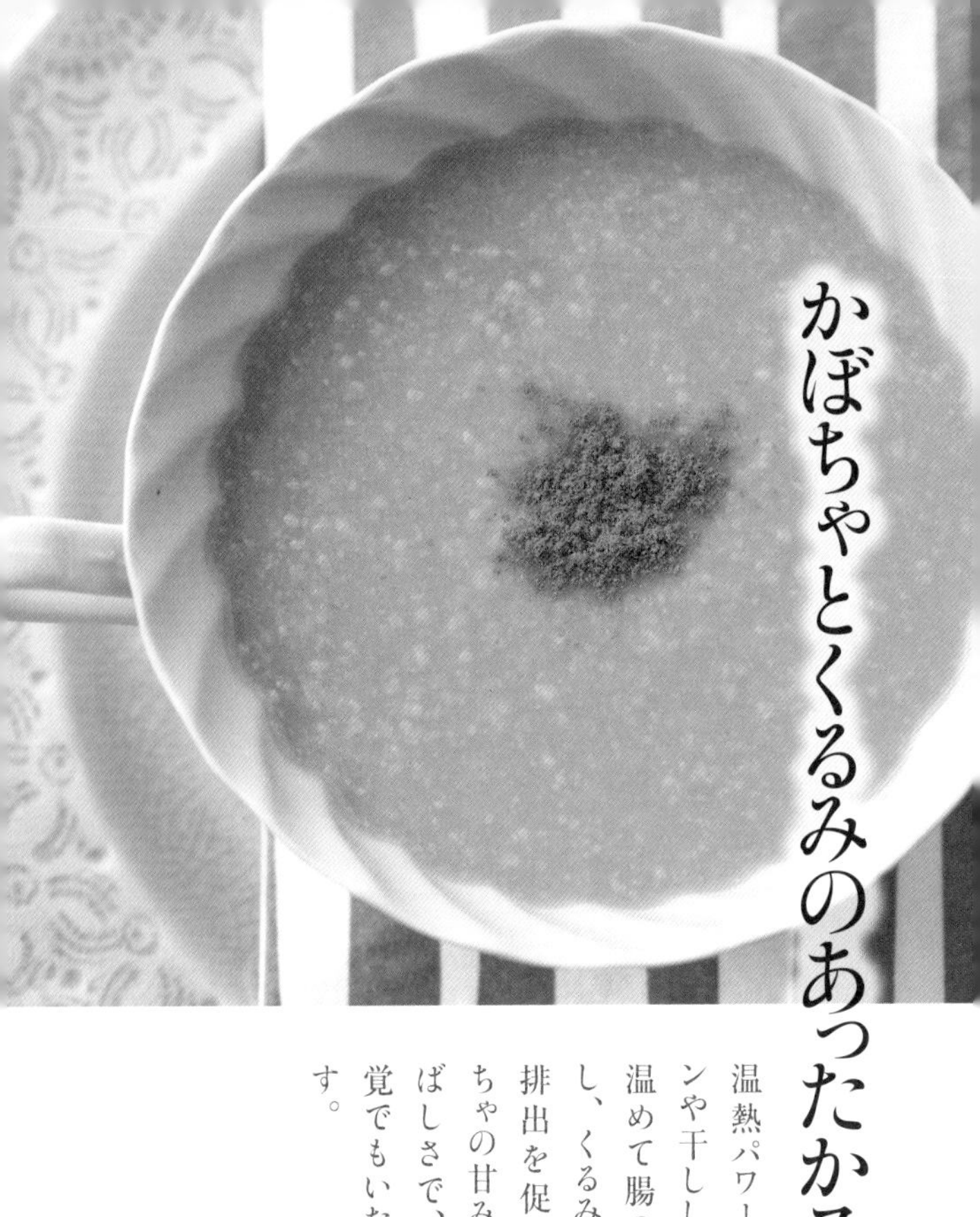

かぼちゃとくるみのあったかスープ

温熱パワーの強いシナモンや干ししょうがで体を温めて腸の動きをよくし、くるみの油分で便の排出を促します。かぼちゃの甘みとくるみの香ばしさで、デザート感覚でもいただける一品です。

材料（２人分）

温 かぼちゃ…150g
温 くるみ（むき身）…30g
熱 干ししょうが（P.165参照）…２枚
鶏がらスープ…２カップ
粗糖…小さじ２
酒…大さじ１
塩、こしょう…各少々
熱 シナモンパウダー
…小さじ１弱

※鶏がらスープはP.226参照。化学調味料無添加の鶏がらスープの素（顆粒）小さじ1/2＋水2カップで代用してもよい。

作り方

1　くるみはぬるま湯（分量外）に浸し、渋皮が浮いてきたら竹串でむく。かぼちゃはラップで包み、電子レンジで２分ほど加熱してやわらかくなったら実をくり抜く。

2　鍋に鶏がらスープと干ししょうがを入れて火にかけ、煮たったらかぼちゃ、くるみ、酒を加えてよく混ぜ合わせ、ひと煮する。

3　２をフードプロセッサーに移し、なめらかになるまで撹拌する。鍋に戻し入れ、粗糖、塩、こしょうで味を調えてひと煮する。器に盛り、シナモンパウダーをのせる。

※くるみの渋皮は便秘を招く作用があるので取る。

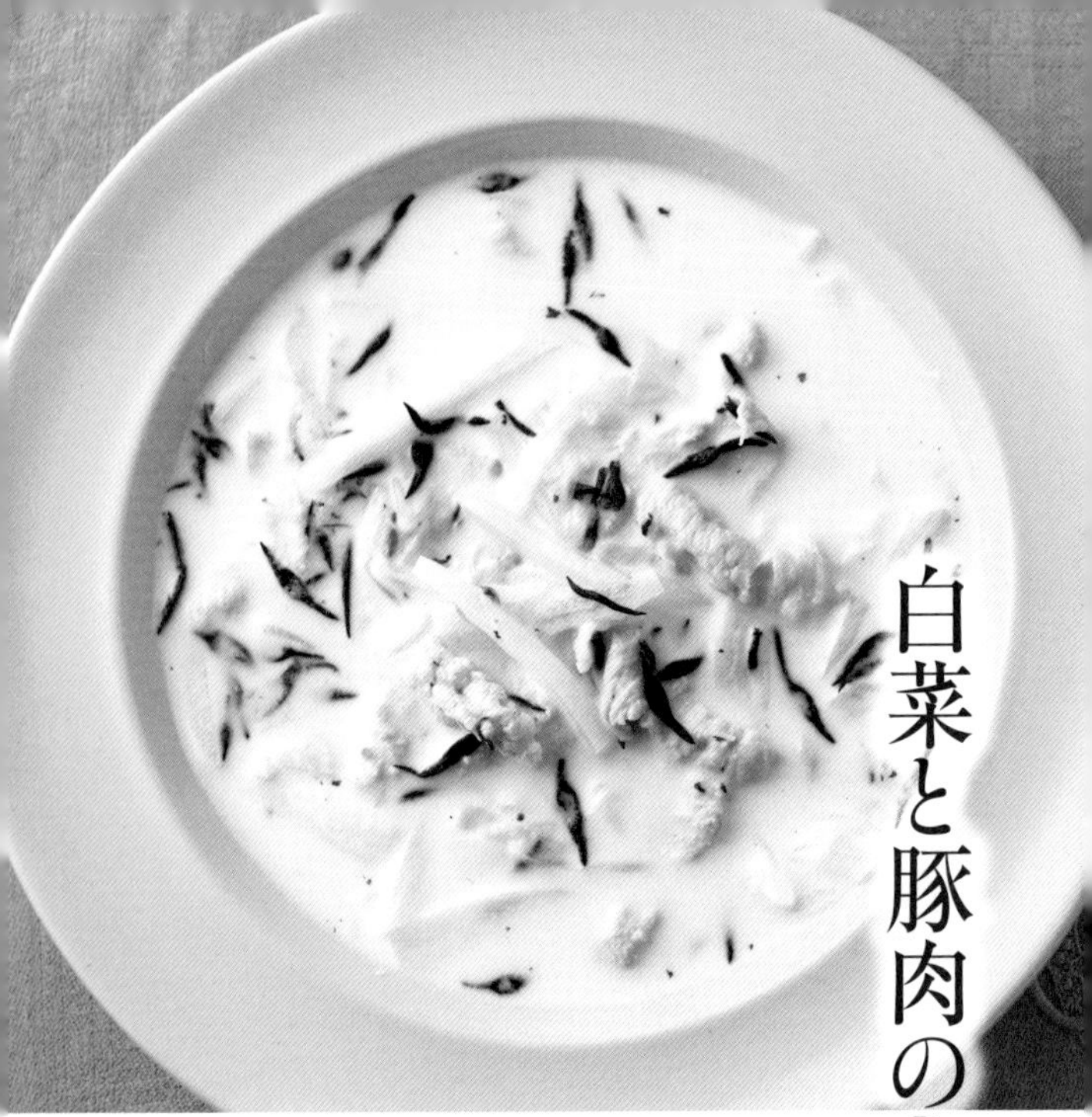

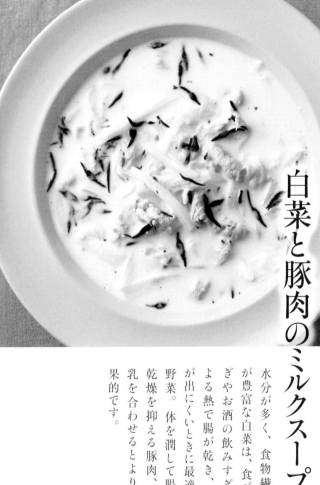

白菜と豚肉のミルクスープ

水分が多く、食物繊維が豊富な白菜は、食べすぎやお酒の飲みすぎによる熱で腸が乾き、便が出にくいときに最適の野菜。体を潤して腸の乾燥を抑える豚肉、牛乳を合わせるとより効果的です。

材料（２人分）

平 白菜…100g

平 豚もも薄切り肉…80g

平 じゃがいも…1/2個

寒 ひじき（水で戻す）
…30g

微 鶏がらスープ
…1と1/2 カップ

平 牛乳…1 カップ

A｜酒…大さじ1/2
　｜塩、こしょう…各少々

酒…大さじ1

塩、こしょう…各少々

※鶏がらスープはP.226参照。化学調味料無添加の鶏がらスープの素（顆粒）小さじ1/2+水1と1/2カップで代用してもよい。

作り方

1　豚肉は水で洗って水気をふき、横に細切りにしてAをふり、軽くもみ込む。白菜は横に5㎝長さのせん切りにする。じゃがいもは5㎝長さのせん切りにし、水にさらして水気をきる。

2　鍋にじゃがいも、白菜の軸部分、鶏がらスープを入れて火にかける。煮たったら酒を加えて野菜がやわらかくなるまで3～4分煮る。

3　水気を絞ったひじきを加え、豚肉、白菜の葉も加えてさらに2～3分煮る。牛乳を加えてひと煮し、塩、こしょうで味を調える。

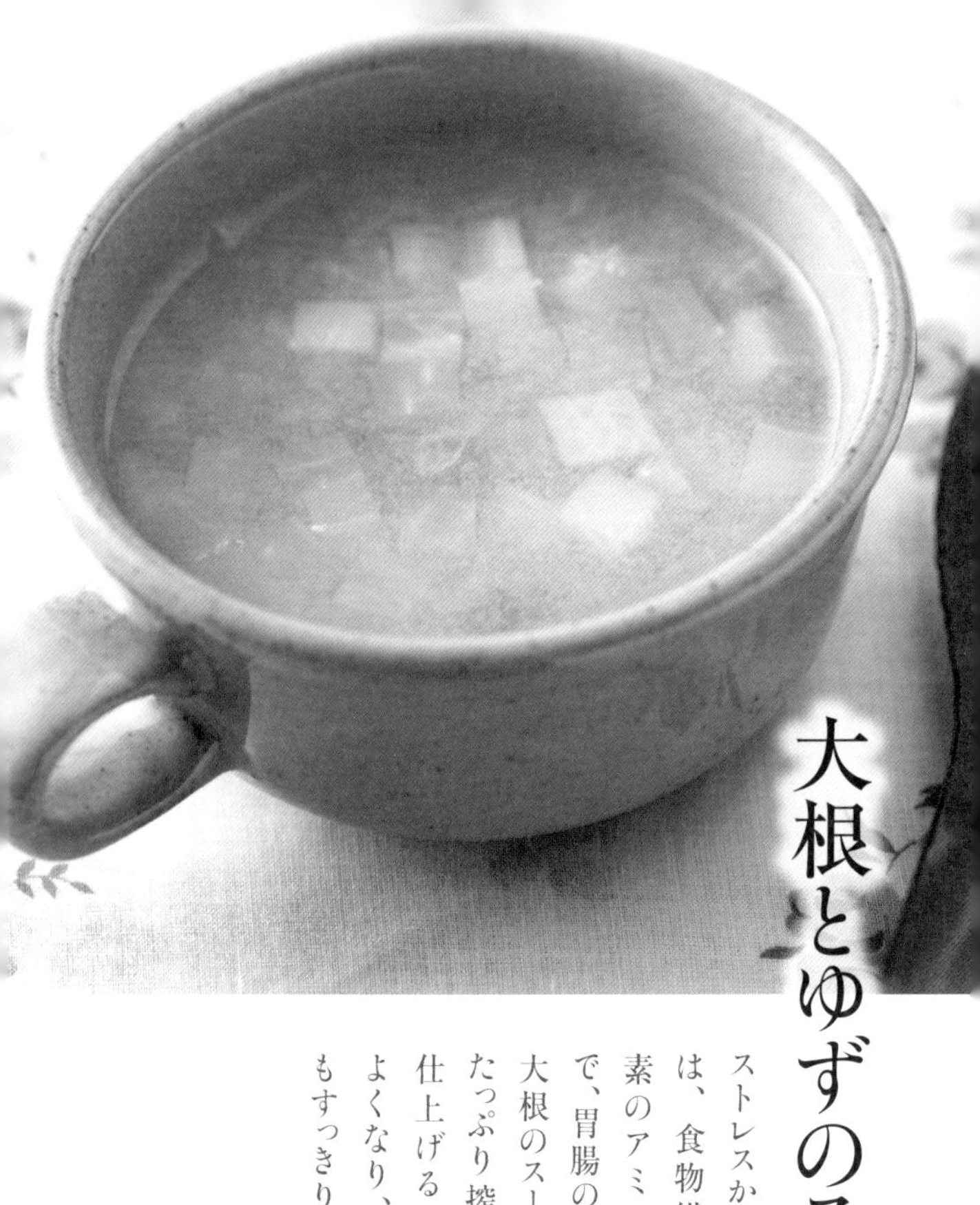

大根とゆずのスープ

ストレスからくる便秘には、食物繊維や消化酵素のアミラーゼが豊富で、胃腸の調子を整える大根のスープを。ゆずをたっぷり搾って香りよく仕上げると気の巡りがよくなり、気分もおなかもすっきり。

材料（2人分）

[涼] 大根…200g
[寒] ゆず…1/2個
[温] 干しえび…大さじ1
ぬるま湯…大さじ2
[微] 鶏がらスープ…2カップ
酒…大さじ2
塩…少々

※鶏がらスープはP.226参照。化学調味料無添加の鶏がらスープの素（顆粒）小さじ1/2+水2カップで代用してもよい。

作り方

1 干しえびは分量のぬるま湯で戻し、粗く刻んで酒をふり、混ぜ合わせる。戻し汁はとっておく。大根は5～6㎜角に切り、水にさらして水気をきる。ゆずは果汁を搾り、皮はせん切りにする。

2 鍋に鶏がらスープ、大根を入れて火にかけ、煮たったら干しえび、戻し汁を加える。大根が透き通ってやわらかくなるまで煮て、塩で味を調え、火を止める。ゆずの搾り汁と皮を加え、ひと混ぜする。

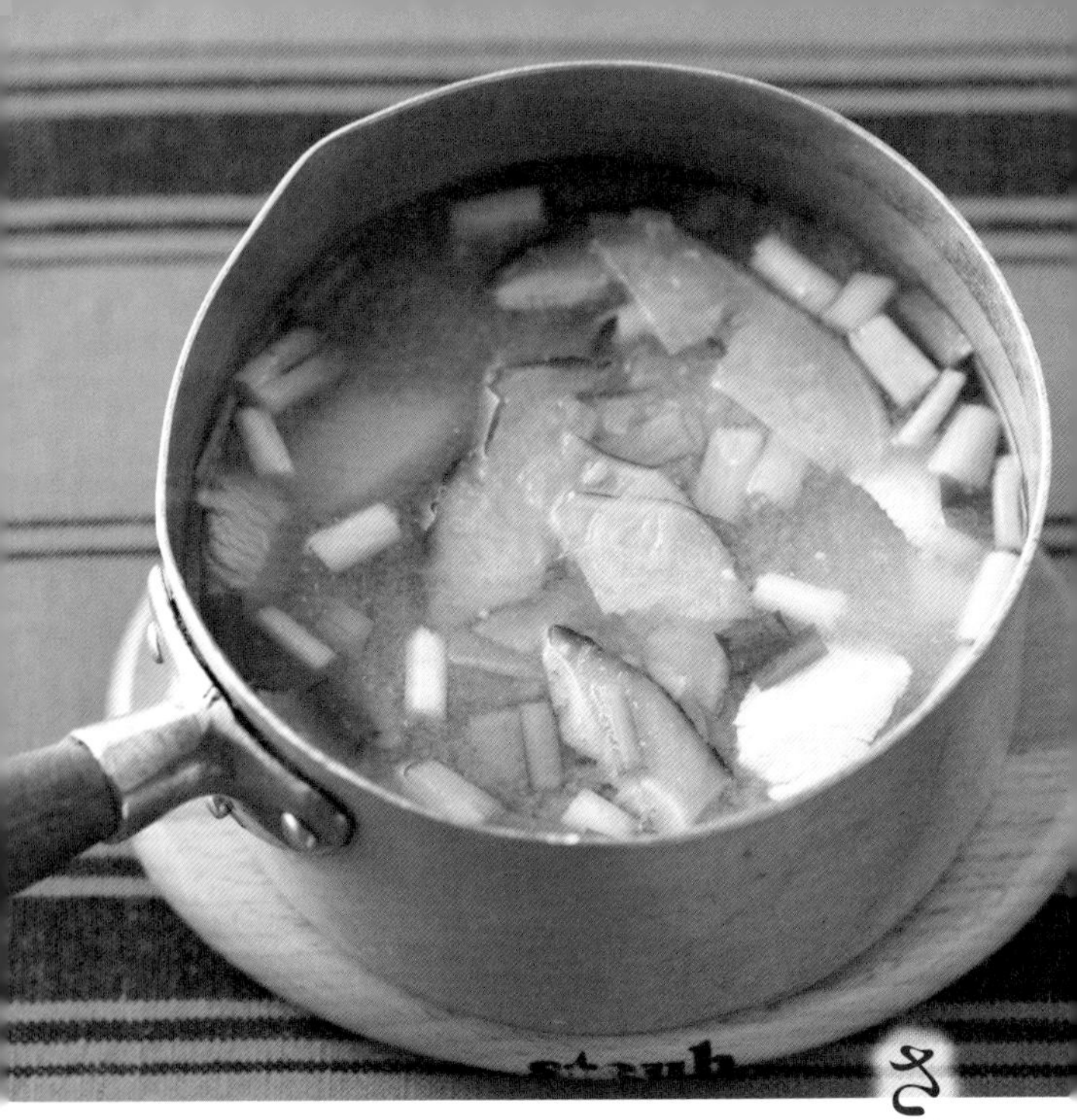

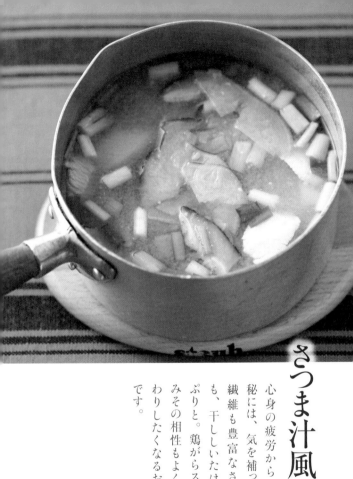

さつま汁風

心身の疲労からくる便秘には、気を補って食物繊維も豊富なさつまいも、干ししいたけをたっぷりと。鶏がらスープとみその相性もよく、おかわりしたくなるおいしさです。

材料（2人分）

- 平 さつまいも…100g
- 微 鶏胸肉…60g
- 平 干ししいたけ（水で戻す）…小6枚
- 温 万能ねぎ…2本
- 微 鶏がらスープの素（顆粒）…小さじ1
- 酒…大さじ1と1/2
- 水…2カップ
- みそ…大さじ2

※鶏がらスープ（P.226参照）を使ってもよい。

作り方

1 さつまいもは薄いいちょう切りにして水にさらす。鶏肉は水で洗って水気をふき、ひと口大のそぎ切りにして酒（大さじ1/2）をふって軽くもみ込む。干ししいたけは軸を取り、食べやすい大きさに切る。万能ねぎは2㎝長さに切る。

2 鍋にさつまいもと分量の水を入れて火にかけ、煮たったら弱火にし、干ししいたけを加える。さつまいもがやわらかくなったら鶏がらスープの素、酒（大さじ1）、鶏肉を加える。肉に火が通ったらみそを溶き入れて味を調え、万能ねぎを加える。

不眠

気や血の不足、ストレスは安眠の大敵。体の熱をとり、心を落ち着かせる食養生を

　中医学では、不眠は気や血の不足、陰陽のバランスの乱れが原因と考えられています。症状は大きく分けて４つあり、①寝つきが悪い、手足がほてる、不安感が強い、②イライラしやすい、食欲がない、のどが渇く、③眠りが浅く、夜中に何度も目が覚める、④寝つきが悪い、熟睡できない、などが代表的です。

　①は体内の陰不足が原因です。中医学では陰（抑制や緩和など）と陽（興奮や緊張など）のバランスがとれていると健康ですが、抑制役の陰が不足すると体が興奮状態のままで眠りのス

イッチが入りません。睡眠不足が続くとますます陰が減る悪循環になるので、陰を補う食材をとり、夜十二時前には寝て陰を養います。

②はストレスによって肝の機能が抗進し、血が頭のほうにのぼっている状態。体に熱がたまっているので、熱を下げるトマトや海藻類がおすすめです。

③は心身の疲れから脾が弱くなったことが原因です。脾の機能が低下すると気や血が不足するので、心が落ち着かず眠りが浅くなり、体がだるく感じます。気を補う食材を使った消化のよい食事で脾をいたわりましょう。

④は頭の使いすぎによる、血不足が原因です。特に寝る直前までパソコンやゲームなどをしていると頭が冴えて体がリラックスできないため、寝つきが悪く熟睡できません。寝る前のパソコンは控え、部屋を暗くして眠りやすい環境を整えるとともに、気や血を補う食養生で改善を。

また、寝る直前に食事をすると脾や胃の消化吸収に血が使われるため、精神が不安定になりやすいので要注意。安どうしてもおなかがすいたときは、安眠効果のある温かい牛乳を飲むとよいでしょう。

●症状別スープ

症 状	おすすめのスープ
寝つきが悪い、手足がほてる、のぼせがある	レタスのミルクスープ（P.94）
イライラして怒りっぽい、のどが渇く	にがうりと豚肉のスープ レモン風味（P.100）
夢を見る、夜中に何度も目が覚める	なつめといかのにんじんスープ（P.96）
寝つきが悪い、よく眠れない、疲れが残る	カリフラワーとたらのミルクスープ（P.98）

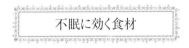

不眠に効く食材

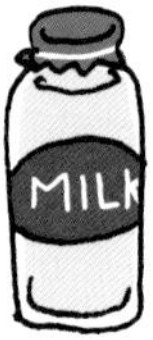

＜陰を補う＞

小松菜　アスパラガス　白きくらげ　ゆり根　黒ごま　白ごま　くこの実　松の実　ひまわりの種　いちご　豚肉　鴨肉　馬肉　卵　牛乳　チーズ　ホタテ　かき　ムール貝　あわび　など

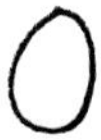

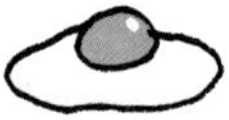

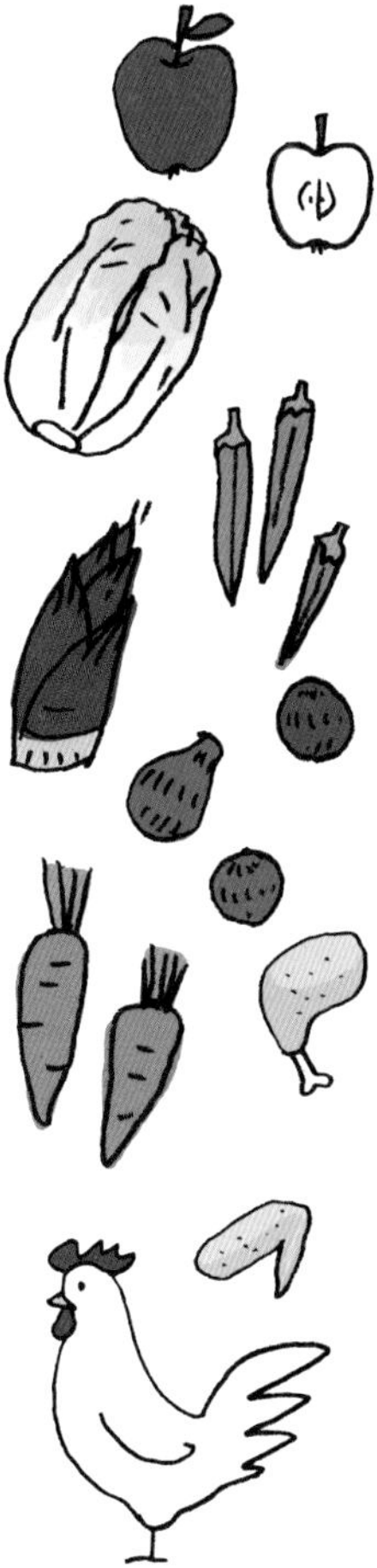

＜余分な熱をとる＞

白菜　きゅうり　トマト　大根　かぶ　レタス　オクラ　セロリ　とうもろこし　水菜　にがうり　ズッキーニ　れんこん　たけのこ　冬瓜　ターサイ　こんにゃく　りんご　キウイフルーツ　バナナ　すいか　メロン　マンゴー　はと麦　栗　小麦　大麦　豆腐　湯葉　緑豆　ココナッツ　しじみ　あさり　はまぐり　かに　のり　昆布　海藻　など

＜老廃物を出す＞

里いも　春菊　たけのこ　豆乳　あさり　くらげ　のり　昆布　海藻　など

＜血を補う＞

にんじん　ほうれん草　落花生（ピーナッツ）　ぶどう　ライチ　豚のレバー・心臓（ハツ）　豚足　いか　たこ　赤貝　など

＜気を補う＞

干ししいたけ　キャベツ　じゃがいも　かぼちゃ　山いも類　さつまいも　カリフラワー　いんげん豆　白豆　栗　なつめ　桃　うるち米　もち米　牛肉　豚の胃袋（ガツ）・腎臓（マメ）　鶏肉　たら　いわし　さば　かつお　うなぎ　いしもち　すずき　たちうお　はちみつ　など

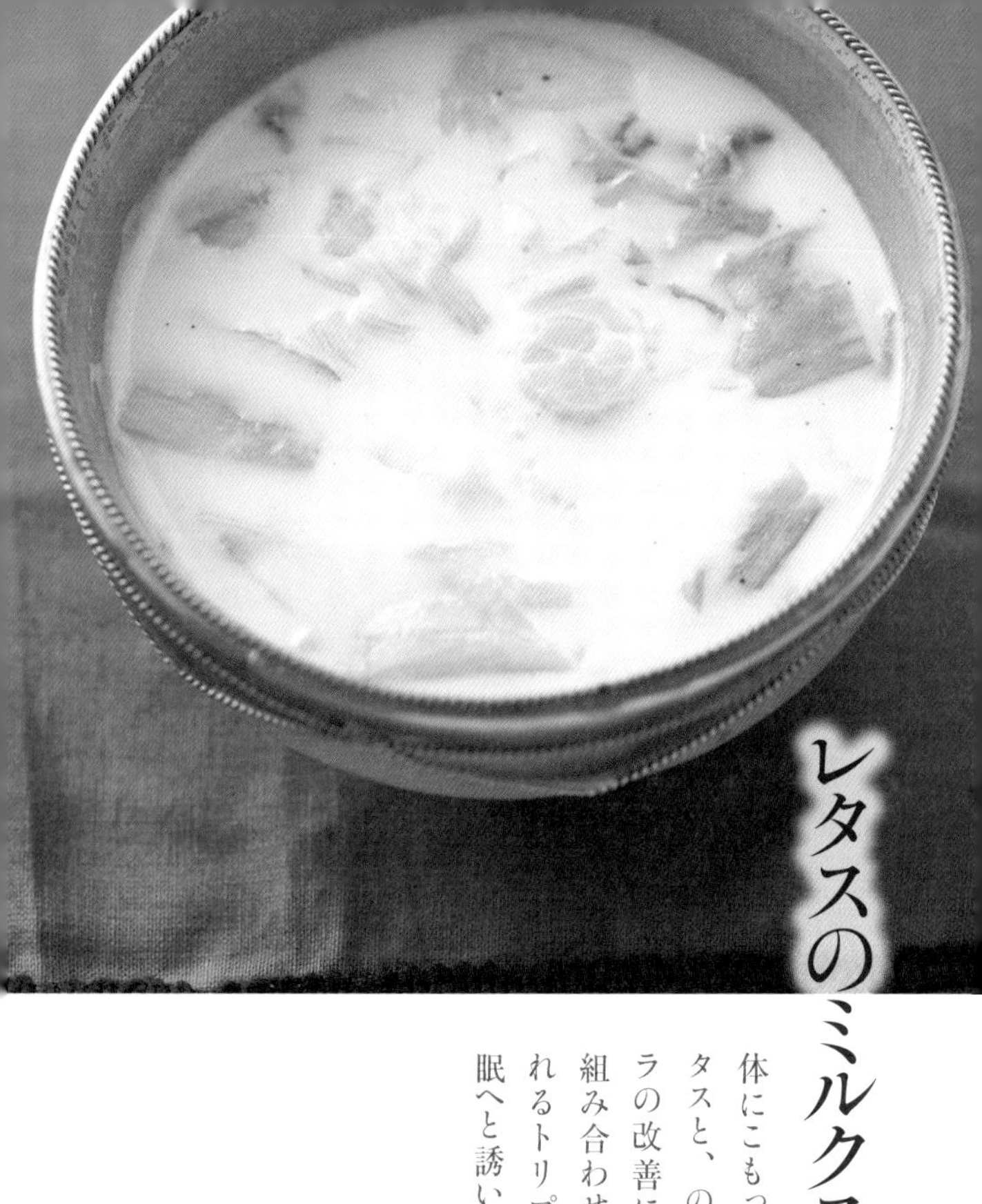

レタスのミルクスープ

体にこもった熱をとるレタスと、のぼせやイライラの改善によいホタテの組み合わせ。牛乳に含まれるトリプトファンが安眠へと誘います。

材料（2人分）

涼 レタス…100g

平 ホタテ貝柱（缶詰）
…小1缶（総量70g）

微 鶏がらスープ…1カップ

平 牛乳…1カップ

酒…大さじ1

塩、こしょう…各少々

※鶏がらスープはP.226参照。化学調味料無添加の鶏がらスープの素（顆粒）小さじ1/3+水1カップで代用してもよい。

作り方

1　レタスはひと口大に切る。

2　鍋にホタテの缶汁、鶏がらスープ、酒を入れて火にかける。煮たったらホタテを粗くほぐしながら加え、1も加えてひと煮する。牛乳を加えてひと混ぜし、沸騰直前に火を弱め、塩、こしょうで味を調える。

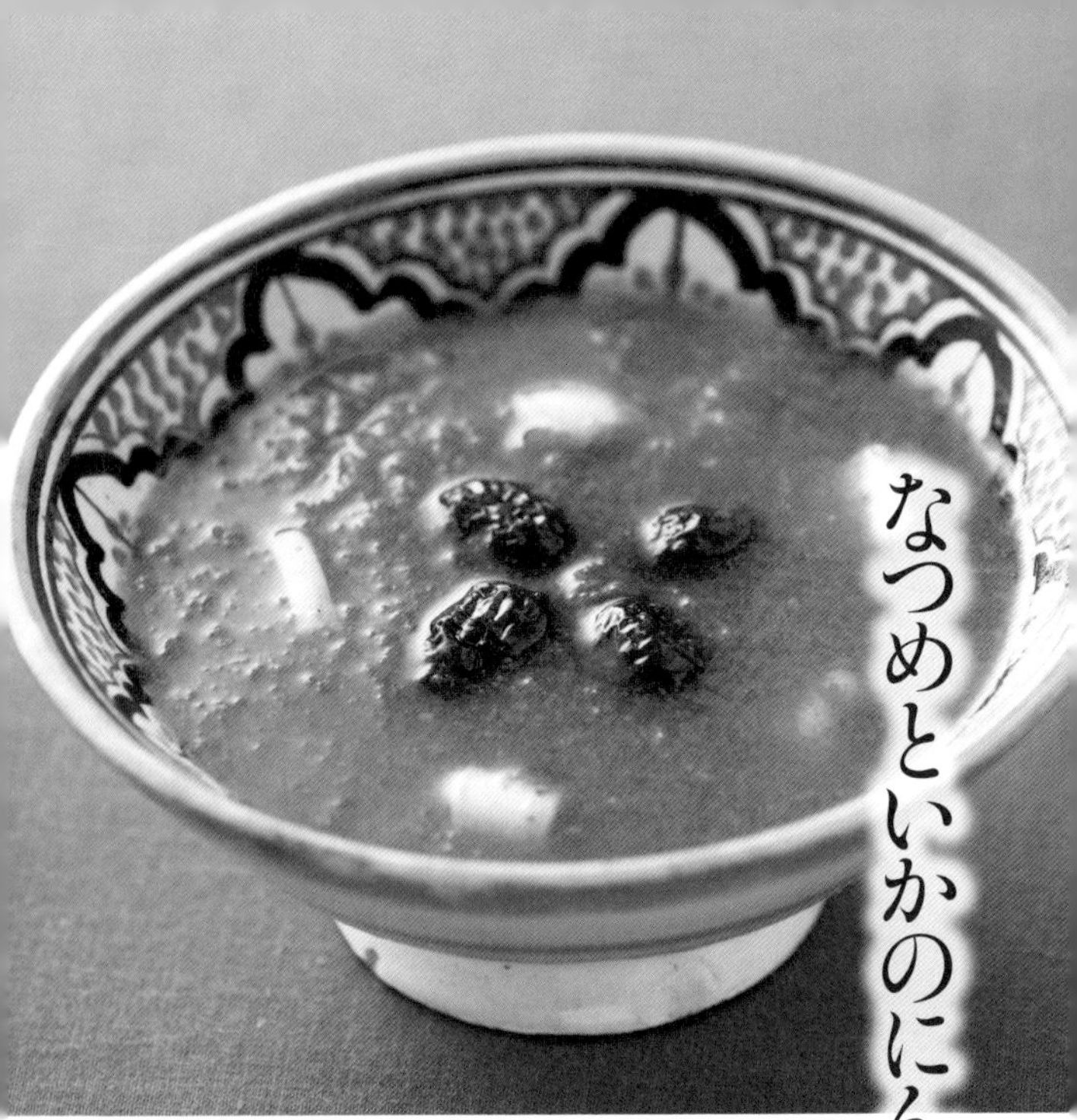

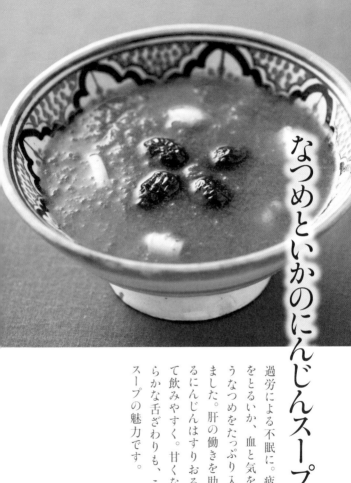

なつめといかのにんじんスープ

過労による不眠に。疲れをとるいか、血と気を補うなつめをたっぷり入れました。肝の働きを助けるにんじんはすりおろして飲みやすく。甘くなめらかな舌ざわりも、このスープの魅力です。

材料（2人分）

- 平 にんじん…1本
- 温 なつめ…8個
- 微 するめいか（胴）…100g
- 微 おろししょうが…小さじ1
- 微 鶏がらスープ…2カップ強
- 酒…大さじ1
- 塩、こしょう…各少々

※鶏がらスープはP.226参照。化学調味料無添加の鶏がらスープの素（顆粒）小さじ1/4+水2カップ強で代用してもよい。

※するめいかは刺し身用細切りでもよい。

作り方

1　にんじんはすりおろし、なつめはぬるま湯で洗う。

2　するめいかは腹ワタや軟骨を取り、水で洗って皮をむく。1cm幅に切ってから2～3cm長さに切り、酒をふる。

3　鍋ににんじんと鶏がらスープを入れて火にかける。煮たったらなつめを加え、弱火で5分ほど煮る。いかとおろししょうがを加え、1～2分煮て塩、こしょうで味を調える。

※薬用人参（党参、朝鮮人参など）があれば、鶏がらスープと一緒に加えて煮るとよい。

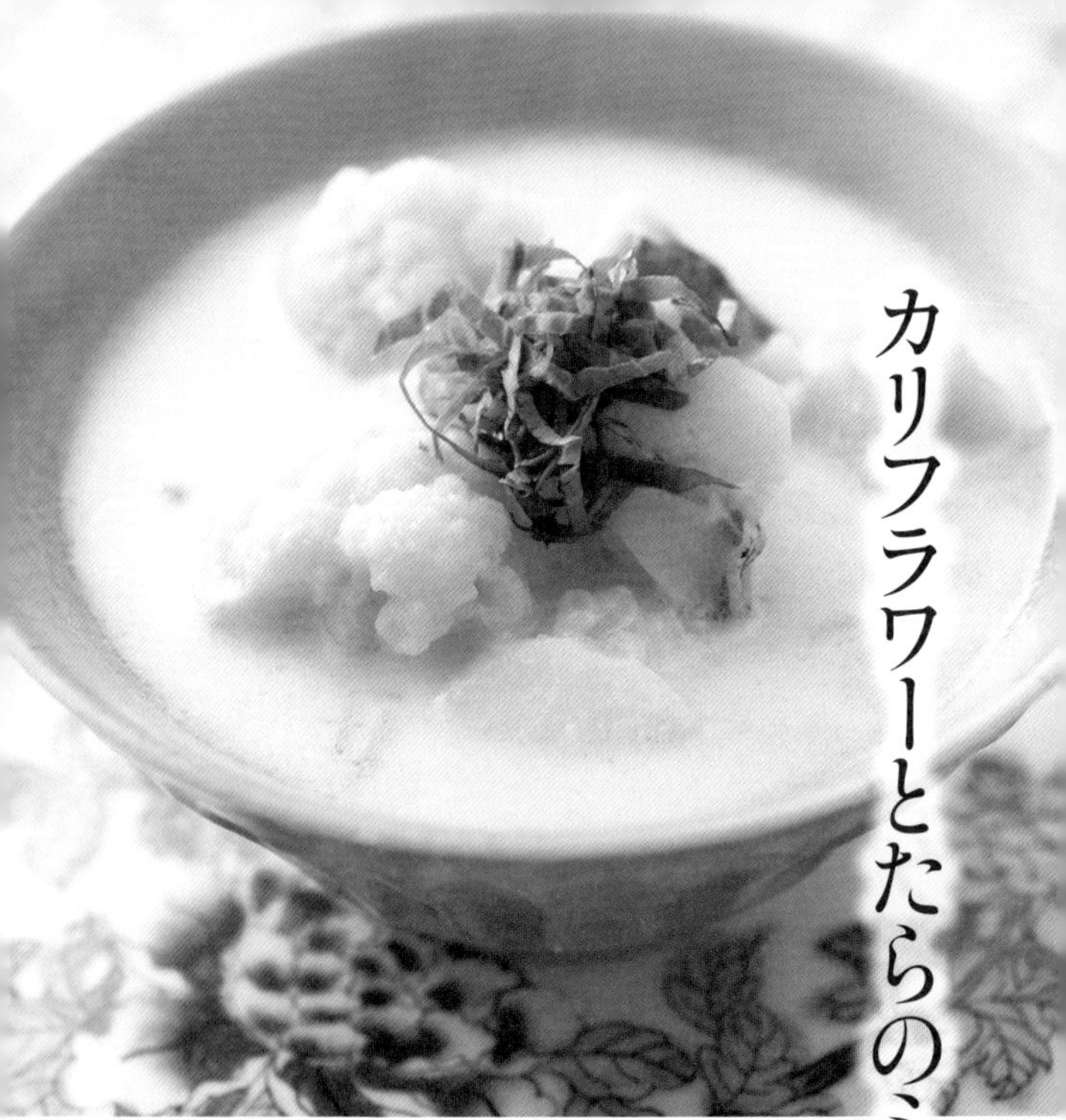

カリフラワーとたらのミルクスープ

カリフラワーが気の巡りをよくして、たらが血を補います。頭が冴えてなかなか寝つけないという人におすすめ。就寝前はテレビやパソコンを消してリラックスすることも大切です。

材料（2人分）

- 平 カリフラワー…100g
- 平 たら（切り身）…2切れ
- 温 玉ねぎ…60g
- 涼 セロリの軸…40g
- 涼 セロリの葉…少々
- チキンブイヨン（顆粒）…小さじ1/3
- 平 牛乳…1カップ
- オリーブ油…大さじ1/2
- 水…1と1/2カップ
- A
  - 酒…大さじ1
  - 塩、こしょう…各少々
- 酒…大さじ1
- 塩、こしょう…各少々

作り方

1 たらは水で洗って水気をふき、ひと口大に切って骨を取り除き、Aをふって軽くもみ込む。カリフラワーは食べやすい大きさに切り、玉ねぎとセロリの軸は粗みじん、セロリの葉はせん切りにする。

2 鍋にオリーブ油を温め、玉ねぎとセロリの軸をしんなりするまで炒める。分量の水を加え、煮たったらチキンブイヨン、カリフラワーを加える。

3 カリフラワーがやわらかくなったら、たらと牛乳を加えてひと煮する。酒を加え、たらに火が通るまで煮て、塩、こしょうで味を調える。器に盛り、セロリの葉をのせる。

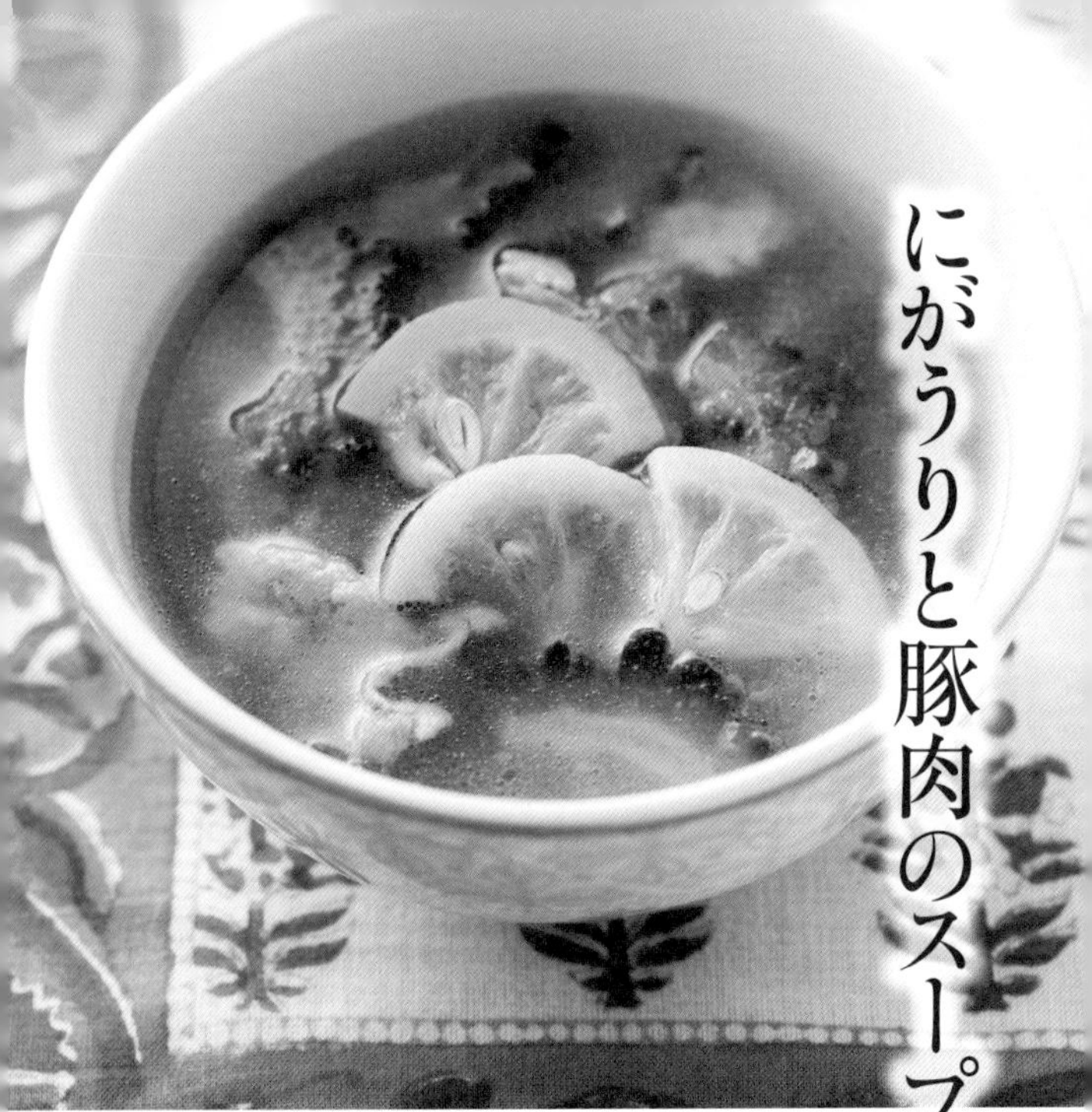

にがうりと豚肉のスープ　レモン風味

心が落ち着かず眠れないときに。体の余分な熱をとるにがうりと、潤いを与える豚肉の働きでイライラを解消します。レモンの香りで気分もすっきりするスープです。

材料（２人分）

寒 にがうり…100g
平 豚ロース薄切り肉…80g
涼 レモン（薄切り）…３枚
鶏がらスープ…２カップ
酒…大さじ1
オリーブ油…大さじ1
塩…適量
こしょう…少々

※鶏がらスープはP.226参照。化学調味料無添加の鶏がらスープの素（顆粒）小さじ1/3+水2カップで代用してもよい。

作り方

1 にがうりは薄いいちょう切りにする。豚肉は水で洗って水気をふき、食べやすい大きさに切って半量の酒をふり、軽くもみ込む。

2 フライパンにオリーブ油を温め、にがうりと豚肉を炒め、塩、こしょうを軽くふる。

3 鍋に２と鶏がらスープを入れて火にかけ、煮たったら残りの酒とレモンを加えてひと煮し、塩で味を調える。

イライラ くよくよ

ストレス発散と香りのよい食材で気を巡らせて心を落ち着かせましょう

中医学では、感情の乱れは肝と関係しています。肝がよく働き、気（エネルギー）の巡りが順調であれば心も体ものびのびとリラックスし、精神も安定します。しかし、悩みや悲しみ、怒りなどのストレスがたまると肝の働きが弱くなり、気の巡りが悪くなります。気が滞るとあらわれやすい代表的な症状は、①くよくよする、気分がふさいでやる気が出ない、②イライラする、体がほてったり、のどが渇く、の２つがあります。

①は気の巡りが悪くなることで起こる一般的な症状で、ため息が出て頭痛

がしたり、疲れやすくなります。水分代謝も悪くなり、のどに異物が詰まったような症状が出ることもあります。

②は肝の働きが過剰になっている状態。肝の気が強くなりすぎて上にのぼってしまうので、イライラしたり、のどが渇いたり、目の充血が起こります。この状態が長びくと、突然の怒り、めまい、耳なり、不眠などの症状があらわれます。

①、②のどちらも、まずは気の巡りをよくすることが大切です。みかんやゆずなどのかんきつ類や薬味など香りのよいものは、気の巡りをよくする代表的な食材で気分を晴れやかにしてくれるので積極的にとりましょう。そのうえで、のぼせがある人は体の熱をとる食材、のどの異物感や胸のつかえを感じる人は水分代謝をよくする食材を合わせると効果的です。

食材以外にもっとも気を巡らせるのは運動です。

なお、加齢による陰不足から体の熱を冷ますことができずにのぼせたり、イライラすることもあります。更年期に起こりやすいイライラや落ち込みも陰不足が原因。この場合は、陰を補う貝類などをとりましょう。

●症状別スープ

症 状	おすすめのスープ
イライラする、のぼせがある、舌が紅色	グリーンピースとオレンジのスープ（P.106）
体がかっかとして熱い、目が赤い、眠れない	トマトとセロリ、豆乳のスープ（P.108）
うつうつとする、ふさぎこむ、のどに異物感	里いもとたけのこ、せりのスープ（P.110）
イライラする、のぼせやほてりがある	ムール貝のミルクスープ（P.112）

イライラ、くよくよに効く食材

＜気や血の巡りをよくする＞

玉ねぎ　チンゲン菜　らっきょう　えんどう豆（グリーンピース）　しょうが（生）　ねぎ　三つ葉　香菜　みょうが　しそ　レモン　みかん　オレンジ　ゆず　きんかん　ミント　そば　ジャスミン　マイカイカ　酢　ターメリック　ウコン　紅花　サフラン　など

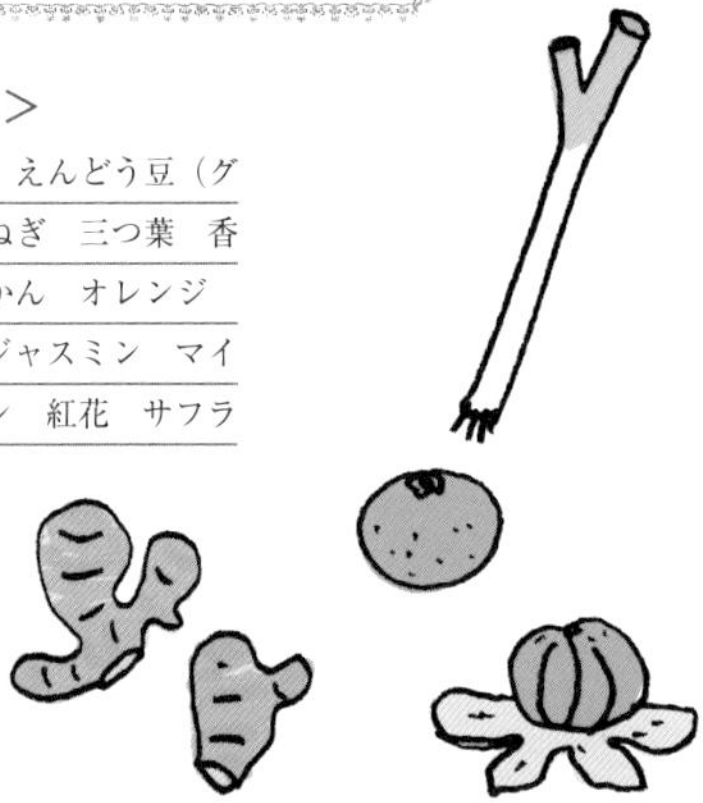

＜体の老廃物を出す＞

里いも　春菊　たけのこ　豆乳　あさり　くらげ　のり　昆布　海藻　など

＜余分な熱をとる＞

白菜　きゅうり　トマト　大根　かぶ　レタス　オクラ　セロリ　とうもろこし　水菜　にがうり　ズッキーニ　れんこん　たけのこ　冬瓜　ターサイ　こんにゃく　りんご　キウイフルーツ　バナナ　すいか　メロン　マンゴー　はと麦　粟　小麦　大麦　豆腐　湯葉　緑豆　ココナッツ　しじみ　あさり　はまぐり　かに　のり　昆布　海藻　など

＜陰を補う＞

小松菜　アスパラガス　白きくらげ　ゆり根　黒ごま　白ごま　くこの実　松の実　ひまわりの種　いちご　豚肉　鴨肉　馬肉　卵　牛乳　チーズ　ホタテ　かき　ムール貝　あわび　など

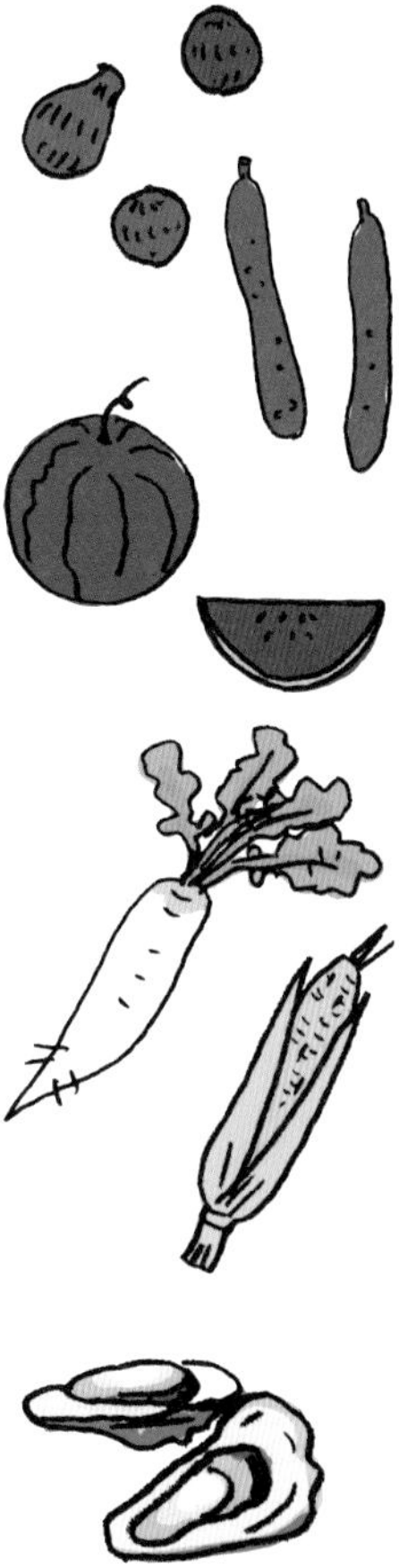

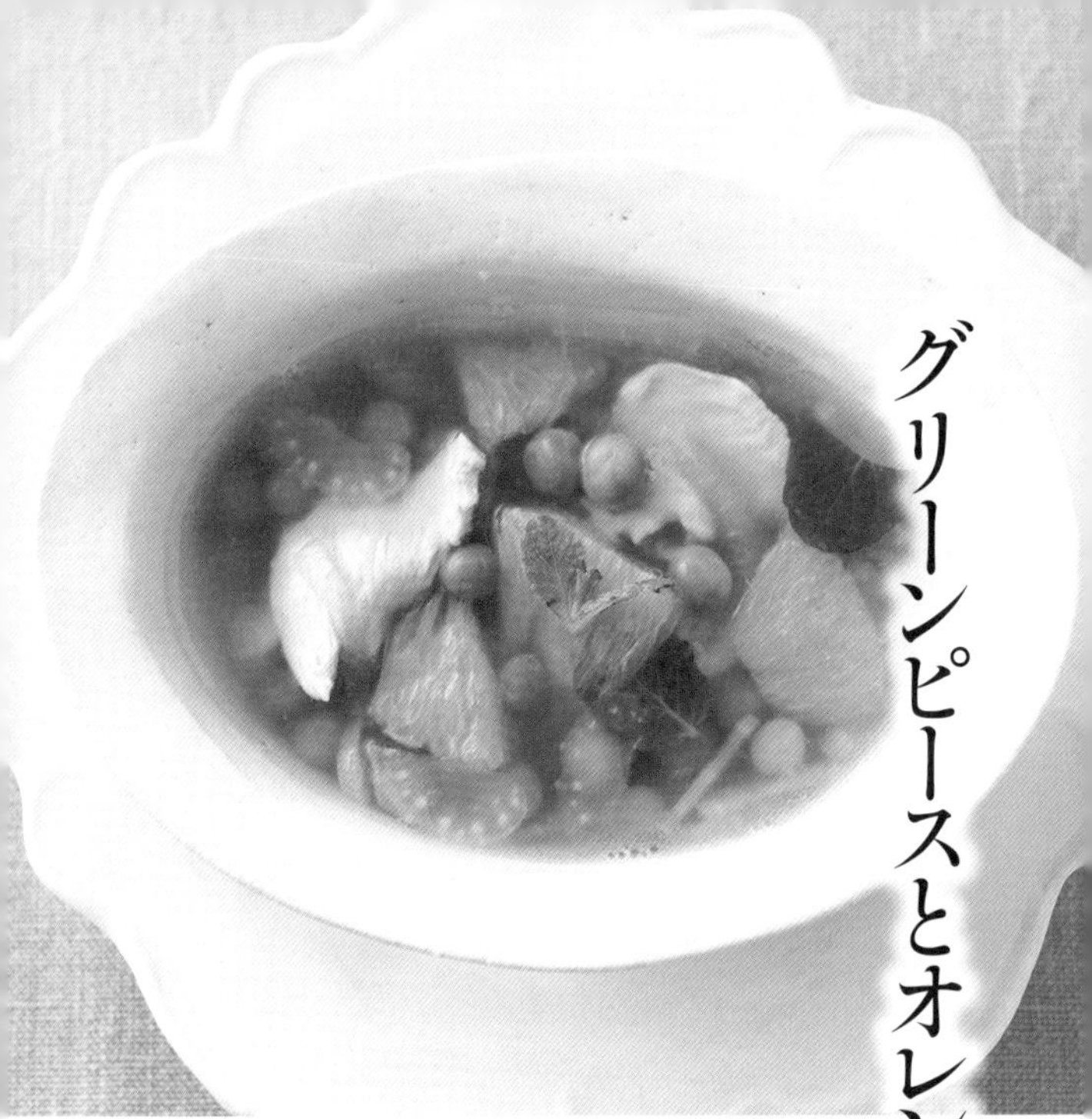

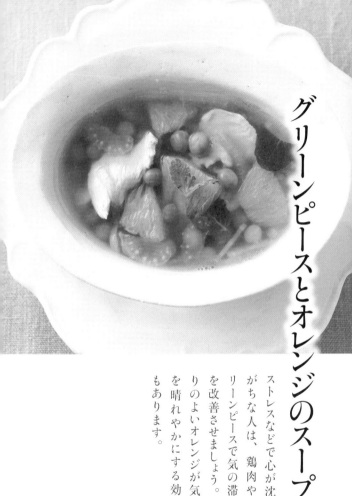

グリーンピースとオレンジのスープ

ストレスなどで心が沈みがちな人は、鶏肉やグリーンピースで気の滞りを改善させましょう。香りのよいオレンジが気分を晴れやかにする効果もあります。

材料（2人分）

- 平 グリーンピース（冷凍）…100g
- 鶏胸肉…60g
- 温 玉ねぎ…60g
- 涼 セロリ…40g
- 涼 オレンジ…1/2個
- 涼 ミントの葉…6枚
- チキンブイヨン（固形）…1/4個
- A 酒…大さじ1／塩…少々
- オリーブ油…大さじ1
- 水…2カップ
- 酒…大さじ1
- 塩…少々

※生のグリーンピースを使うときは下ゆでする。

作り方

1 グリーンピースは水でさっと洗って水気をきる。鶏肉は水で洗って水気をふき、ひと口大のそぎ切りにしてAをふり、軽くもみ込む。玉ねぎはみじん切り、セロリは薄い半月切りにする。

2 オレンジは皮をむいてひと口大に切る。ミントはざく切りにする。

3 鍋にオリーブ油を温め、玉ねぎとセロリをしんなりするまで炒める。分量の水を加え、煮たったらブイヨン、グリーンピースを加えて煮る。グリーンピースがやわらかくなったら鶏肉、酒を加え、肉の色が変わったら2を加えて塩で味を調え、ひと混ぜする。

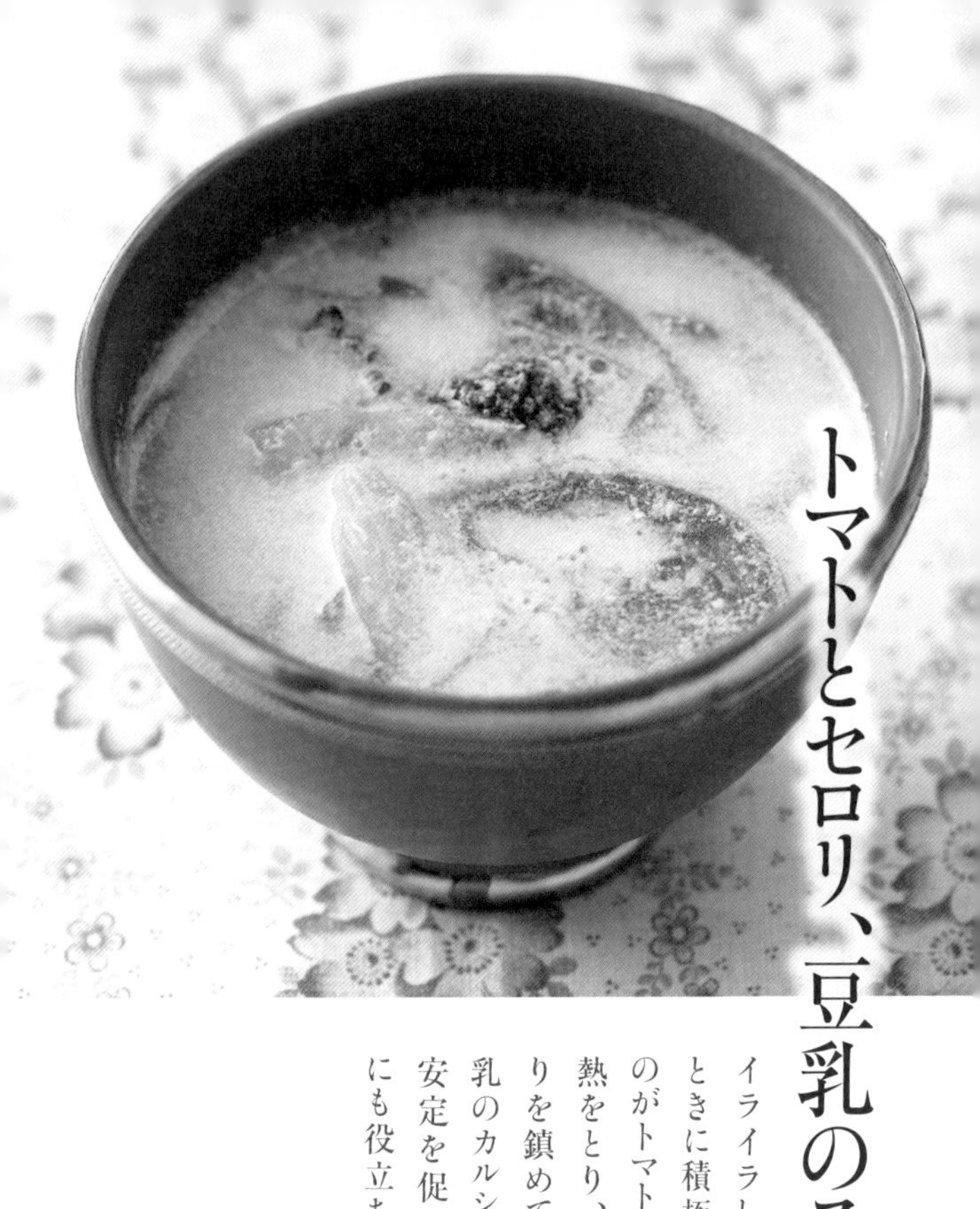

トマトとセロリ、豆乳のスープ

イライラして怒りっぽいときに積極的に食べたいのがトマト。体にこもった熱をとり、のぼせやほてりを鎮めてくれます。豆乳のカルシウムが心身の安定を促し、不眠解消にも役立ちます。

材料（2人分）

- 【寒】トマト…小1個
- 【涼】セロリ…40g
- 【平】黒きくらげ（乾燥）…3g
- 【微】鶏がらスープ…1カップ
- 【平】豆乳…1カップ
- 塩…少々

※鶏がらスープはP.226参照。化学調味料無添加の鶏がらスープの素（顆粒）小さじ1/2+水1カップで代用してもよい。

作り方

1 トマトは薄めのくし形に、セロリは斜め薄切りにする。黒きくらげは水で戻して石づきを取り、食べやすく切る。

2 鍋にセロリ、黒きくらげ、鶏がらスープを入れて火にかける。煮たったらトマトを加えひと煮し、豆乳を加えて塩で味を調え、沸騰直前に火を止める。

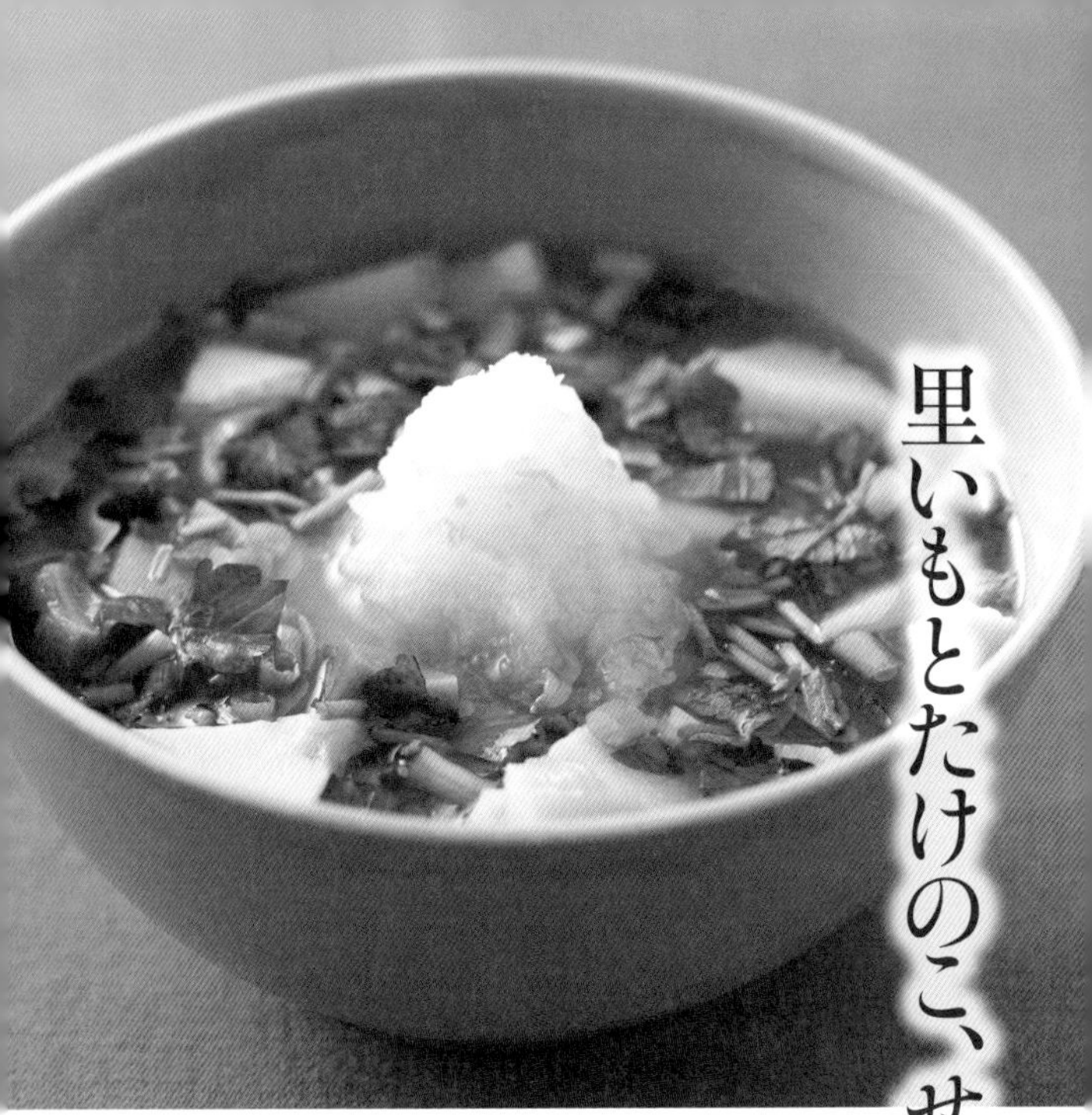

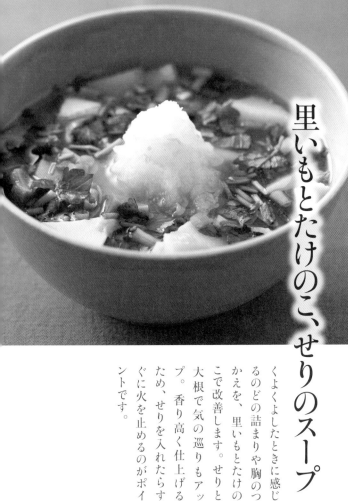

里いもとたけのこ、せりのスープ

くよくよしたときに感じるのどの詰まりや胸のつかえを、里いもとたけのこで改善します。せりと大根で気の巡りもアップ。香り高く仕上げるため、せりを入れたらすぐに火を止めるのがポイントです。

材料（2人分）

平 里いも…小3個

寒 ゆでたけのこ
…小1/2本

平 干ししいたけ…小3個

水…1/4カップ

涼 せり…2株（15g）

涼 大根おろし…1/3カップ

寒 ゆずの皮…少々

温 鶏がらスープ
…2と1/2カップ

温 鶏がらスープの素（顆粒）
…小さじ1/4

酒…大さじ1

塩…少々

※鶏がらスープはP.226参照。化学調味料無添加の鶏がらスープの素（顆粒）小さじ1＋水2と1/2カップで代用してもよい。

作り方

1 ゆでたけのこは下ゆでしてクセをやわらげ、里いもとともに食べやすく切る。干ししいたけは分量の水で戻して軸を取り、食べやすく切る（戻し汁はとっておく）。せりは2～3cm長さに切る。

2 鍋に里いも、たけのこ、干ししいたけと戻し汁、鶏がらスープを入れて火にかける。煮たったら火を弱め、里いもがやわらかくなるまで煮る。

3 鶏がらスープの素、酒を加え、塩で味を調え、せりを加えて火を止める。器に盛り、大根おろしを中央に盛り、ゆずの皮をすりおろして散らす。

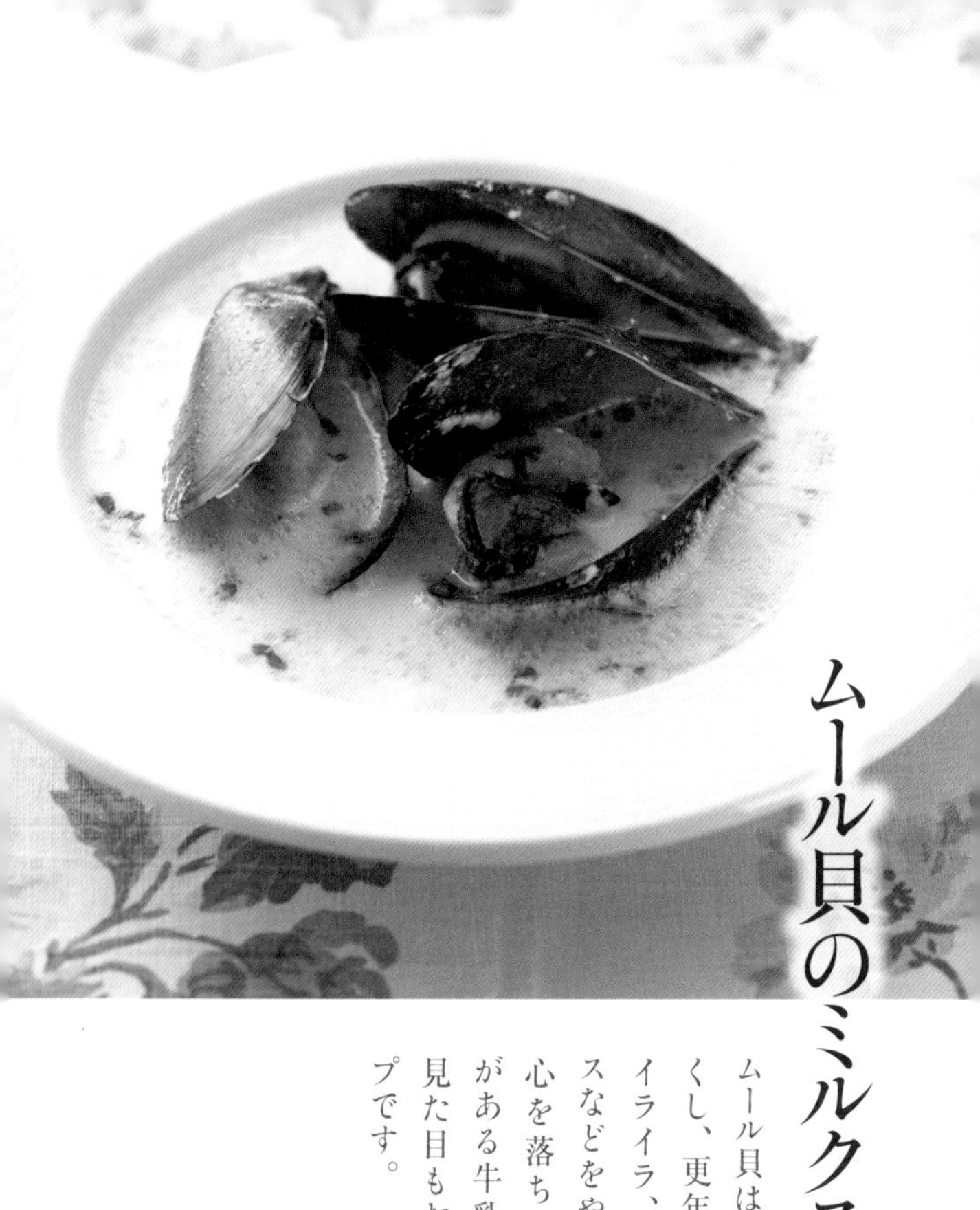

ムール貝のミルクスープ

ムール貝は腎の働きをよくし、更年期ののぼせやイライラ、生理のストレスなどをやわらげます。心を落ち着かせる作用がある牛乳と合わせた、見た目もおしゃれなスープです。

材料（2人分）

- 温 ムール貝…6個
- 涼 セロリ（葉も1枚分入れる）…40g
- 温 玉ねぎ…20g
- 平 牛乳…1カップ
- ブイヨン（固形）…1/2個
- 水…1と1/2カップ
- 酒…大さじ1
- 塩…少々

作り方

1　ムール貝は表面を洗い、殻についている糸状の足糸を包丁で取り除く。セロリ、玉ねぎは粗みじんに切る。

2　鍋にセロリ、玉ねぎ、分量の水を入れて火にかけ、煮たったら火を弱めてあくを取る。ブイヨン、酒、ムール貝を加えて煮て、貝の口が開いたら牛乳を加える。塩で味を調え、沸騰直前に火を止める。

目の疲れ

目の酷使とストレスに注意。
肝と腎をいたわって目にも十分な栄養を

最近では、パソコンや携帯電話を長時間使う人が増え、眼精疲労になりやすい環境です。眼精疲労の原因は、目の使いすぎともうひとつ、ストレスがあげられます。

目を使いすぎたときは、目が乾くのが特徴。さらに目が熱くなったり、のぼせやほてりがある場合は体内の陰（体を冷やしたり、しずめる働き）の不足が原因です。目によい食材と合わせて、陰を補う食材をとりましょう。また、陰は夜、体を休めているときに養われるので、早めに就寝するようにします。

同じように目が乾いても、まぶたが腫れたり顔色が悪いといった症状がある場合は、気と血が不足し、目が栄養不足になっている状態。気と血を補う食材を積極的にとります。

一方、ストレスからくる目の疲れでは、目の奥に痛みがあり、まぶたの周囲がうす黒くなります。これはストレスによって気の巡りが阻害され、血流が悪くなるため。この場合は、まずストレス解消を心がけ、気の巡りをよくする食材や体の余分な熱をとる食材と組み合わせるとよいでしょう。

目は、中医学では気を巡らせて血を貯蔵・分配する働きがある肝と、人の成長や老化にかかわる腎の関係が深いとされています。目に不調を感じたときは、腎によいとされる黒い色のブルーベリーやぶどう、ブラックベリーがおすすめです。これらの食材はアントシアニンを豊富に含んでいるので、視力の維持や改善にも役立ちます。

また、薬膳ではくこの実と菊花が目のトラブル全般に効く食材として知られています。ぜひ試してみてください。

●症状別スープ

症 状	おすすめのスープ
目が乾く、熱っぽい、充血している	小松菜とくこ、豚肉の豆乳スープ(P.120)
目が乾く、のぼせやほてりがある	くこと菊の花、白きくらげのスープ(P.118)
目が乾く、まぶたが腫れる、疲労感がある	鶏肉とブルーベリーのスープ(P.122)
目の奥が痛い、目のまわりがうす黒い、うつうつとした気分になる	たらのブイヤベース風 (P.124)

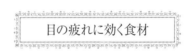

目の疲れに効く食材

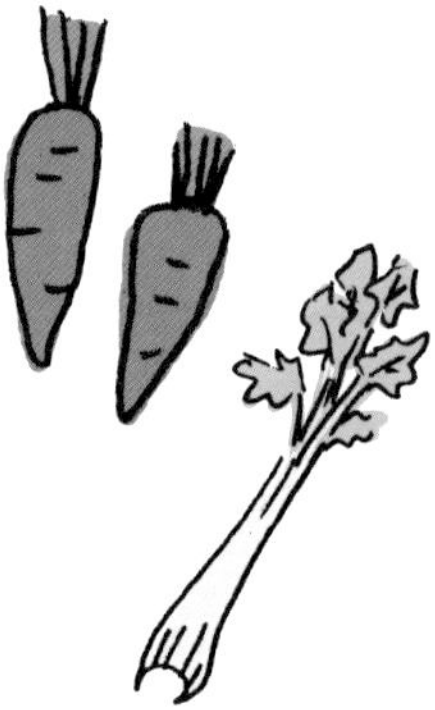

＜目によい食材＞

にんじん　かぼちゃ　ほうれん草　ピーマン　パプリカ　黒豆　ゆり根　くこの実　菊花　なつめ　ぶどう　ブルーベリー　ブラックベリー　はと麦　あわび　桑の実　陳皮　など

＜余分な熱をとる＞

白菜　きゅうり　トマト　大根　かぶ　レタス　オクラ　セロリ　とうもろこし　水菜　にがうり　ズッキーニ　れんこん　たけのこ　冬瓜　ターサイ　こんにゃく　りんご　キウイフルーツ　バナナ　すいか　メロン　マンゴー　はと麦　栗　小麦　大麦　豆腐　湯葉　緑豆　ココナッツ　しじみ　あさり　はまぐり　かに　のり　昆布　海藻　など

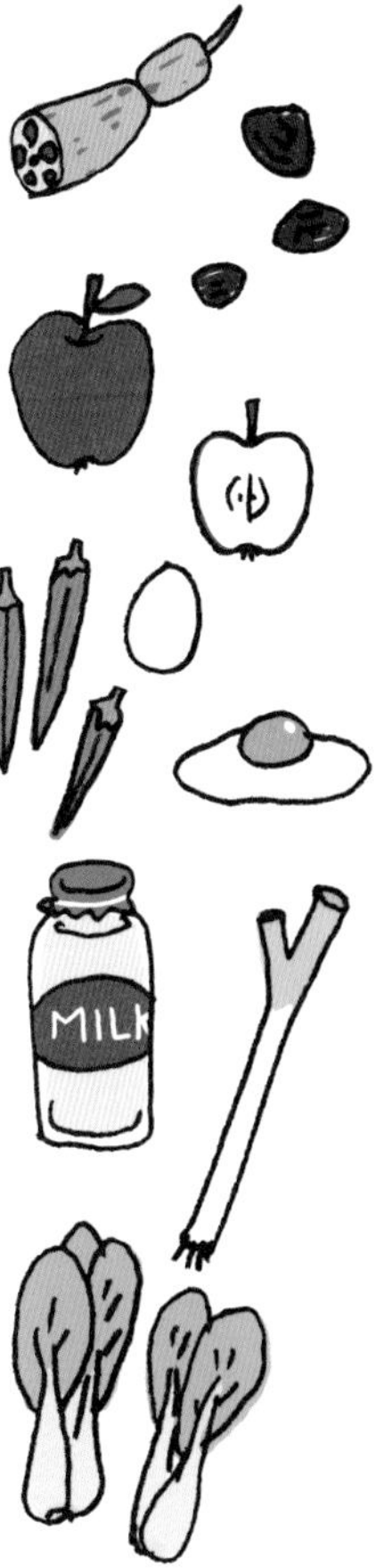

＜陰を補う＞

小松菜　アスパラガス　白きくらげ　ゆり根　黒ごま　白ごま　くこの実　松の実　ひまわりの種　いちご　豚肉　鴨肉　馬肉　卵　牛乳　チーズ　ホタテ　かき　ムール貝　あわび　など

＜気や血の巡りをよくする＞

玉ねぎ　チンゲン菜　らっきょう　えんどう豆（グリーンピース）　しょうが（生）　ねぎ　三つ葉　香菜　みょうが　しそ　レモン　みかん　オレンジ　ゆず　きんかん　ミント　そば　ジャスミン　マイカイカ　酢　ターメリック　ウコン　紅花　サフラン　など

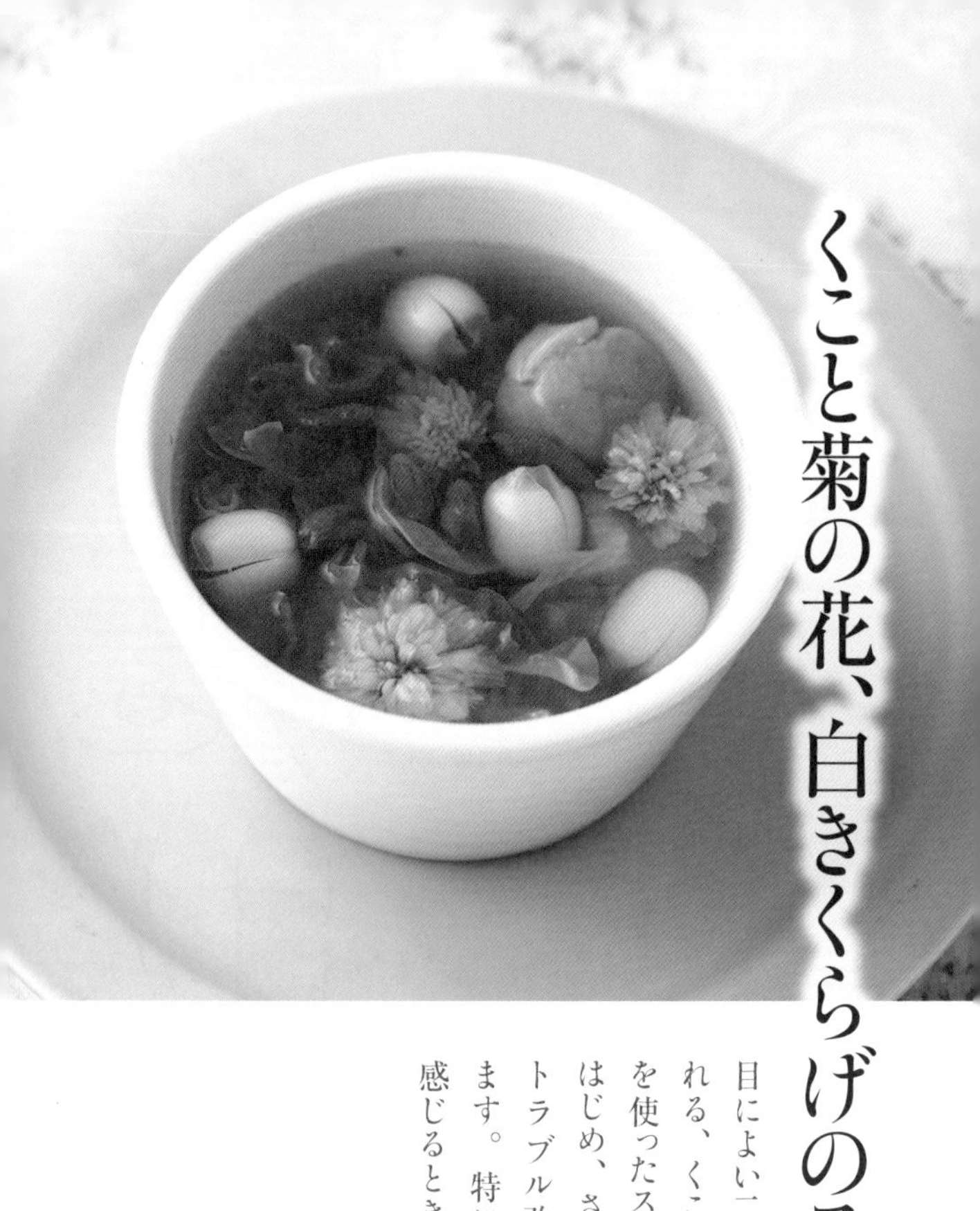

くこと菊の花、白きくらげのスープ

目によい二大生薬といわれる、くこの実と菊の花を使ったスープ。充血をはじめ、さまざまな眼のトラブル改善に役立ちます。特に目が熱っぽく感じるときにどうぞ。

材料（2人分）

- 【平】くこの実…大さじ1
- 【寒】菊花（乾燥）…6～8個
- 【平】白きくらげ…2g
- 【平】はすの実…10個
- 【平】ホタテ干し貝柱…4個
- 湯…50㎖
- だし汁（昆布）…2カップ
- 酒…大さじ1
- 塩…少々

作り方

1. 干し貝柱は分量の湯につけて戻す。はすの実はぬるま湯につけて戻す。白きくらげは水で戻して石づきを取り、食べやすい大きさにちぎる。くこの実はぬるま湯でさっとで洗う。
2. 鍋にホタテを戻し汁ごと、はすの実、白きくらげ、だし汁、酒を入れて火にかける。煮たったら中火弱で10分ほど煮る。
3. くこの実、菊花を加えて混ぜ合わせ、1分ほど煮て塩で味を調える。

※はすの実の中に緑の苦い芽が入っているものがある。戻した実を指ではさんで押すと口が開くので、この芽を取り除く。

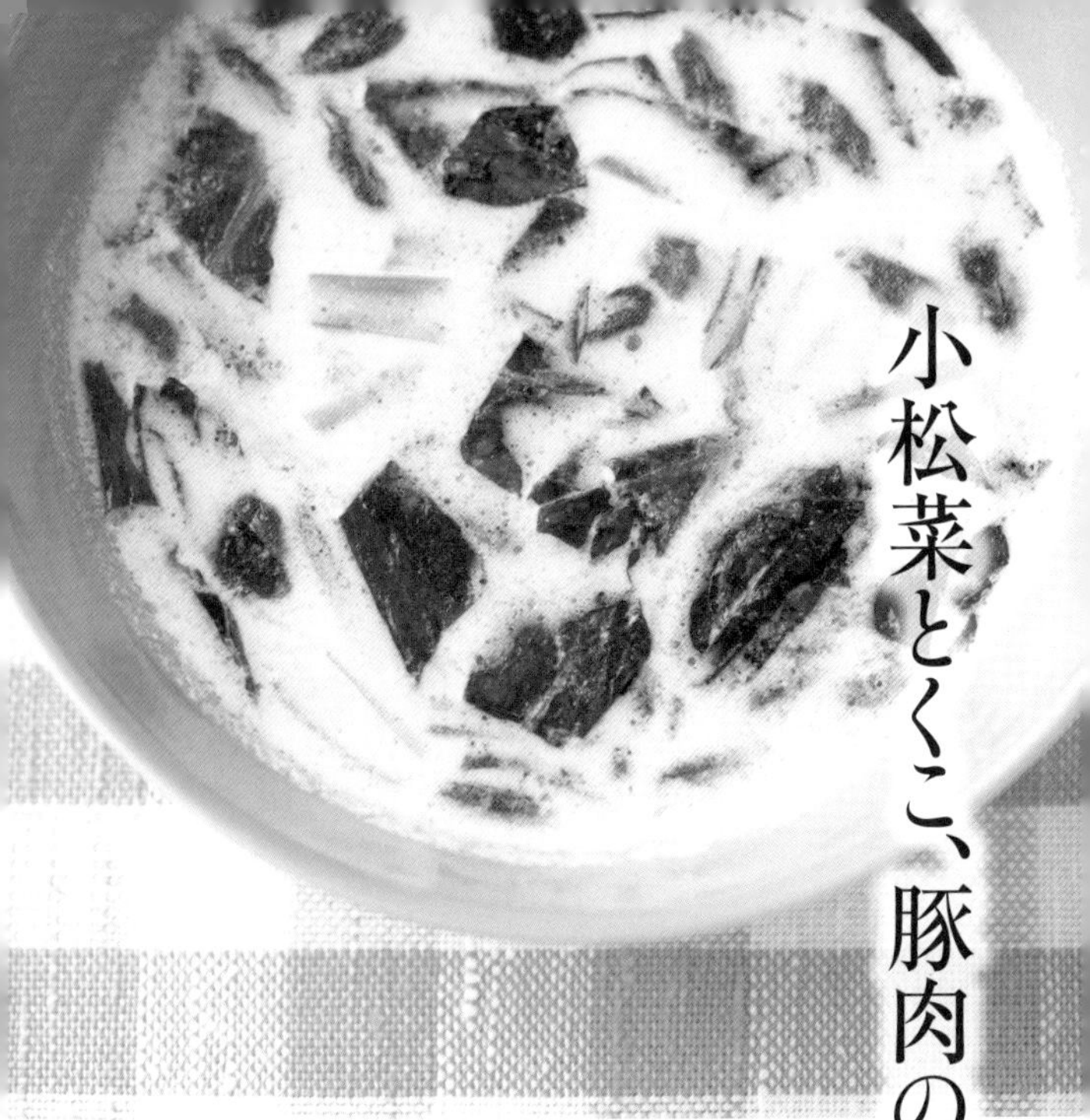

小松菜とくこ、豚肉の豆乳スープ

体を潤す小松菜と豚肉が目の乾きを改善します。また、くこの実が目とかかわりの深い肝や腎の機能を高め、視力の回復や維持、老眼予防などの働きも期待できます。

材料（２人分）

- 平 小松菜…２株
- 平 くこの実…大さじ1
- 平 豚ももひき肉…60g
- 微 鶏がらスープ…１カップ
- 平 豆乳…１カップ
- 酒…大さじ2
- 塩…少々

※鶏がらスープはP.226参照。化学調味料無添加の鶏がらスープの素（顆粒）小さじ1/2+水1カップで代用してもよい。

作り方

1 豚肉に半量の酒をふり、菜箸で練らないように混ぜる。小松菜は２cm長さに切り、くこの実はぬるま湯でさっと洗う。

2 鍋に鶏がらスープを入れて火にかけ、煮たったら豚肉を加えて菜箸でかき混ぜてほぐす。

3 再び煮たったらあくを取り、残りの酒、くこの実、小松菜を加えてひと混ぜする。豆乳を加えて塩で味を調え、沸騰直前に火を止める。

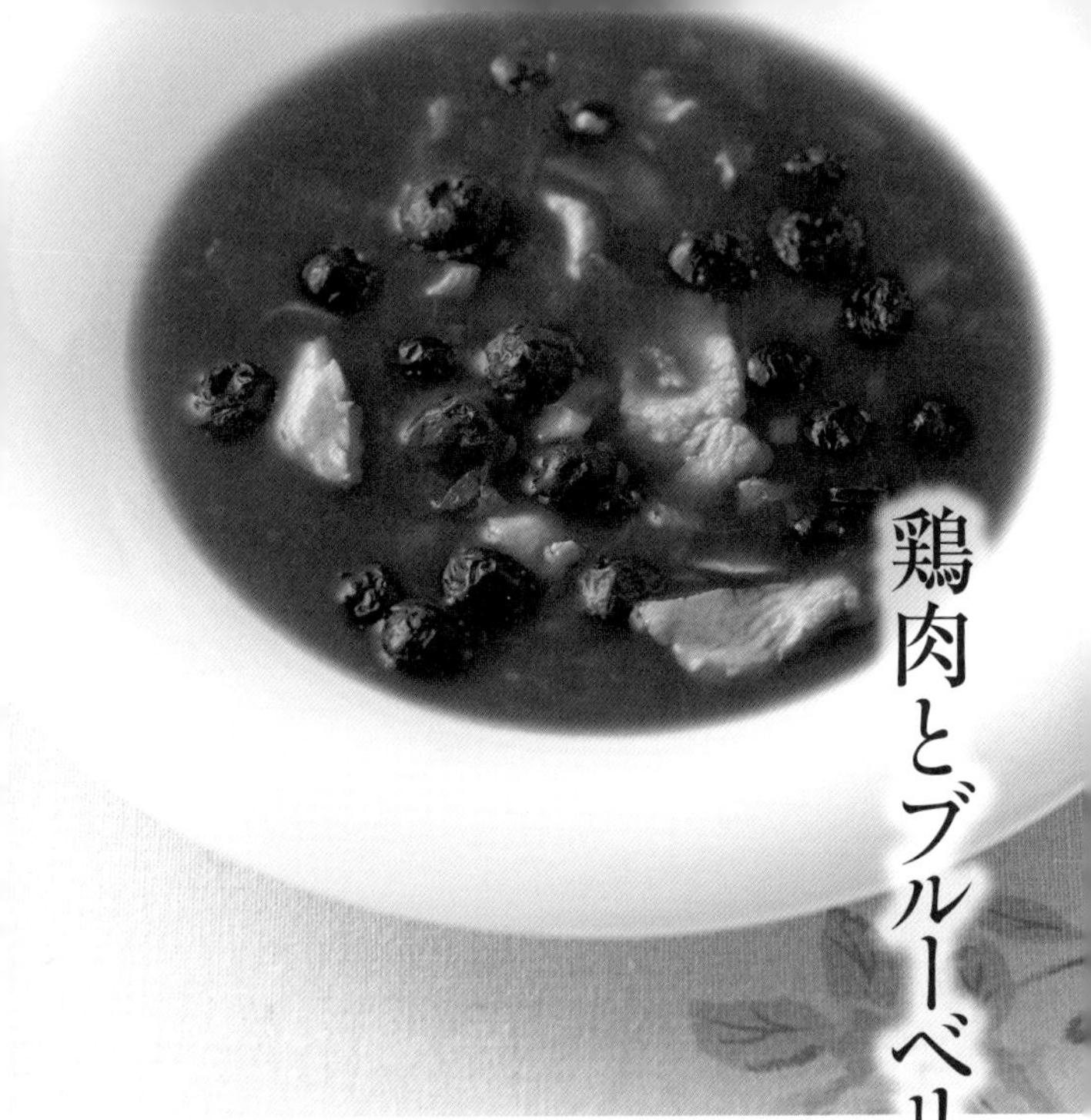

鶏肉とブルーベリーのスープ

ブルーベリーは紫の色素・アントシアニンが豊富で、眼精疲労や視力アップに役立ちます。ほどよい甘酸っぱさで、鶏肉やお米の意外な組み合わせにもマッチします。

材料（２人分）

- 微 鶏胸肉…80g
- 平 ブルーベリー（冷凍）…100g
- 温 玉ねぎ…20g
- 涼 セロリ…20g
- 平 ごはん…50g
- 微 鶏がらスープ…２カップ
- A
  - 酒…大さじ1
  - 塩…少々
- 酒…大さじ1
- 塩…少々

※鶏がらスープは P.226参照。化学調味料無添加の鶏がらスープの素（顆粒）小さじ1/3+水2カップで代用してもよい。

作り方

1　鶏肉は水で洗って水気をふき、ひと口大のそぎ切にしてAをふり、軽くもみ込む。玉ねぎ、セロリはみじん切りにする。ブルーベリーは水でさっと洗って水気をきる。

2　鍋に玉ねぎ、セロリ、鶏がらスープ、酒を入れて火にかける。煮たったら火を弱め、ごはんを加えて混ぜ合わせ、５分ほど煮る。

3　鶏肉、ブルーベリーを加え、さらに３分ほど煮て塩で味を調える。

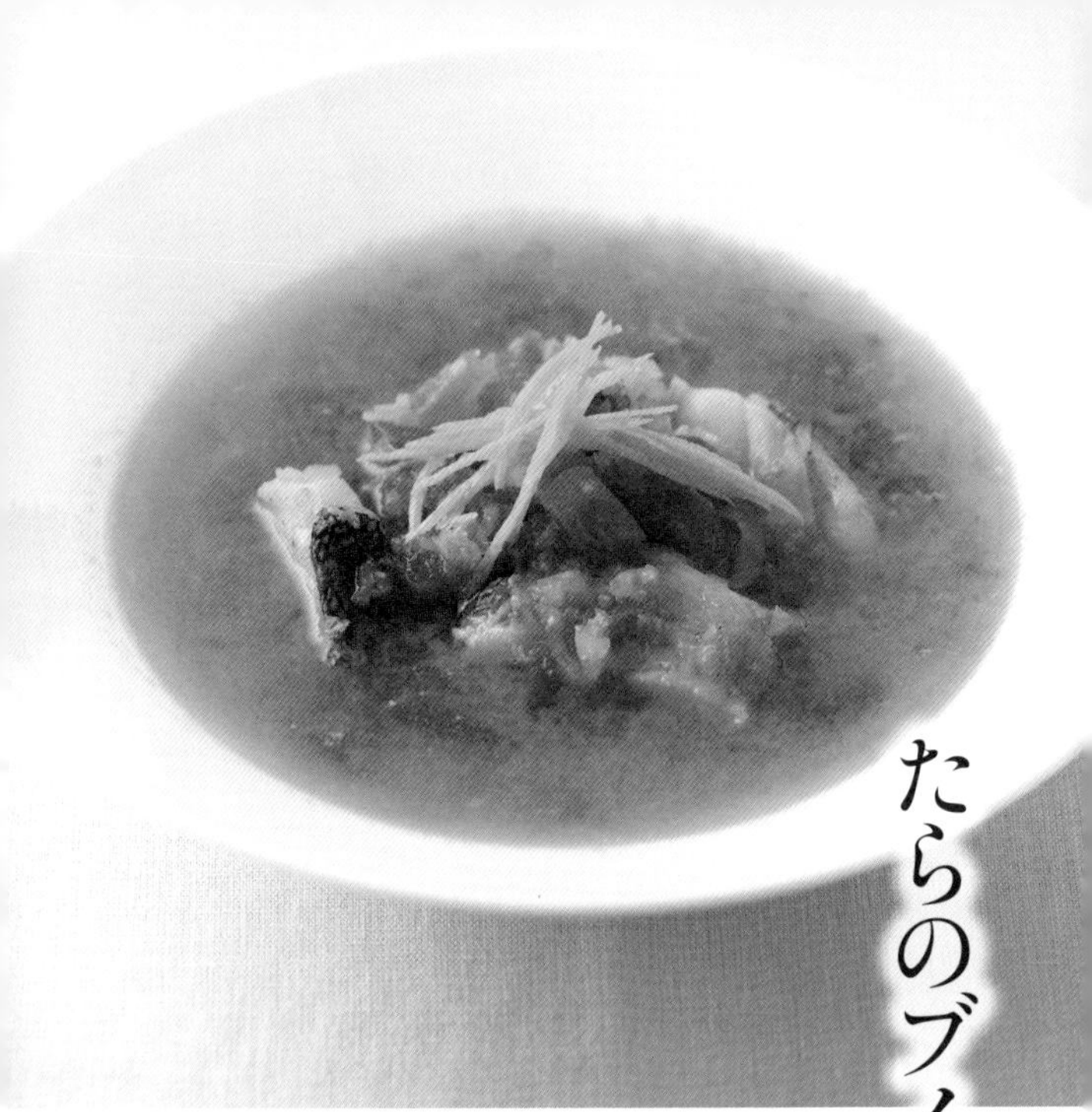

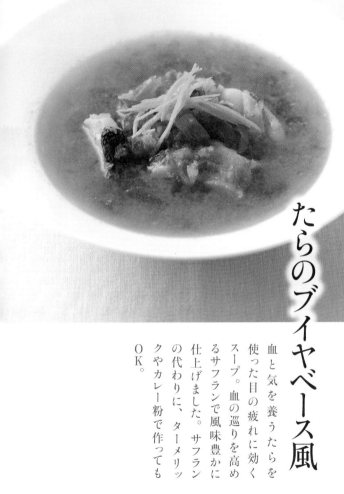

たらのブイヤベース風

血と気を養うたらを使った目の疲れに効くスープ。血の巡りを高めるサフランで風味豊かに仕上げました。サフランの代わりに、ターメリックやカレー粉で作ってもＯＫ。

材料（２人分）

- 【平】たら（切り身）…２切れ
- 【寒】トマト…1個
- 【温】玉ねぎ…1/4個
- 【涼】セロリ…30g
- 【涼】オレンジの皮（せん切り）…少々
- ブイヨン（固形）…1/2個
- 【寒】サフラン…２つまみ
- A：酒…大さじ1／塩…少々
- 水…２カップ強
- 酒…大さじ1
- 塩…少々

作り方

1　たらは水で洗って水気をふき、骨を取り除く。食べやすい大きさに切り、Ａをふる。トマトは１cm角に、玉ねぎ、セロリはみじん切りにする。

2　鍋に玉ねぎ、セロリ、分量の水を入れて火にかける。煮たったら火を弱めてトマト、ブイヨンを加え、５分ほど煮る。

3　たら、サフラン、酒を加えて５分ほど煮て塩で味を調える。器に盛り、オレンジの皮をあしらう。

※オレンジの皮はお湯でよく洗い、15分ほどぬるま湯に浸してから使う。

生理のトラブル

気と血の巡りが悪いと不調が起きやすい。体を温め、規則正しい生活を心がけて

生理のトラブルで代表的なのは、生理痛と生理不順です。その原因として、①冷え、②血と気の滞り、③気と血の不足、などがあげられます。

①は経血の色が薄く、温めると痛みが軽くなるのが特徴です。体を温める力が不足しているので、くるみや羊肉など温性の食材と、その温熱パワーを体中に巡らせる、らっきょう、こしょう、唐辛子などを合わせてとります。

経血の色が濃くてかたまりがあり、生理痛がひどい場合は、②の血と気の停滞が原因です。生理前に乳房が張って痛くなったり、生理が終わるまで腹

痛が続いたりすることもあります。この場合は、血流をスムーズにするチンゲン菜、ターメリック、紅花や、気の巡りをよくする玉ねぎ、オレンジ、そばなどをとりましょう。

生理が始まる1週間ほど前から、イライラや腹痛、頭痛などに悩まされるＰＭＳ（月経前症候群）も②の血と気の滞りが原因です。ストレスや冷えも血の巡りを悪くするので、気の流れをよくして気分を高める香りがよい食材や、体を温める食材を積極的にとります。

生理不順は、③の気と血の両方の不足が原因と考えられます。経血が少なく、生理中や生理後におなかが痛くなる場合も同様で、この状態が続くと生理が止まる可能性もあります。気や血を補う食材をしっかりとり、規則正しい生活で、気、血、津液（体を潤す体液）のバランスがとれた健康な体を目指しましょう。

生理中は体が冷えやすいので、冷たい飲み物は避け、いつも以上に体を温めるよう心がけてください。

ウォーキングなどの軽い運動も、①②③のすべてに効果的です。

●症状別スープ

症 状	おすすめのスープ
経血が薄い、体を温めると楽になる	長いも、長ねぎのとろとろスープ（P.130）
経血にかたまりが混じる、痛みがひどい	チンゲン菜、黒きくらげ、たらのスープ（P.132）
生理が不順、経血量が少ない、生理後も腹痛がある	落花生と栗、いか、米のスープ（P.136）
生理前にイライラする、腹痛や頭痛がする	かぶのかき玉風（P.134）

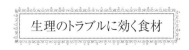

生理のトラブルに効く食材

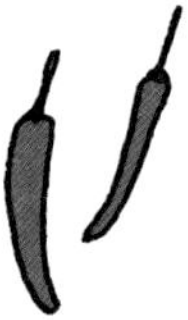

＜体を温める＞

干ししょうが　にら　ピーマン　くるみ　ねぎ　三つ葉　香菜　みょうが　しそ　しょうが（生）　羊肉　鹿肉　えび　鮭　あじ　ます　酒　唐辛子　こしょう　シナモン　花椒　クローブ　フェンネル　黒砂糖　など

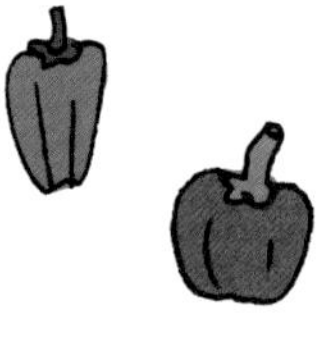

＜気や血の巡りをよくする＞

玉ねぎ　チンゲン菜　らっきょう　えんどう豆（グ
リーンピース）　レモン　みかん　オレンジ　ゆず
きんかん　ミント　そば　ジャスミン　マイカイカ
酢　ターメリック　ウコン　紅花　サフラン　など

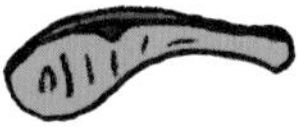

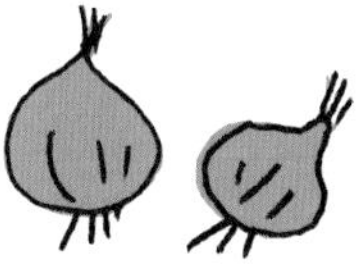

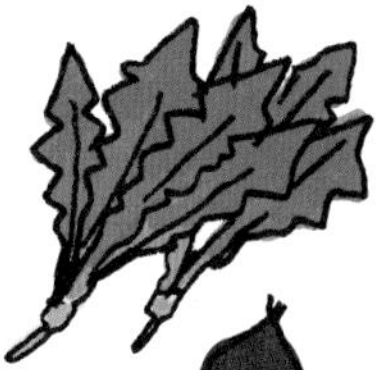

＜血を補う＞

にんじん　ほうれん草　落花生（ピーナッツ）　ぶど
う　ライチ　豚のレバー・心臓（ハツ）　豚足　いか
たこ　赤貝　など

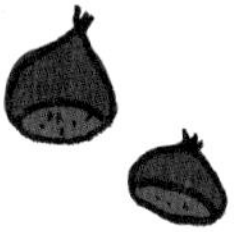

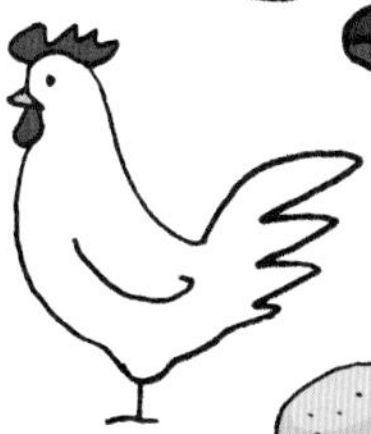

＜気を補う＞

干ししいたけ　キャベツ　じゃがいも　かぼちゃ
山いも類　さつまいも　カリフラワー　いんげん豆
白豆　栗　なつめ　桃　うるち米　もち米　牛肉
豚の骨　豚の胃袋（ガツ）・腎臓（マメ）　鶏肉　た
ら　いわし　さば　かつお　うなぎ　いしもち　す
ずき　たちうお　どじょう　はちみつ　など

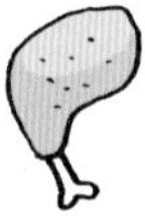

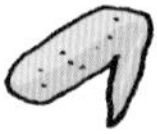

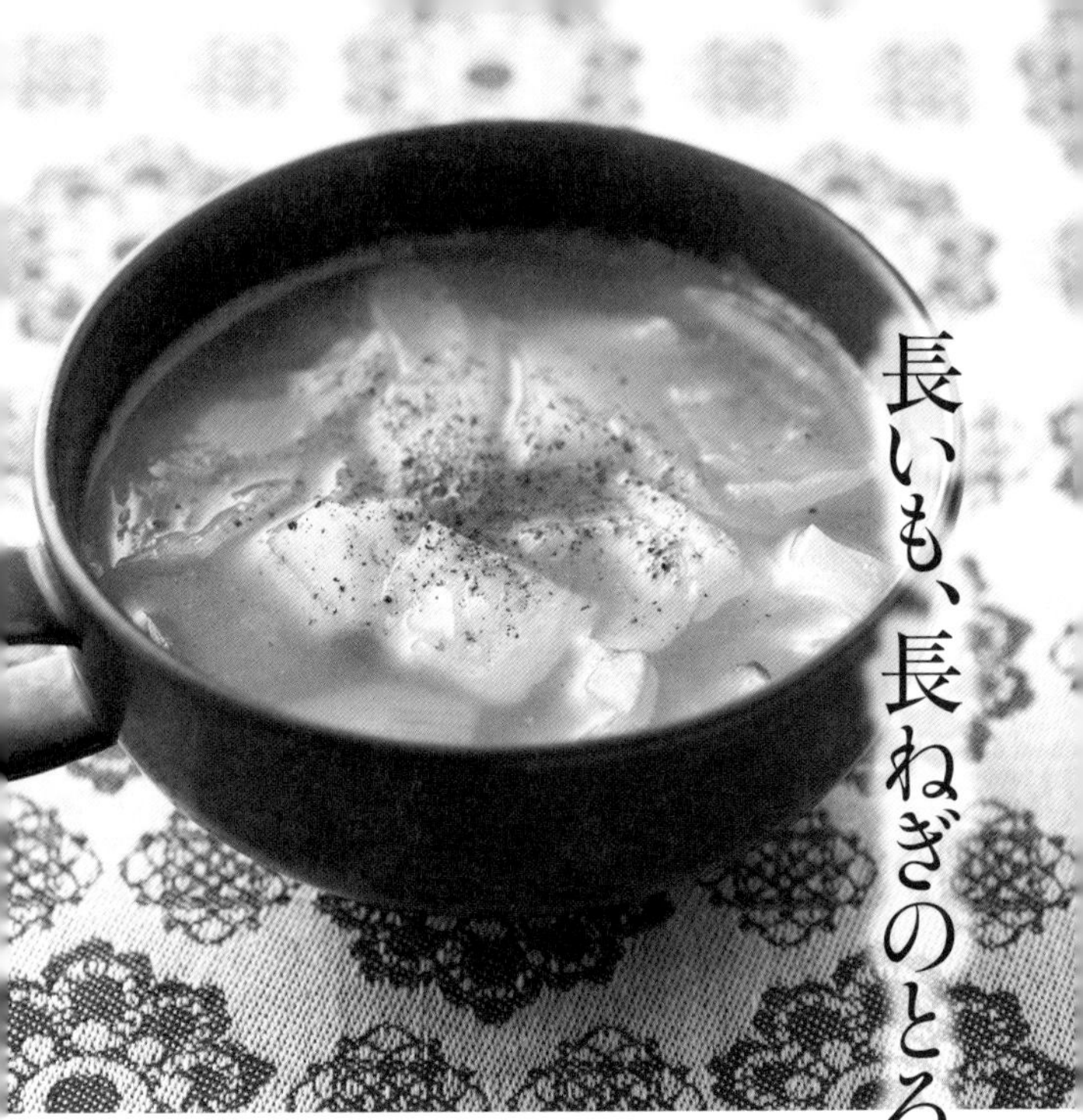

長いも、長ねぎのとろとろスープ

干しえびや干ししょうがの温熱効果で体を温め、長いもで気を補って、冷えによる生理痛を改善。とろとろになった長ねぎの食感も楽しいスープです。

材料（2人分）

平 長いも…80g
温 長ねぎ…1本
温 干しえび…大さじ1強
熱 干ししょうが（P.165参照）…4枚
平 ブイヨン（固形）…1/4個
水…2と1/2カップ
白ワイン…大さじ2
塩、こしょう…各少々
黒七味唐辛子（または七味唐辛子）…少々

作り方

1 長いもは1cmの角切り、長ねぎは2cm長さのぶつ切りにする。干しえびはぬるま湯でさっと洗う。

2 鍋に長いも、長ねぎ、干しえび、干ししょうが、水を入れて火にかける。煮たったらブイヨンを加え、中火弱で長ねぎがやわらかくなるまで20分ほど煮る。

3 白ワインを加え、5分ほど煮て塩、こしょうで味を調える。器に盛り、黒七味唐辛子をふる。

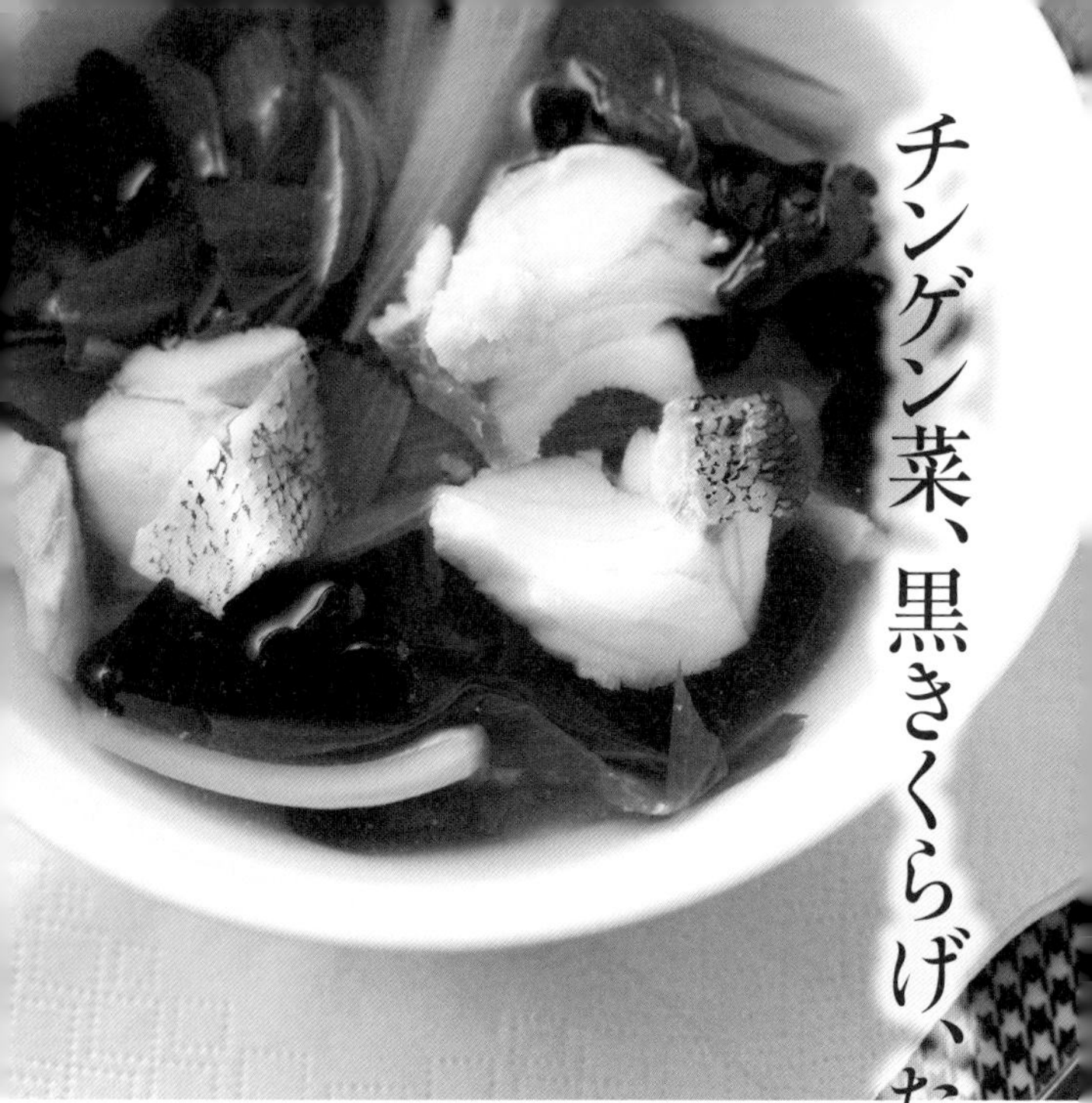

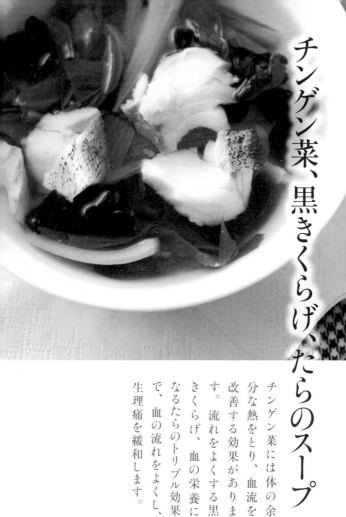

チンゲン菜、黒きくらげ、たらのスープ

チンゲン菜には体の余分な熱をとり、血流を改善する効果があります。流れをよくする黒きくらげ、血の栄養になるたらのトリプル効果で、血の流れをよくし、生理痛を緩和します。

材料（2人分）

- 涼 チンゲン菜…小1株
- 平 黒きくらげ…3g
- 平 たら（切り身）…1切れ
- 微 おろししょうが…少々
- 微 鶏がらスープ…2と1/2カップ
- A 酒…大さじ1
- A 塩…少々
- 酒…大さじ1
- 塩…少々

※鶏がらスープはP.226参照。化学調味料無添加の鶏がらスープの素（顆粒）小さじ1/3＋水2と1/2カップで代用してもよい。

作り方

1 黒きくらげは水で戻し、石づきを取って食べやすい大きさにちぎる。チンゲン菜は軸は食べやすい大きさに、葉は斜めにざく切りにする。たらは水で洗って水気をふき、骨を取って2cm幅に切り、Aをふる。

2 鍋に黒きくらげ、鶏がらスープを入れて火にかける。煮たったら酒、チンゲン菜の軸、汁気をきったたらを加える。たらに火が通ったらチンゲン菜の葉を加え、塩で味を調える。器に盛り、おろししょうがを添える。

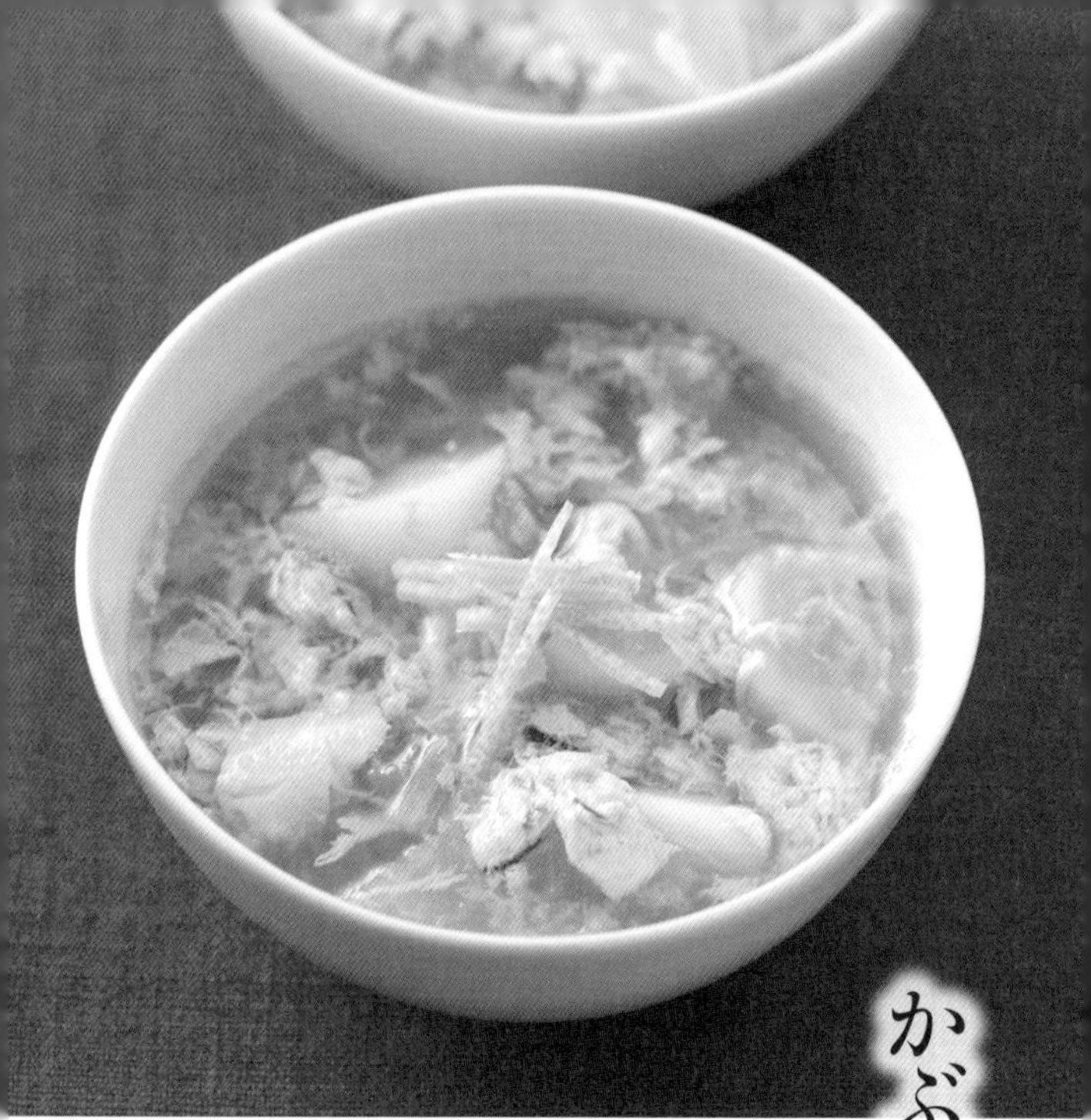

かぶのかき玉風

気を巡らせて、イライラを改善する効果があるかぶのスープ。血の巡りをよくするサフランで風味づけしました。なにかとストレスを感じやすい生理中の気の乱れを整えます。

材料（2人分）

- 平 かぶ…1個
- 涼 セロリ…1/3本
- 平 卵…1個
- 寒 サフラン…ひとつまみ
- ぬるま湯…大さじ1
- 寒 ゆずの皮（せん切り）…少々
- 微 鶏がらスープ…2カップ強
- 酒…大さじ1
- 塩…少々

※鶏がらスープはP.226参照。化学調味料無添加の鶏がらスープの素（顆粒）小さじ1+水2カップ強で代用してもよい。

作り方

1 かぶは縦8等分にし、大きければ長さを半分に切る。セロリは粗みじんに切る。サフランは分量のぬるま湯につけ、卵は溶きほぐしておく。

2 鍋にかぶ、セロリ、鶏がらスープを入れて火にかける。煮たったら酒、サフランをつけ汁ごと加え、中火弱でかぶが透き通るまで煮る。

3 かぶがやわらかくなったら塩で味を調え、溶き卵を回し入れる。卵がかたまり始めたら菜箸でかき混ぜてほぐし、すぐに火を止める。器に盛り、ゆずの皮をあしらう。

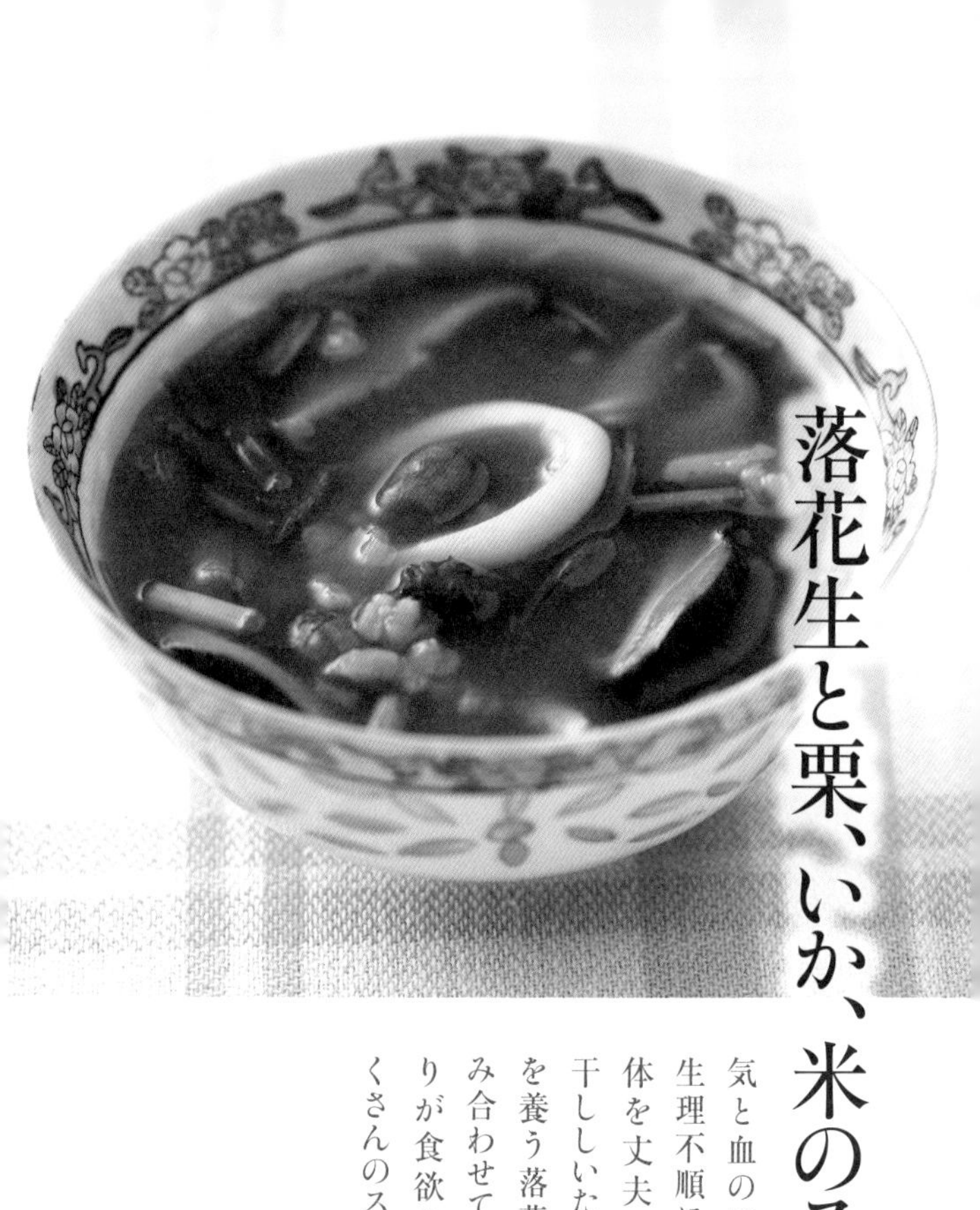

落花生と栗、いか、米のスープ

気と血の不足からくる生理不順に。気を補って体を丈夫にするお米や干ししいたけ、栗と、血を養う落花生、いかを組み合わせて。香ばしい香りが食欲をそそる具だくさんのスープです。

材料（２人分）

- 平 米…大さじ2
- 平 干ししいたけ…小2枚
- ぬるま湯…1/4 カップ
- 平 落花生…12粒
- 温 甘栗…6個
- 微 いか（胴）…小1/2杯
- 温 香菜…1株
- 微 鶏がらスープ…2カップ
- 酒…大さじ2
- 塩…少々

※鶏がらスープは P.226参照。化学調味料無添加の鶏がらスープの素（顆粒）小さじ1/3+水2カップで代用してもよい。

作り方

1　干ししいたけは分量のぬるま湯で戻し、軸を取って３㎜厚さに切る（戻し汁はとっておく）。米はといで水気をきる。落花生は殻をはずし、赤い薄皮はそのまま残す。甘栗はぬるま湯で洗い、香菜は１㎝長さのざく切りにする。

2　いかは軟骨を取って腹の中まで洗い、皮をむいて輪切りにする。水気をふいて半量の酒をふる。

3　鍋に干ししいたけ、米、鶏がらスープ、干ししいたけの戻し汁を茶こしでこしながら入れて火にかける。煮たったらあくを取り、落花生、栗、残りの酒を加えて米がやわらかくなるまで10分ほど煮る。

4　２を加えて火が通ったら、塩で味を調える。香菜を加え、ひと混ぜする。

肌と髪のトラブル

気や血を巡らせて美しい肌と髪に。肝や腎の機能を高めるとより効果的

肌荒れには、乾燥、吹き出物、くすみとさまざまな症状がありますが、その原因はどれも気や血の滞りにあると考えられます。

気や血が滞ると、栄養や潤いが体の末端までいきわたらず、肌は張りを失います。代謝も悪くなり、老廃物が排出されないため、体に熱がこもって津液（体内の潤い）が消耗し、ますます肌がかさついたり、くすみやシミ、そばかすなどにつながります。肌荒れの改善には、まず気と血を養い、体の熱をとる食材をとりましょう。

また、食養生だけでなく、生活習慣

の改善も欠かせません。体の熱を下げる働きがある陰の気は、夜寝ている間に蓄えられます。夜更かしや夜遅い食事は陰が不足する原因になるので、生活を見直しましょう。少なくとも週に二度は夜12時前に眠りにつき、しっかりと体を休めます。また、早起きをして早朝の清々しい空気の中を散歩すると気分もさわやかになり、巡りがよくなって、内蔵もよく働くようになります。

　一方、髪は中医学では「血（血液と栄養）の余り」といわれており、血が不足すると髪が細くなり、つやがなくなります。健康的な髪を保つには、ほうれん草や落花生など血を増やす食材をとりましょう。さらに、肝機能を高めるかき、しじみ、レバーなどもおすすめです。

　また、最近は無理なダイエットや食生活の乱れ、ストレスなどから白髪に悩む人も増えています。白髪が増えるのは、腎の働きが低下したり、肝が弱って血の量が減るためとされます。改善には血を増やすなつめ、肝や腎によい栗、黒ごま、黒豆などがおすすめです。

●症状別スープ

症 状	おすすめのスープ
肌の乾燥、張りがない、くすんでいる	骨つき鶏肉のスープ（P.142）
肌の乾燥がひどい、吹き出物が出る、体がのぼせる	もやし、春菊、れんこんのスープ（P.144）
髪の毛が薄い、ぱさつく	いかと落花生とチンゲン菜のスープ（P.148）
白髪、髪のぱさつき	黒ごま、くこの実、ほうれん草のスープ（P.146）

肌と髪に効く食材

＜気を補う＞

干ししいたけ　キャベツ　じゃがいも　かぼちゃ　山いも類　さつまいも　カリフラワー　いんげん豆　白豆　栗　なつめ　桃　うるち米　もち米　牛肉　豚の骨　豚の胃袋（ガツ）・腎臓（マメ）　鶏肉　たら　いわし　さば　かつお　うなぎ　いしもち　すずき　たちうお　どじょう　はちみつ　など

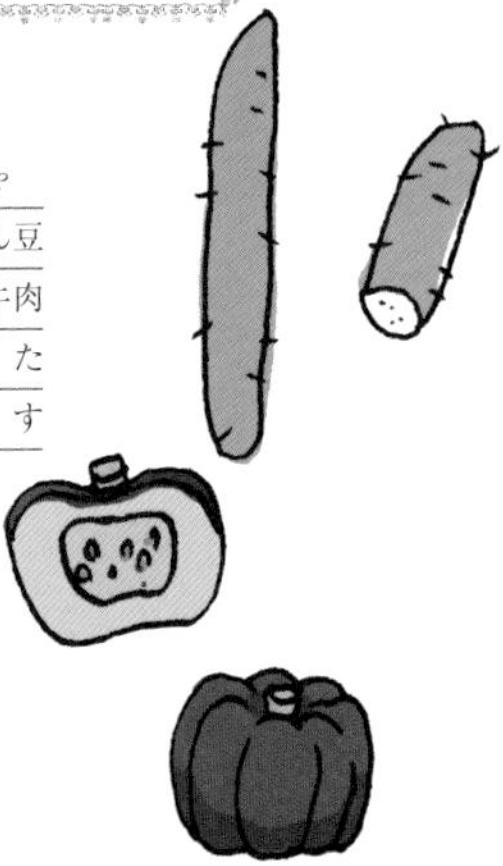

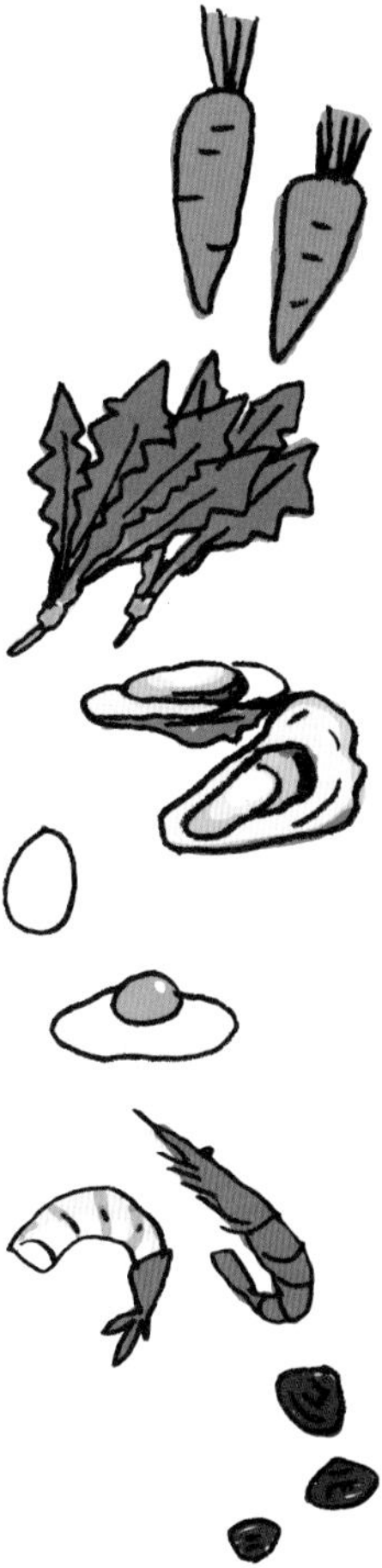

＜血を補う＞

にんじん　ほうれん草　落花生（ピーナッツ）　ぶどう　ライチ　豚のレバー・心臓（ハツ）　豚足　いか　たこ　赤貝　など

＜陰を補う＞

小松菜　アスパラガス　白きくらげ　ゆり根　黒ごま　白ごま　くこの実　松の実　ひまわりの種　いちご　豚肉　鴨肉　馬肉　卵　牛乳　チーズ　ホタテ　かき　ムール貝　あわび　など

＜肝や腎の機能を高める＞

にんじん　黒豆　栗　くこの実　菊花　ぶどう　ブルーベリー　はと麦　レバー　えび　しじみ　かき　ムール貝　あわび　など

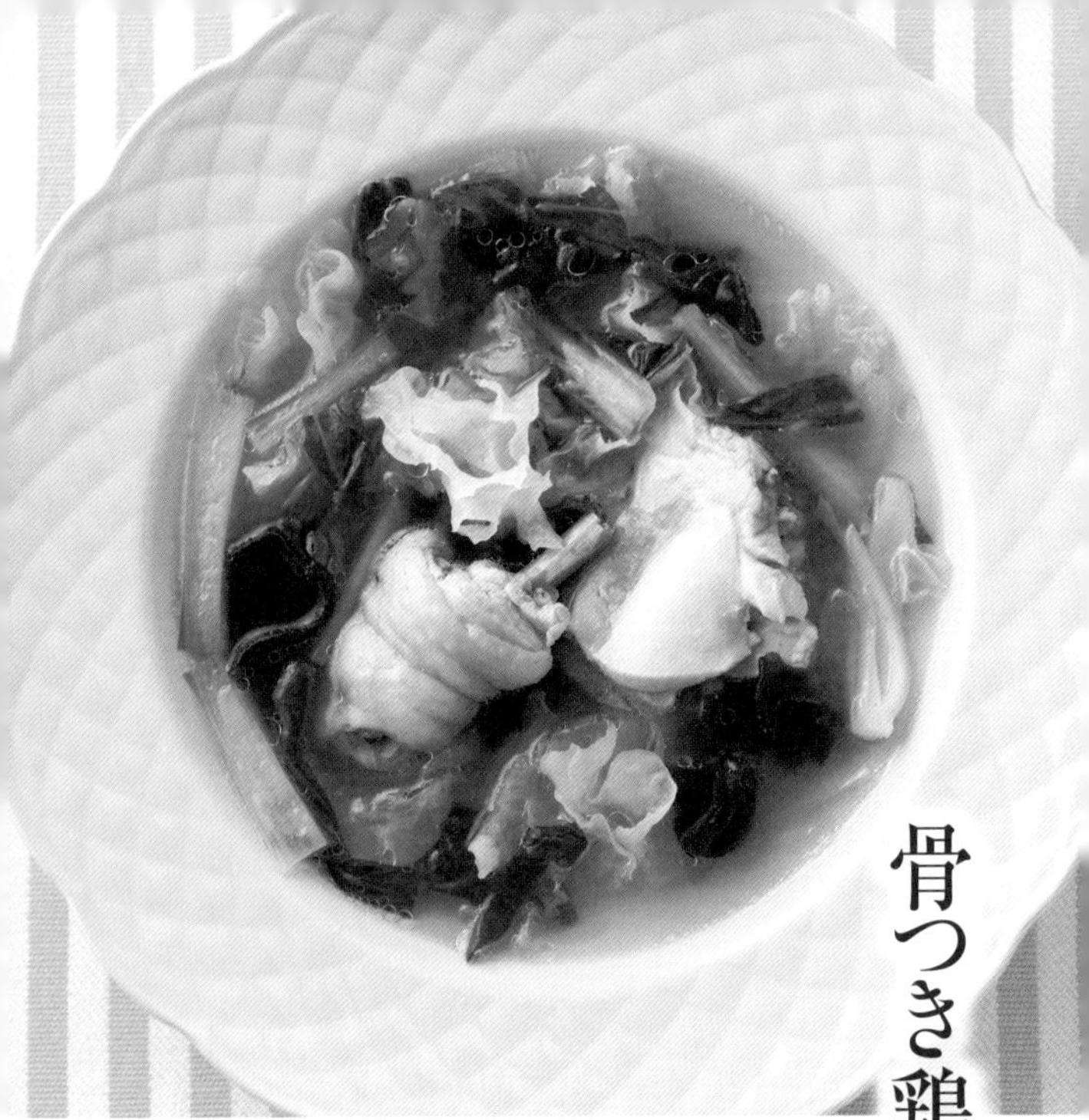

骨つき鶏肉のスープ

コラーゲンたっぷりの美肌スープ。きくらげ独特のとろみもつや肌作りに貢献します。白きくらげとチンゲン菜が、乾燥肌の原因になる体の余分な熱もとってくれます。

材料（2人分）

- 微 骨つき鶏もも肉…1本
- 平 白きくらげ…4g
- 平 黒きくらげ…2g
- 涼 チンゲン菜…1株
- 微 鶏がらスープ…2カップ強
- 酒…大さじ2
- 塩…少々

※骨つき鶏もも肉はぶつ切りになった水炊き用骨つき肉を使ってもよい。

※鶏がらスープはP.226参照。化学調味料無添加の鶏がらスープの素（顆粒）小さじ1/2+水2カップ強で代用してもよい。

作り方

1 黒・白きくらげは水で戻し、石づきを取って食べやすい大きさにちぎる。鶏肉は水で洗って水気をふき、4等分に切る。チンゲン菜は食べやすい大きさに切る。

2 鍋に黒･白きくらげ、鶏がらスープを入れて火にかけ、煮たったらあくを取り、鶏肉、酒を加える。あくをこまめに取りながら、肉の色が変わったらチンゲン菜の軸を加える。2～3分煮たらチンゲン菜の葉を加え、塩で味を調える。

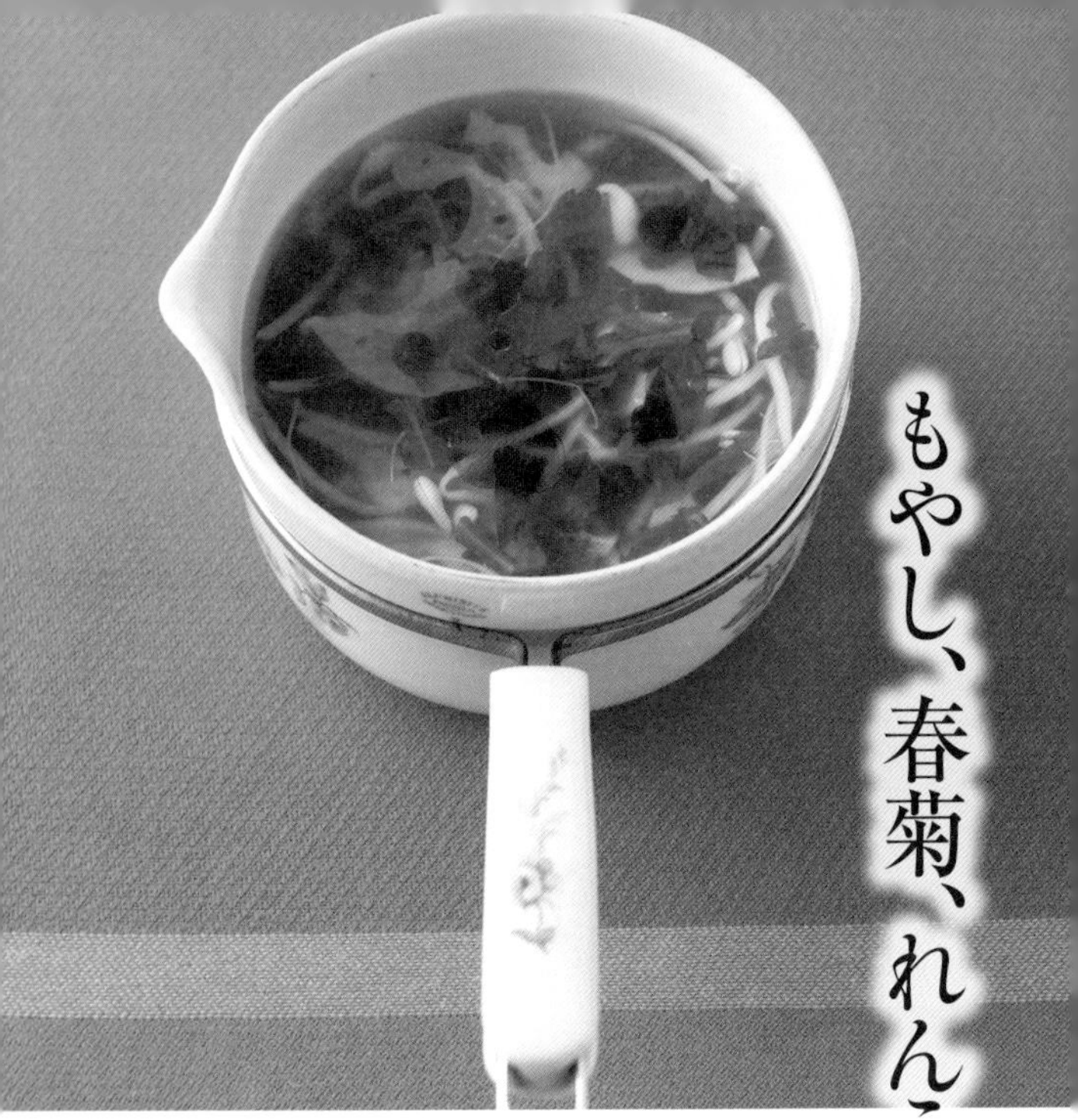

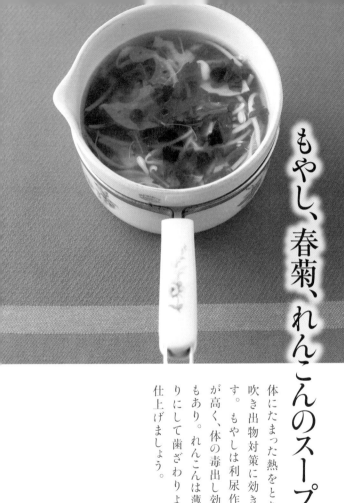

もやし、春菊、れんこんのスープ

体にたまった熱をとり、吹き出物対策に効きます。もやしは利尿作用が高く、体の毒出し効果もあり。れんこんは薄切りにして歯ざわりよく仕上げましょう。

材料（2人分）

- 平 大豆もやし…100g
- 平 春菊（葉のみ）…60g
- 寒 れんこん…60g
- 微 鶏がらスープ…2カップ
- 酒…大さじ1
- 塩…少々
- ごま油…小さじ1

※鶏がらスープはP.226参照。化学調味料無添加の鶏がらスープの素（顆粒）小さじ1+水2カップで代用してもよい。

作り方

1 もやしは水に浸し、水を替えて洗う。れんこんは酢水（分量外）につけてから薄い半月切り（大きい場合はいちょう切り）にする。春菊はざく切りにする。

2 鍋にれんこん、鶏がらスープを入れて火にかけ、煮たったら酒を加える。れんこんが半透明になったらもやしを加えて2分ほど煮て春菊を加え、塩で味を調える。火を止め、仕上げにごま油を入れる。

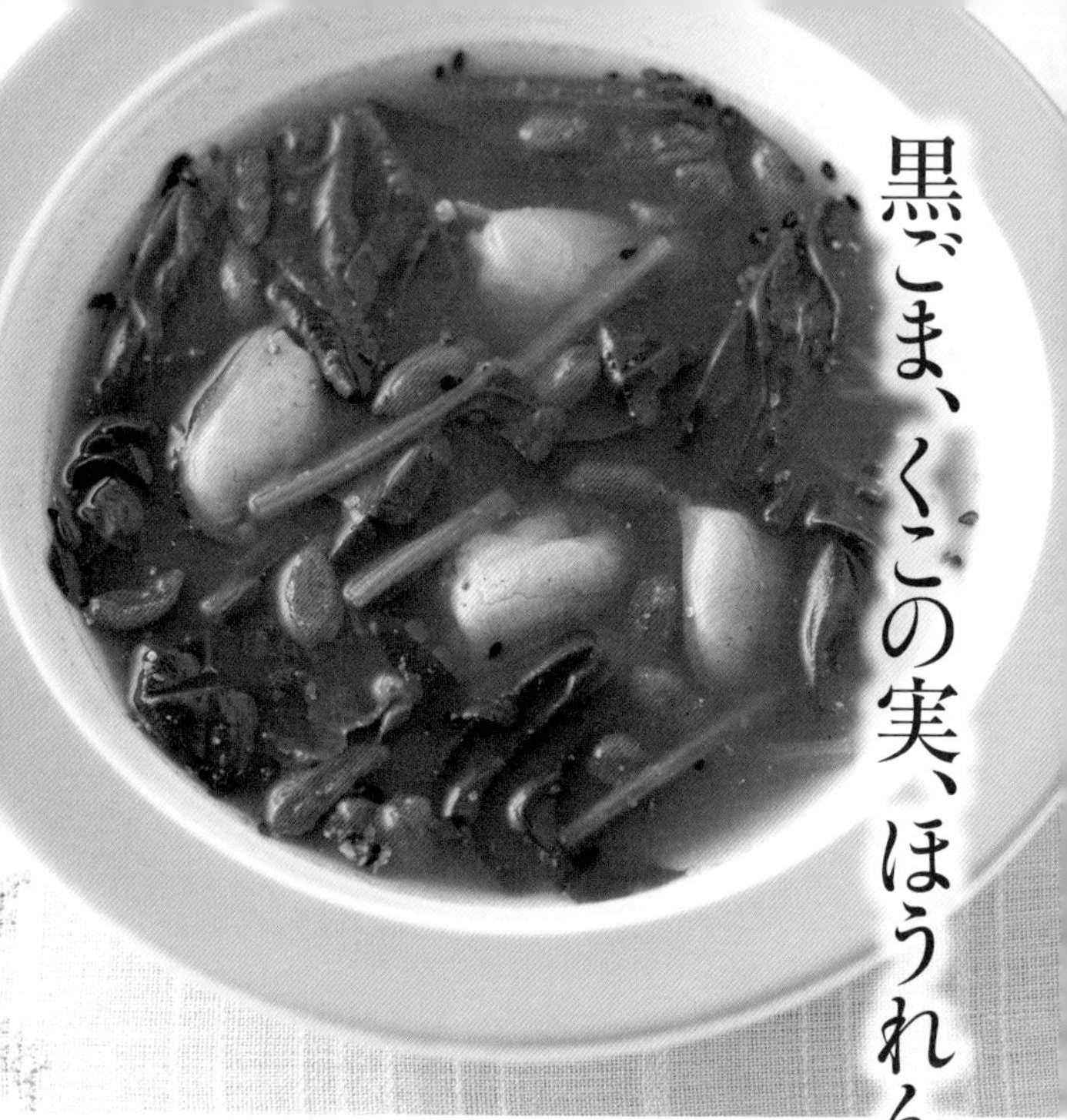

黒ごま、くこの実、ほうれん草のスープ

血、肝、腎を補う黒ごまや、滋養強壮に役立つくこの実など、どれもアンチエイジングに効果のある食材ばかり。ムール貝のうまみが出た蒸し汁をだし代わりに使った、味わい深いスープです。

材料（2人分）

平 黒ごま…大さじ1と1/2
平 くこの実…大さじ1
涼 ほうれん草…2株（60g）
温 ムール貝…10個
水…適量
酒…大さじ3
塩…少々

作り方

1　ムール貝は表面を洗い、殻についている糸状の足糸を包丁で取り除く。鍋に入れて酒をふり、ふたをして蒸し煮にする。口が開いたら火を止め、粗熱がとれたら身を取り出す。蒸し汁はとっておく。

2　ほうれん草はさっとゆでて水気を絞り、2cm長さに切る。くこの実はぬるま湯でさっと洗う。

3　1の蒸し汁に水を加えて2カップにし、鍋に入れて火にかける。煮たったら黒ごま、2、ムール貝を加え、ひと煮して塩で味を調える。

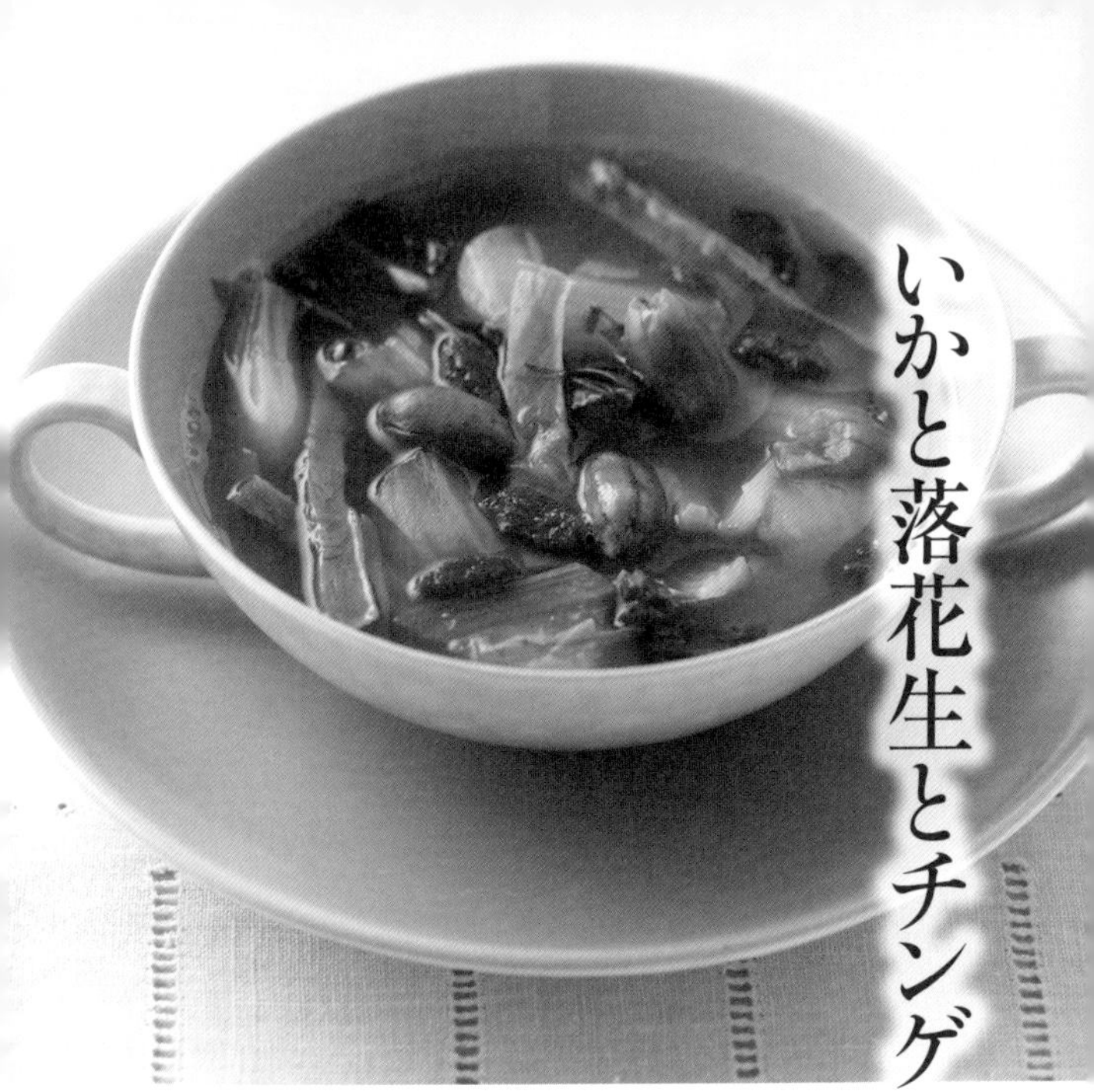

いかと落花生とチンゲン菜のスープ

薄毛の悩みにおすすめのスープ。血を養ういかや落花生で血の不足を改善し、チンゲン菜で巡りをスムーズにします。下処理のいらない干しするめいかを使うので、手軽に作れます。

材料（２人分）

- 微 干しするめいか…15g
- 平 落花生…10個
  （実で20粒くらい）
- 涼 チンゲン菜…大１株
- 平 くこの実…小さじ２
- 酒…大さじ１
- 水…２カップ
- ナンプラー…小さじ１

作り方

1　干しするめいかはキッチンばさみで４cm長さに切り、酒をかけておく。落花生は殻をはずし、薄皮はつけておく。チンゲン菜は食べやすい大きさに切り、くこの実はぬるま湯でさっと洗う。

2　鍋に干しするめいかを酒ごと入れ、分量の水を加えて火にかける。煮たったら落花生、チンゲン菜の軸、くこの実を加え、３分ほど煮てチンゲン菜の葉を加え、ナンプラーで味を調える。

肥満、老化防止

脾と胃の働きを整えて気を巡らせて。腎を元気に保って美と健康をキープ

年齢にかかわらず、肥満や体の衰えを気にする人は多いでしょう。中医学では五臓（肝、心、脾、肺、腎）がバランスよく働いていれば、気がよく巡って代謝がスムーズに行なわれ、若々しさが保たれて肥満は防げると考えます。

肥満は脂肪だけでなく、体に余分なものがたまっているのが一因です。本来は排泄されるはずの水分や便が、五臓の働きが悪いために代謝がうまく働かず、体に蓄積してしまいます。

特に問題とされるのが過食です。カロリーオーバーだけでなく、脾と胃を

傷めて、気（エネルギー）、血（血液や栄養）、津液（体を潤す体液）の巡りや、水分の代謝を低下させ、肥満になりやすい体をつくるとされます。

　代謝をよくするには脾と胃の働きを正常にする食材や、老廃物を出す食材をとるのが効果的です。食生活の改善とともに、適度な運動を習慣づけることで、気と血の巡りがよくなって老廃物の滞りが解消されます。

　体の老化は代謝の低下と合わせて、潤いの不足によって進みやすくなります。女性の体の変化は7の倍数であらわれ、35歳ごろから少しずつ老化がはじまるとされています。たとえ年齢が若くても、気や血が足りない状態でいると体の老化が早まるので油断は禁物です。

　老化防止には、腎や陰を養うのがポイント。腎は全身の陰陽の源といわれており、成長、発育、老化と密接にかかわっています。腎の働きを補ったり、陰を養う食材を積極的にとると若々しい体作りに役立ちます。特に、黒きくらげや黒ごま、黒豆など黒色の食材は、腎機能に働いて老化を防ぐとされています。

●症状別スープ

症 状	おすすめのスープ
太りぎみ、食べすぎる	かぶ、たけのこ、こんにゃくのスープ (P.154)
太りぎみ、むくみやすい、脂っこいものが好き、お酒をよく飲む	はと麦、冬瓜、里いものスープ (P.156)
体力が落ちた、弱気になる	まる鶏のエナジースープ (P.158)
肌が乾燥する、のどが渇く、のぼせやほてりがある	スペアリブと黒豆、長いものスープ (P.160)

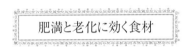

肥満と老化に効く食材

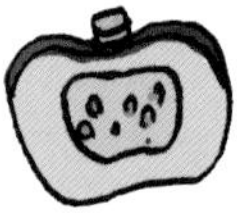

<脾の働きを助ける>

トマト　かぼちゃ　春菊　山いも類　さつまいも　えんどう豆（グリーンピース）　カリフラワー　しょうが　香菜　なつめ　栗　りんご　さくらんぼ　そば　うるち米　粟　大麦　鶏肉　豚肉　羊肉　ホタテ　ナツメグ　フェンネル　クローブ　など

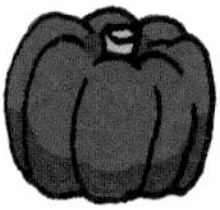

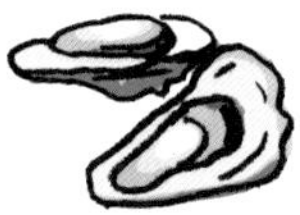

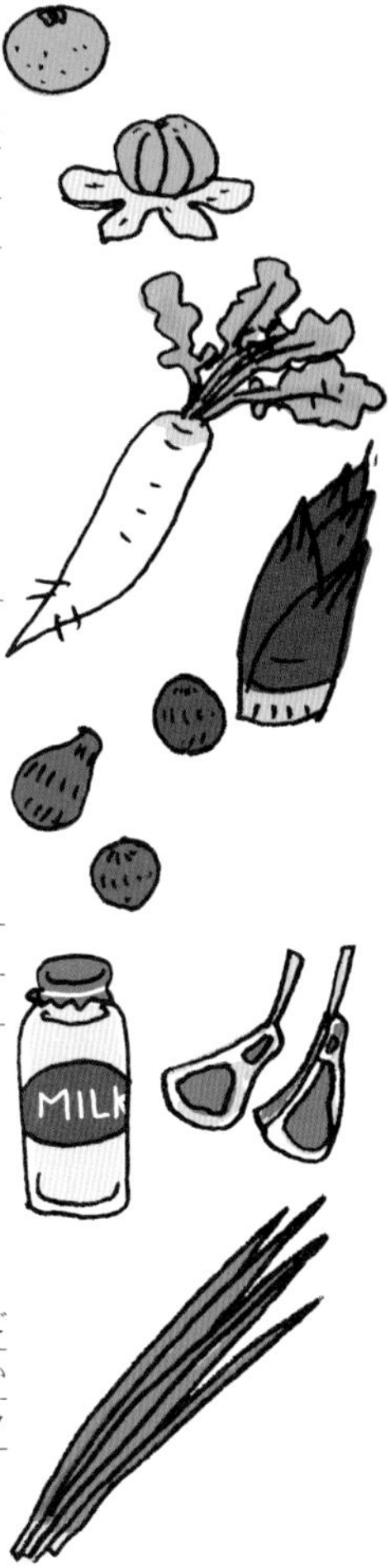

＜胃の働きを助ける＞

キャベツ　大根　トマト　じゃがいも　春菊　かぶ　オクラ　えんどう豆（グリーンピース）　にんにく　カリフラワー　そば　大麦　りんご　みかん　オレンジ　桃　ゆず　など

＜老廃物を出す＞

里いも　春菊　たけのこ　豆乳　あさり　くらげ　のり　昆布　海藻　など

＜腎の働きを助ける＞

にら　山いも類　ブロッコリー　黒豆　黒ごま　くこの実　くるみ　栗　キウイフルーツ　粟　豚肉　羊肉　卵　えび　あさり　ホタテ　あわび　八角　など

＜陰を補う＞

小松菜　アスパラガス　白きくらげ　ゆり根　黒ごま　白ごま　くこの実　松の実　ひまわりの種　いちご　豚肉　鴨肉　馬肉　卵　牛乳　チーズ　ホタテ　かき　ムール貝　あわび　など

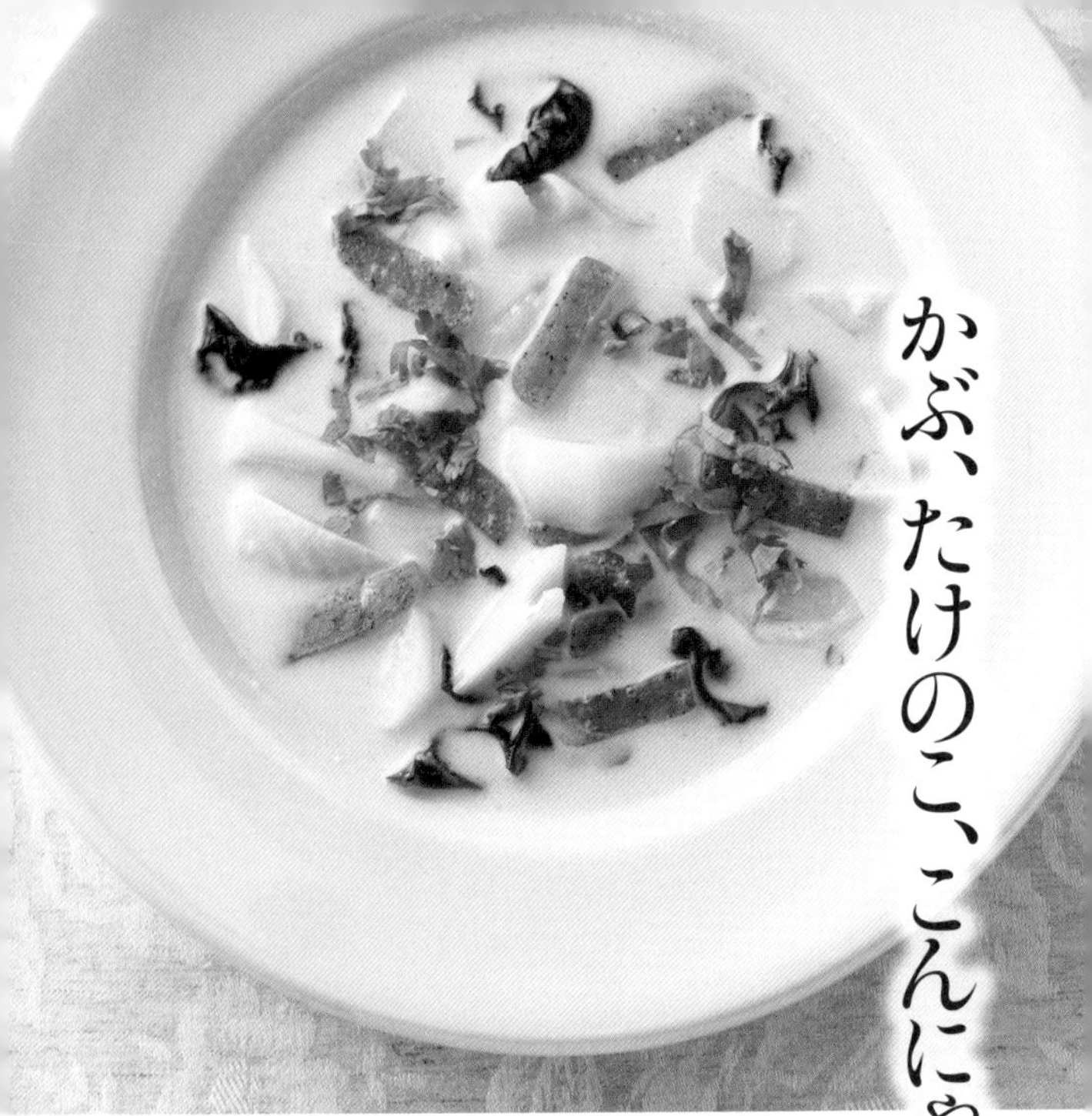

かぶ、たけのこ、こんにゃくのスープ

整腸作用にすぐれたかぶとたけのこが、体にたまった老廃物を排出してすっきりさせます。脂肪がたまりにくいココナッツミルクと組み合わせた、女性に嬉しいスープです。

材料（２人分）

- 平 かぶ…２個
- 寒 ゆでたけのこ
  …1/2本（90g）
- 寒 こんにゃく…小1/2枚
- 温 香菜…小１株
- 鶏がらスープ…１カップ
- 平 ココナッツミルク
  …１カップ
- 水…１カップ
- 酒…大さじ1
- ナンプラー…小さじ1

※鶏がらスープはP.226参照。化学調味料無添加の鶏がらスープの素（顆粒）小さじ1/2+水1カップで代用してもよい。

作り方

1. ゆでたけのこは下ゆでしてクセをやわらげ、２㎝大の乱切り、こんにゃくは下ゆでして５㎜幅の細切りにする。かぶは８等分に切り、香菜は細かく刻む。
2. 鍋にかぶ、たけのこ、こんにゃく、ココナッツミルク、分量の水を入れて火にかける。煮たったらあくを取り、鶏がらスープと酒を加えてかぶがやわらかくなるまで煮て、ナンプラーで味を調える。器に盛り、香菜を散らす。

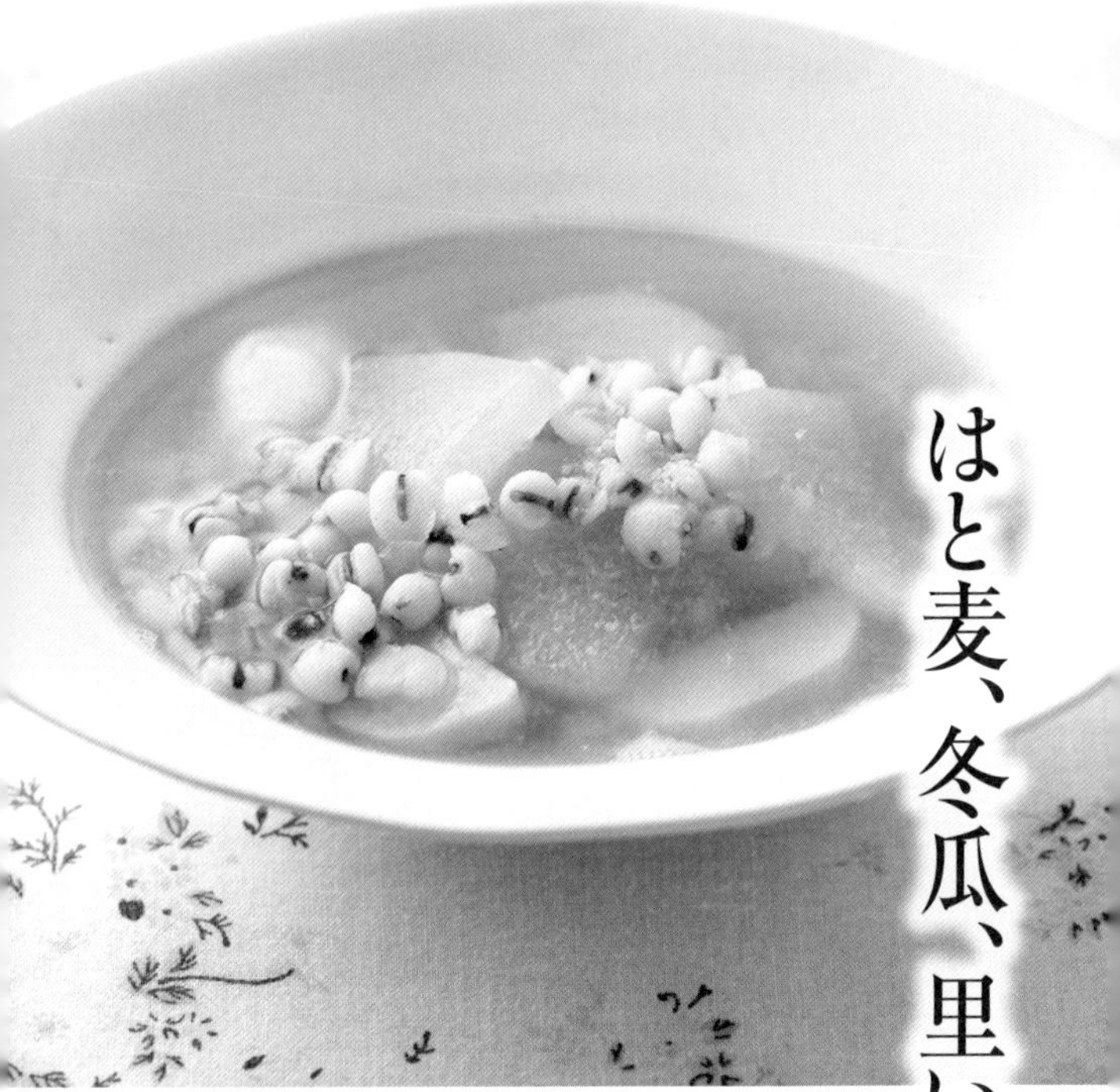

はと麦、冬瓜、里いものスープ

飲みすぎや食べすぎには、脾の働きを助けて代謝を促進し、尿の排出をスムーズにするはと麦を。むくみに効く冬瓜、便通を改善する里いもと組み合わせるとさらに効果的です。

材料（2人分）

涼 はと麦…大さじ2
熱湯…1/2カップ
寒 冬瓜…100g
平 里いも…2個
微 鶏がらスープ…2カップ
酒…大さじ1
白みそ（辛口）
…大さじ2

※鶏がらスープはP.226参照。化学調味料無添加の鶏がらスープの素（顆粒）小さじ1+水2カップで代用してもよい。

作り方

1 はと麦は水を数回替えながらとぎ、水気をきる。スープジャーまたはポットに入れて、湯（分量外）を注いで全体を温めたら、湯を捨てる。分量の熱湯を注ぎ入れ、2〜3時間つける。

2 冬瓜はひと口大の薄切りに、里いもは縦4等分にして5㎜厚さのいちょう切りにする。

3 鍋に2、鶏がらスープ、はと麦を湯ごと入れて火にかける。煮たったらあくを取り、酒を加えて中火弱で7〜8分煮る。里いもがやわらかくなったらみそを溶き入れ、沸騰寸前で火を止める。

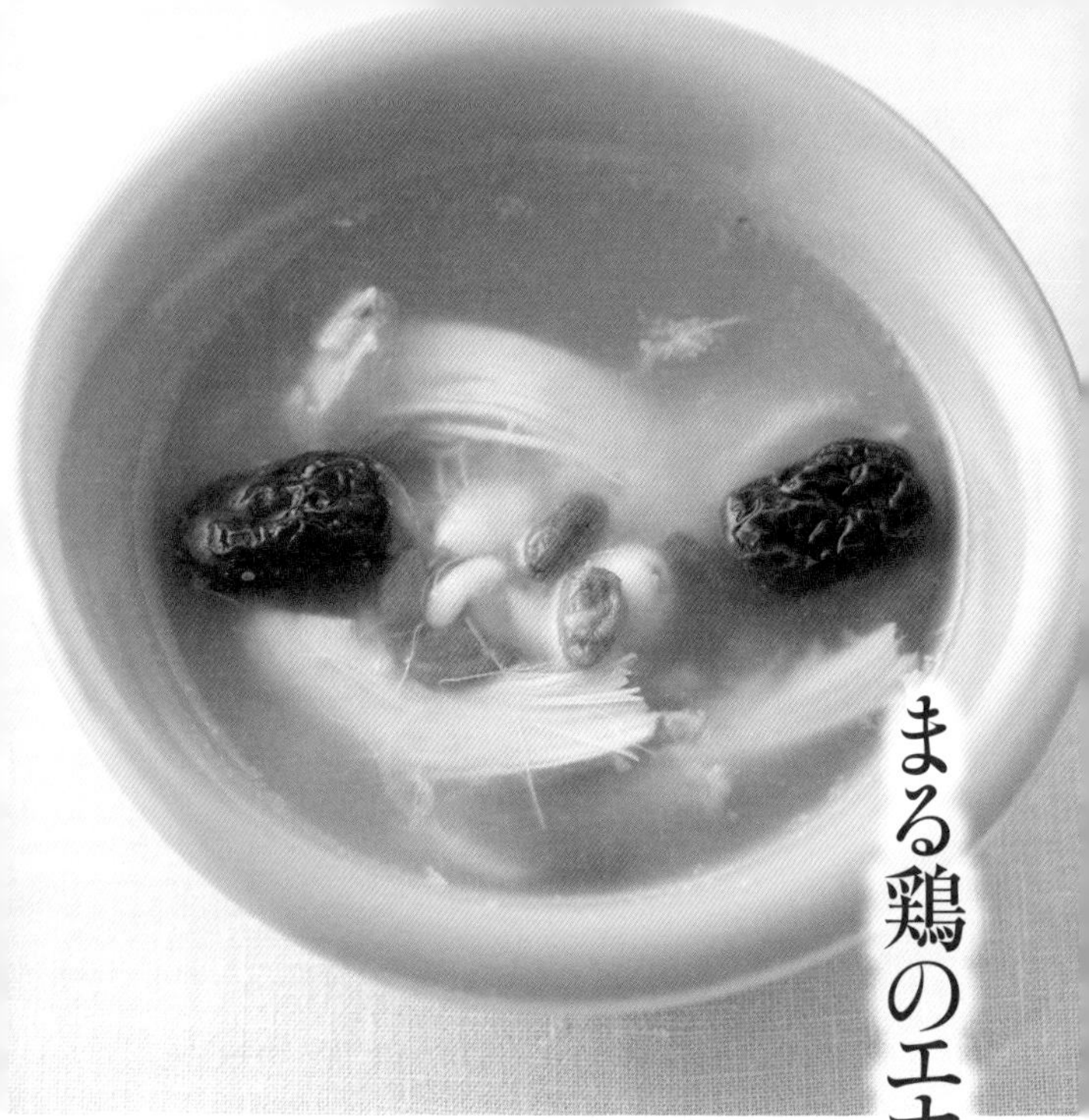

まる鶏のエナジースープ

気を補うまる鶏のスープに、滋養強壮によいなつめやくこの実、潤いをもたらすゆり根、腎に働くはすの実など薬膳効果の高い食材を組み合わせました。心も体も充実するパワーあふれるスープ。

材料（2人分）

- 温 なつめ…4個
- 涼 ゆり根…1/2個
- 平 はすの実…10個
- 平 くこの実…大さじ1
- 平 米…大さじ1
- 微 まる鶏のスープ（P.222参照）…2カップ
- 微 まる鶏のスープの鶏肉…100g
- 酒…大さじ2
- 塩…小さじ1/3

※ゆり根は乾燥（ネットで販売）を10gでも良い。

作り方

1 はすの実はぬるま湯（分量外）に1時間ほど浸して戻す。なつめ、くこの実はぬるま湯でさっと洗う。ゆり根は1枚ずつほぐして洗い、傷があれば取る。米はといで水気をきる。

2 まる鶏は食べやすくほぐし、半量の酒をふって軽くもみ込む。

3 鍋になつめ、はすの実、米、まる鶏のスープを入れて火にかけ、煮たったらあくを取り、中火弱で5分ほど煮る。残りの酒、ゆり根、くこの実、2を加え、3分ほど煮て塩で味を調える。

※はすの実の中に緑の苦い芽が入っているものがある。戻した実を指ではさんで押すと口が開くので、この芽を取り除く。

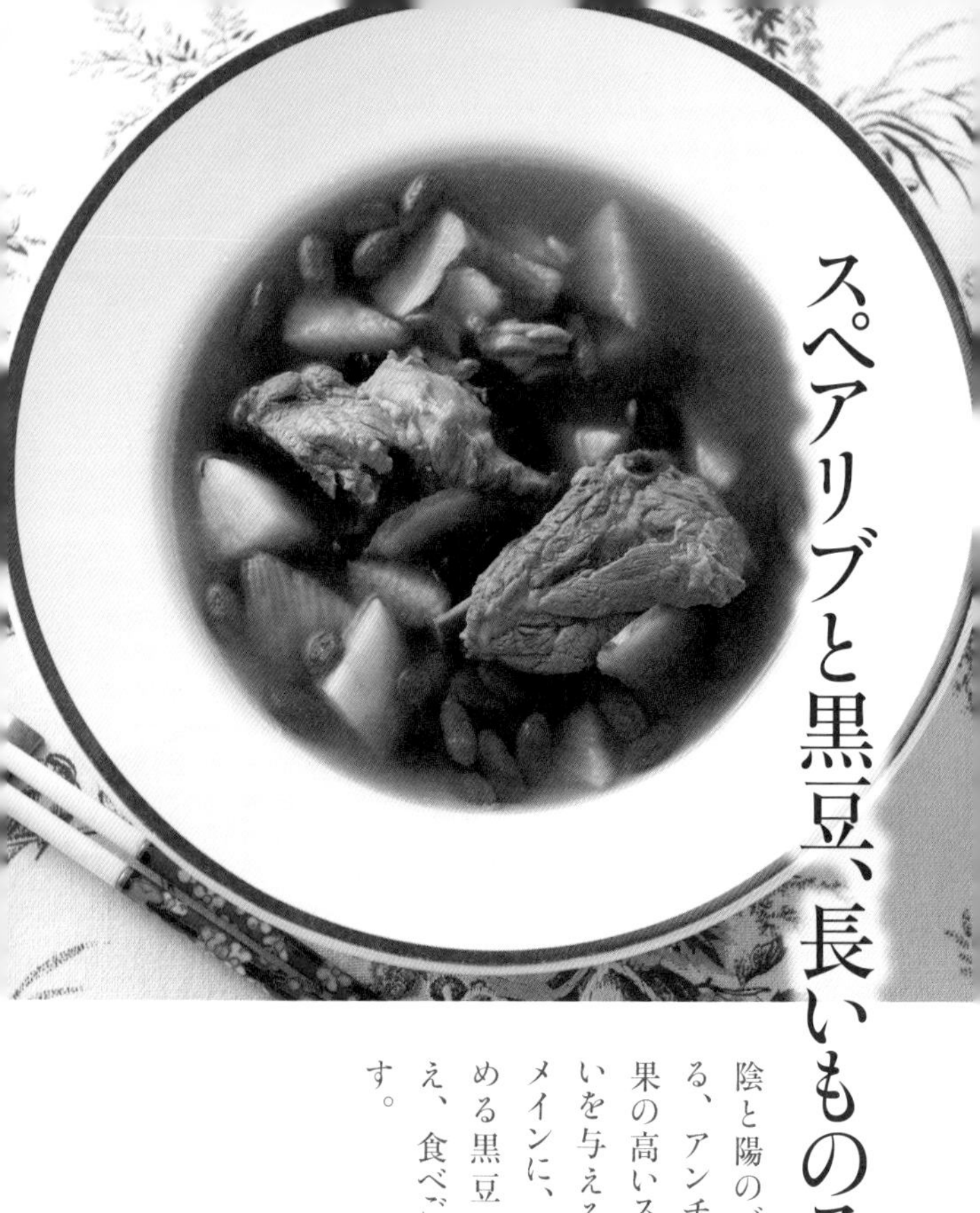

スペアリブと黒豆、長いものスープ

陰と陽のバランスを整える、アンチエイジング効果の高いスープ。体に潤いを与えるスペアリブをメインに、新陳代謝を高める黒豆や長いもを加え、食べごたえも満点です。

材料（２人分）

- 平 スペアリブ（３cm長さ）…４本
- 平 黒豆…30g
- 平 長いも…100g
- 微 しょうがの薄切り（皮つき）…６枚
- 平 くこの実…大さじ1
- 微 まる鶏のスープ（P.222参照）…2と1/2カップ
- 酒…大さじ2
- 塩…小さじ1/3

※まる鶏のスープは化学調味料無添加の鶏がらスープの素（顆粒）小さじ1+水2と1/2カップでもOK。

作り方

1 スペアリブは余分な脂を取り除く。さっと洗って水気をふき、半量の酒をかけて熱湯でさっとゆでる。

2 黒豆は皮がはじけて焼き色が数か所つくまでから炒りする。長いもは酢水（分量外）につけてから２cm大の乱切りにする。くこの実はぬるま湯で洗う。

3 鍋に黒豆、長いも、しょうがの薄切り、まる鶏のスープを入れて火にかけ、煮たったらあくを取る。1、くこの実、残りの酒を加え、再び煮たったらあくを取り、中火弱で10～15分煮て塩で味を調える。

※黒豆は焦げ目がつくまでから炒りすると早く煮える。

あると便利な乾物食材

乾物は栄養やうまみがギュッと詰まった優秀食材。戻し汁ごとスープに使うのでだし代わりになり、煮込むとさらにうまみが溶け出して味わい深くなります。ここでは、手軽に使えてスープにぴったりの乾物を紹介します。

●干ししいたけ 平 （天日干しがベスト）

気を補って気や血の巡りをよくし、胃の働きを助ける作用がある。カルシウムの吸収を促進するビタミンDをはじめ、ミネラルや食物繊維などが豊富。干すことで香り成分のレンチオニンとうまみ成分のグアニル酸が増え、戻し汁もだし汁として使える。

【戻し方】
さっと洗って水に浸す。肉厚のものは半日、薄いものは2～3時間が目安。すぐに使うときはぬるま湯で戻すとよい。戻し汁は茶こしでこして使う。薄切りは戻さずにそのままスープなどに入れてもよい。

●干しえび 温

小えびを干したもので、うまみ成分が豊富。中国料理ではだし代わりにスープ、おかゆ、シューマイ、炒め物など幅広く使われる。体を温め、気を補って巡りをよくする働きがある。

【戻し方】
ぬるま湯でさっと洗い、少量の湯に10分ほど浸す。戻し汁ごと使う。

●干し貝柱 平

ホタテを干したもので、脾と胃の働きを助け、気や血を補って巡りをよくする。ミネラル豊富でうまみ成分のグルタミン酸なども多く、戻し汁にも濃いうまみが溶け出しているのでだし汁として利用できる。

【戻し方】

ぬるま湯でさっと洗い、水に浸して一晩おく。急ぐときはぬるま湯に浸す。身はほぐして使う。

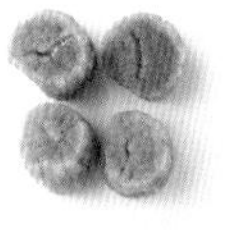

戻す前

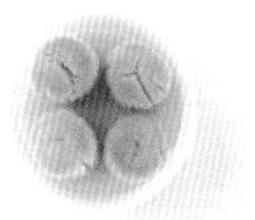

戻した状態

●はすの実 平

はすの花の果実。薬膳では消化吸収にかかわる脾の働きを助けるほか、精神の安定や不眠の改善にも役立つ。スープやお茶、おかゆ、ちまきなどの具によく使われている。

【戻し方】

さっと洗い、ぬるま湯に30～40分ほど浸す。戻した実の両側を指で押すと上が開くので、中に芽があるときは取り除く。

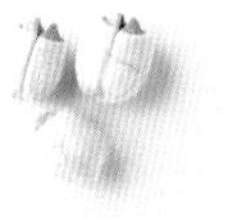

戻す前

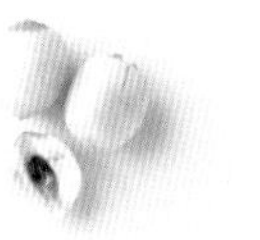

戻した状態。緑色の芽は苦いので取り除く

●はと麦 涼

水分代謝をよくする作用があり、むくみの改善に役立つ。また、肌荒れやしみの解消も期待できる。とりすぎると便秘になることも。はと麦茶は殻つきのものをから炒りして煮出す。

【戻し方】

水を2〜3回替えてよくとぎ、水をきる。スープジャーかポットにはと麦と熱湯を入れ、2〜3時間おいてから使う。

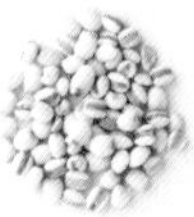

浸す前

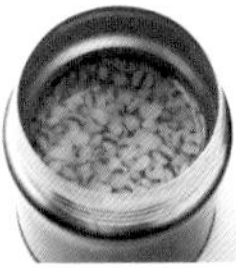

浸した状態

●白きくらげ 平

きのこの一種で、白と黒の2種類がある。白きくらげは滋養強壮効果があるとされ、陰を養う働きにすぐれている。体に潤いを与え、更年期などの症状や、肺の乾燥による咳を改善する。

●黒きくらげ 平

血液をさらさらにしたり、止血効果にすぐれ、血の滞りを改善したり、女性の不正出血や痔などの出血を止めるのによいとされる。スープ、炒め物、和え物にも使われる。

【戻し方】（白・黒共通）

水に20分以上浸し、固い部分（石づき）を取り除いてから洗う。

白きくらげ

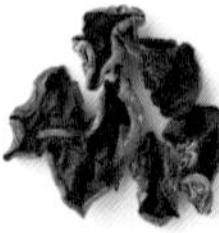

黒きくらげ

●干ししょうが

薬膳では、しょうがは生の状態と干したものを別々の食材として使い分けます。生のしょうがはツンとした辛味が特徴で、食べるとすぐに汗が出たりします。これは揮発性の辛味成分を多く含むため。体を一気に温めて発散させる力が高く、体内の余分な熱をとったり、不要なものを排出して巡りをよくします。風邪のひき始めなどは生しょうがを熱いおかゆなどととると治りが早くなります。

干ししょうがは「乾姜《かんきょう》」と呼ばれ、漢方薬にも使われています。干すことで揮発成分が発散して辛味成分が増加。体の芯からじんわりと温めて、血行を改善、胃腸の調子も整えて長く効果が持続します。冷え体質の改善には、生よりも干ししょうがが効果的です。料理に使う場合は、水から火にかけ10分ほど煮出すと、干ししょうがの成分をしっかり抽出できます。

〈作り方〉
しょうが（適量）の皮をむき、薄切りにする。ざるに重ならないように並べ、室内の風通しのよい場所に置き、水分が完全にとぶまで干す。気温、湿度が高くなる時期はカビができやすいので、冷蔵庫に一週間ほど入れて乾燥させるとよい。

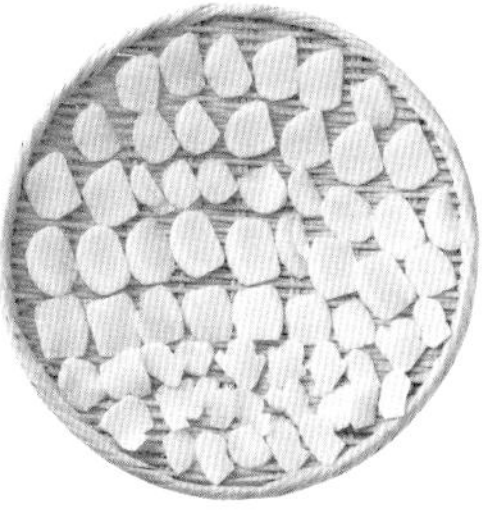

1 盆ざるなどに重ならないように並べ、風通しのよいところに置く（冬は3日くらい）。

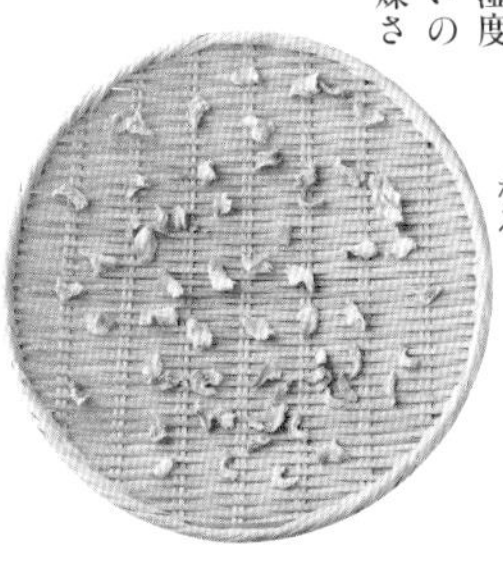

2 でき上がり。しょうがから水分が抜け、10分の1くらいの大きさになる。

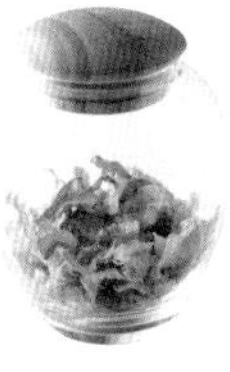

【保存方法】
煮沸消毒したふた付きの密閉容器に入れ、湿気のない場所で保存する。約1年間保存可能。

第二章

からだにやさしい季節のスープ

薬膳の基本的な考え方に「天人合一《てんじんごういつ》」があります。

これは、自然と人間は一体であり、自然に沿って生きれば健康はおのずと手に入る、という意味です。

たとえば、冬。野山の植物も動物も活動を停止して冬眠します。

人間の体も例外ではなく、冬は長い夜に合わせて体をしっかり休ませ、陰を養うようになっています。

そして季節ごとの旬の食材には、私たちの体がその時季に欲している性質が自然と備わっています。

この章では、そんな春夏秋冬における体の変化と健やかに過ごすための食養生の知恵が詰まったスープを紹介します。

S p r i n g

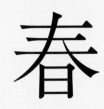

春

春は体にたまった毒を出し、
巡りをよくして肝の働きを助けましょう

春は「肝」の季節

植物が芽吹き、動物や虫が冬眠から復活する春は、私たちの体も目覚める季節です。それと同時に、冬の間に体内にため込んだ不要なものを排出します。

春に盛んになるのが「肝」の働きです。肝は中医学では気の巡りや解毒、感情のコントロールを担当します。肝がよく働いて気が巡れば、代謝があがって老廃物がスムーズに排出され、気分も安定します。しかし、ストレスなどで肝がダメージを受けると気が滞り、気分がふさいだり、イライラしたりと精神が不安定になります。

苦味のある食材が毒を排出

春の食養生は、肝の働きを助け、たまった毒を出すことから始まります。ふきのとう、たけのこ、うど、よもぎ、のびるなど、春が旬の食材には苦味のあるものがたくさんありますが、苦味には下に降ろす（排便）作用や排出作用があり、解毒にぴったり。また、木の芽、三つ葉、ねぎ、しょうがなどは香りや辛味で巡りをよくして、発汗作用でこもった熱や毒を発散させます。

さっぱりした酢の物も、春におすすめの料理。酢には血をきれいにして流れをよくする働きがあり、肝を助けます。また、貝類も肝機能をよくする成分のタウリンが含まれているので積極的にとりましょう。逆に、肝が活発に働きすぎてのぼせやほてりを感じるときは、春が旬のわかめが体の熱をとってくれます。わかめには気を巡らせて便通をよくするほか、利尿作用もあるので毒出しにも役立ちます

春の養生ポイント

　春になると「陽気がよくなる」といいますが、これは冬の間は盛んだった陰の気が弱くなり、陽気が少しずつ強くなっていくことをあらわしています。植物は陽気に合わせて芽吹き、成長し、緑の葉を茂らせます。

　私たちも同様に、春は体内の陽気を育て、健やかな心身をつくる時季です。陽気は早起きして朝日を浴び、のんびりと過ごすことで生長します。逆にいつまでも寝ていたり、せかせかと落ち着きがないのはNG。陽気が下がるとともに肝の機能が低下して気分がうつうつとして、心も不安定になってきます。

　進学や就職などで生活環境が変わりやすい春は何かと無理しがちです。冬の寒さで縮こまった心と体を開放し、リラックスして肝をいたわりましょう。

●春を代表する食材

たけのこ　たらのめ　ふき　うど　よもぎ　わらび　ぜんまい　のびる　えんどう豆（グリーンピース）　豆苗　いちご　あさり　はまぐり　わかめ　など

春におすすめの食材

＜肝の働きを助ける＞

にら　チンゲン菜　よもぎ　アロエ　黒ごま　くこの実　はすの実　ミント　えび　いか　たら　ホタテ　あさり　かき　かに　ムール貝　昆布　ジャスミン　マイカイカ　酢　ターメリック　フェンネル　紅花　など

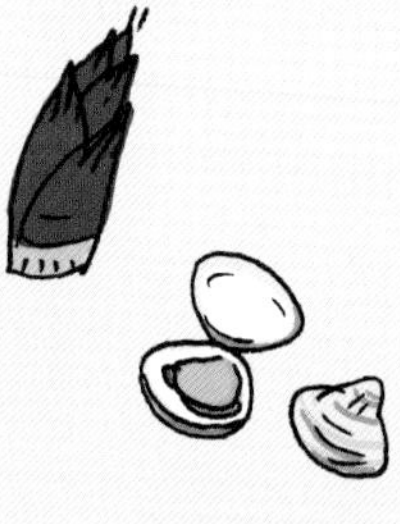

＜温めて発散させる＞

しょうが（生）　ねぎ　三つ葉　香菜　みょうが　しそ　辛子　唐辛子　など

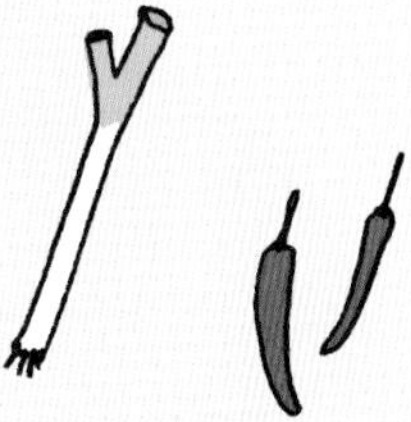

＜気や血の巡りをよくする＞

玉ねぎ　チンゲン菜　らっきょう　えんどう豆（グリーンピース）　みかん　オレンジ　きんかん　そば　ジャスミン　マイカイカ酢　ターメリック　ウコン　紅花　サフラン　など

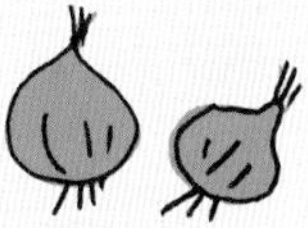

＜気を補う＞

干ししいたけ　キャベツ　じゃがいも　かぼちゃ　山いも類　さつまいも　いんげん豆　白豆　栗　なつめ　桃　うるち米　もち米　牛肉　豚の骨　豚の胃袋（ガツ）・腎臓（マメ）　鶏肉　たら　いわし　さば　かつお　うなぎ　いしもち　たちうお　どじょう　はちみつ　など

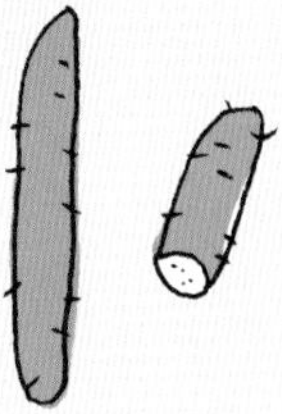

＜血を補う＞

にんじん　ほうれん草　落花生（ピーナッツ）　干しぶどう　ライチ　豚のレバー・心臓（ハツ）　豚足　いか　たこ　赤貝　など

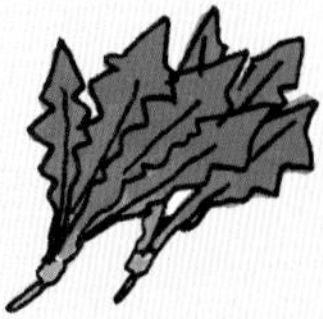

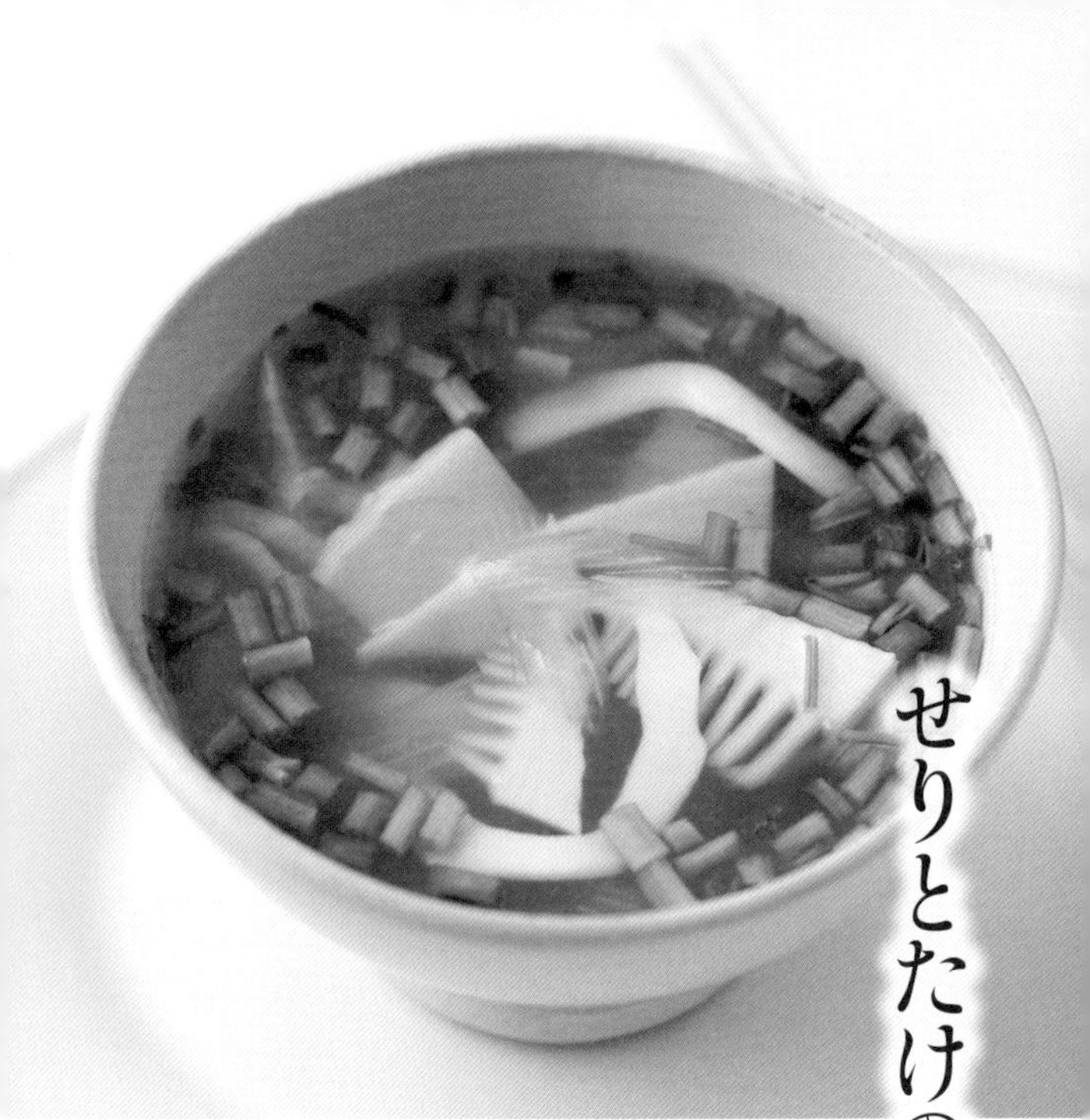

せりとたけのこのスープ

春を代表する食材のたけのこは、利尿作用にも整腸作用にもすぐれ、体をすっきりさせてくれます。せりやふきなど旬の野菜を合わせた春らしい一品。

材料（２人分）

涼 せり…２株

寒 ゆでたけのこ…小１/４本

寒 ふき…１/４本

微 いか（細切りの刺し身）…80g

微 鶏がらスープ…２カップ

酒…大さじ２

塩…少々

※鶏がらスープはP.226参照。化学調味料無添加の鶏がらスープの素（顆粒）小さじ1/2＋水2カップで代用してもよい。

作り方

1　せりは１cm幅のざく切りにする。ゆでたけのこは下ゆでしてクセをやわらげ、ひと口大の薄切りにする。ふきは塩（分量外）をふって板ずりし、ゆでる。冷水にとって皮をむき、斜め薄切りにする。いかは半量の酒をふり、ほぐす。

2　鍋にたけのこ、鶏がらスープを入れて火にかける。煮たったらあくを取り、いか、残りの酒を加えてひと煮し、塩で味を調える。ふきとせりを加え、ひと混ぜする。

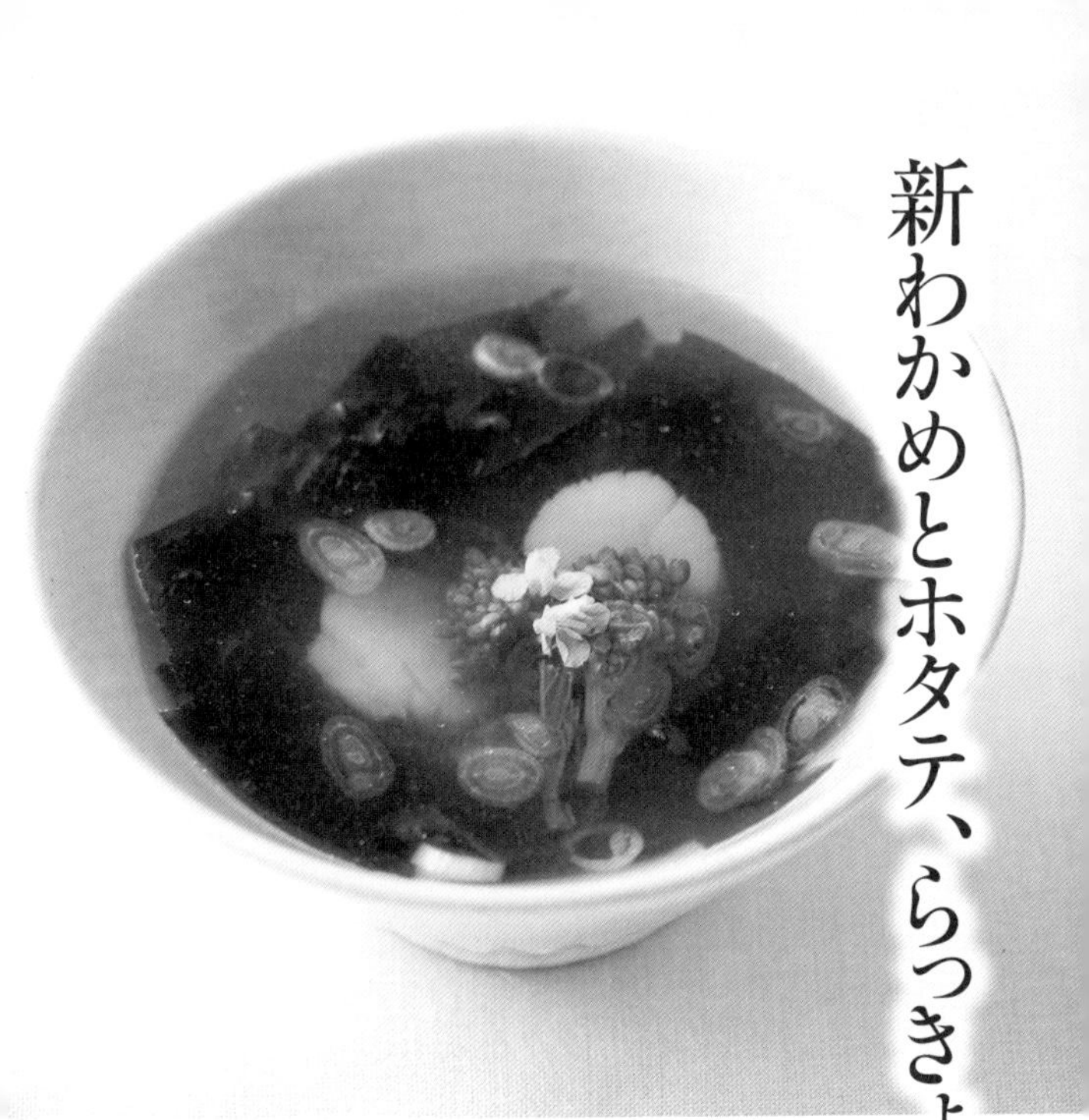

新わかめとホタテ、らっきょうのスープ

わかめは冬の間にたまった毒素を体の外に排出し、気を巡らせます。さらに、ホタテのタウリンとらっきょうの香りが肝の機能も高めます。

材料（２人分）

新わかめ…60g

ホタテ貝柱（刺し身用）
…６個

らっきょう…２個

鶏がらスープ…２カップ

酒…大さじ２

塩…少々

菜の花の穂先（あれば。ゆでる）…少々

※らっきょうは島らっきょうでもよい。

※鶏がらスープは P.226参照。化学調味料無添加の鶏がらスープの素（顆粒）小さじ1/2+湯2カップで代用してもよい。

作り方

1　わかめは１～２㎝幅に切る。ホタテは水で洗って水気をふき、半量の酒をふる。らっきょうは薄い輪切りにする。

2　鍋に鶏がらスープを入れて火にかけ、煮たったらホタテ、わかめ、残りの酒を加えてひと煮する。らっきょうを加えて、塩で味を調えて火を止める。器に盛り、菜の花をあしらう。

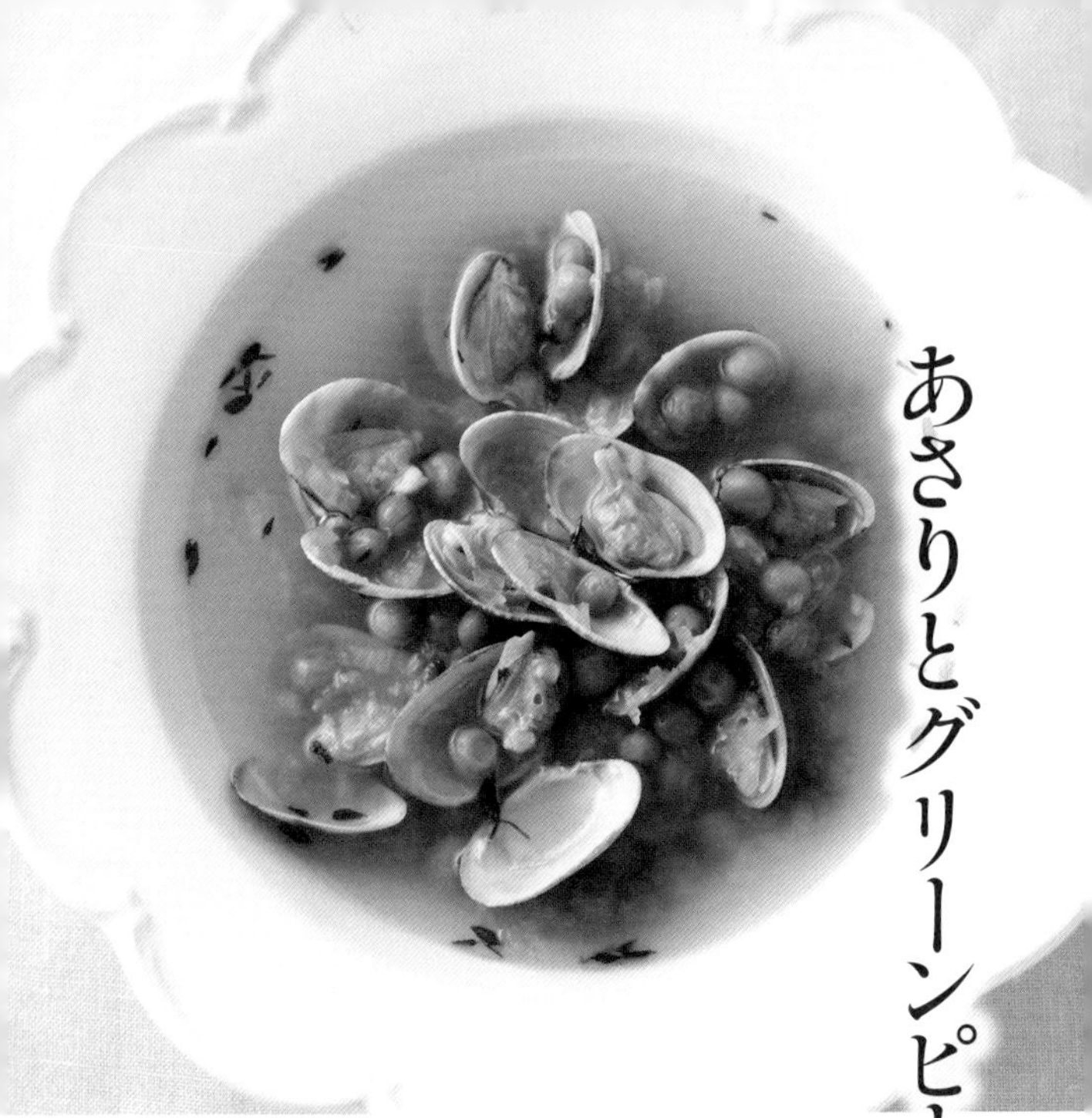

あさりとグリーンピースのスープ

肝の働きをよくするあさりのうまみがたっぷりのスープ。グリーンピースは気を巡らせる効果があり、鮮やかな緑は食欲をそそります。

材料（2人分）

- 寒 あさり…200g
- 平 グリーンピース…100g
- 温 玉ねぎ…1/4個
- 涼 セロリ…20g
- 微 鶏がらスープ…1と1/2カップ
- オリーブ油…大さじ1/2
- タイム（生）…1枝
- 白ワイン…1/4カップ
- 塩、こしょう…各少々

※あさりはできれば一晩塩水につけて砂抜きをする。

※鶏がらスープはP.226参照。化学調味料無添加の鶏がらスープの素（顆粒）小さじ1/2+湯1と1/2カップで代用してもよい。

作り方

1 あさりは殻をこすり合わせてよく洗う。玉ねぎ、セロリはみじん切りにする。

2 鍋にオリーブ油を温め、玉ねぎ、セロリをしんなりするまで炒める。あさり、タイム、白ワインを加えて混ぜ合わせ、ふたをして蒸し煮にする。

3 あさりの口が開いたら鶏がらスープ、グリンピースを加え、再び煮たったら塩、こしょうで味を調える。

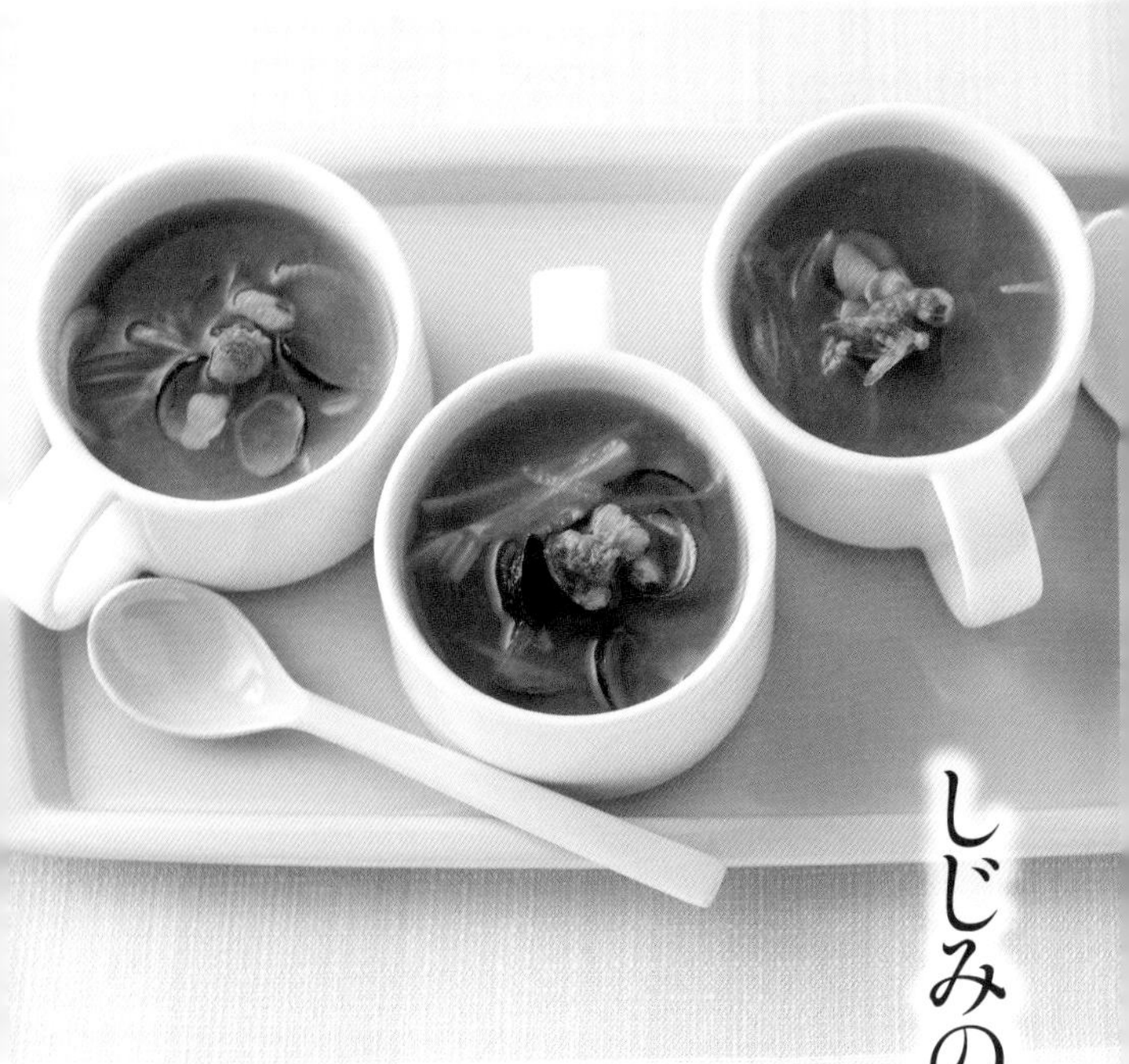

しじみのカレースープ

肝の機能アップにダブルで働くしじみとターメリックの組み合わせ。スパイシーな香りが食欲をそそり、疲れたときや二日酔いのときにもおすすめです。

材料（２人分）

- しじみ…150g
- 玉ねぎ…50g
- セロリ…20g
- ターメリック
  …小さじ1/2
- カレー粉…小さじ1
- 鶏がらスープの素
  …小さじ1/3
- A
  - 酒…大さじ2
  - 水…1/4 カップ
- 水…1と1/2 カップ
- 塩…少々

※しじみはできれば1晩水につけて砂抜きをする。

作り方

1 しじみはよく洗い、Aとともに鍋に入れ、ふたをして火にかける。しじみの口が開いたら火を止め、しじみを取り出し、煮汁は茶こしでこす。

2 玉ねぎ、セロリはせん切りにする。

3 鍋に１の煮汁、2、分量の水を入れて火にかけ、煮たったらあくを取る。ターメリック、カレー粉、鶏がらスープの素を加えてよく混ぜ、しじみを戻し入れて塩で味を調える。器に盛り、ターメリック少々（分量外）をふる。

＊ターメリックはかけすぎると苦味が出るので注意。

Summer

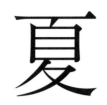

夏

夏野菜は体の熱をとって水分補給するのに最適
ただし、体が冷えすぎないように工夫を

夏は「心《しん》」の季節

よく汗をかく夏は、心拍数が高くなって「心」の働きが活発になります。同時に負担も大きくなるため、夏は心を補う必要があります。心の働きを助けるのはレタスやにがうり、かぶなどの苦味のある食材が効果的です。また、夏は津液（体を潤す体液）や気の消耗にも要注意。気は汗と一緒に排出されるので、水分補給と合わせて気を補う肉類を食べてスタミナをつけましょう。

　夏が旬の野菜、果物の多くは体の余分な熱をとる涼性や寒性で、水分もたっぷり含まれています。夏の体に必要な働きがあり、栄養価も高いので積極的にとってください。

涼性・寒性の食材に加えて、酢や梅干しなど、酸味のある食材を組み合わせると汗の出すぎが抑えられます。また、炎天下での熱中症予防には、すいかと塩、きゅうりとみそなどの組み合わせがおすすめです。水分のとりすぎでむくみがちになったときは、とうもろこしのひげ茶、冬瓜などの利尿効果のある食材で改善しましょう。

夏の冷えに要注意

冷房をきかせて過ごすことが多い現代は、夏の冷えも深刻になっています。夏バテの大半は体の冷えや疲れからくる脾と胃の疲弊が原因です。夏でも体の冷えを感じる人は、冷たい飲み物や脂っこい料理は避け、消化がよく温かい食材を食べて脾と胃をいたわることが大切です。また、夏の不調は食生活の乱れも原因です。1日3回の食事は体のリズムを整え、消化吸収、代謝をスムーズに行なうためにも大切です。朝、昼、晩と規則正しい食事を心がけてください。

冷えは巡りを悪くします。入浴と運動も必須です。

夏の養生ポイント

最近は冷房の影響で、夏でも汗をかくことが少なくなりました。しかし、汗には体にこもった熱や老廃物を排出する役割があるため、汗をかかないでいると気の巡りが悪くなったり肌荒れしやすくなったりします。また、夏はシャワーだけで入浴をすませがちですが、これもNG。しっかり湯船につかり、毛穴を開いて適度に汗をかくことで体の老廃物が出て代謝があがります。暑いからといって冷房をきかせ、汗をかかないでいると秋以降に体調を崩しやすいので注意しましょう。

一年を通して考えれば、夏の陽気を浴びることも大切です。熱中症にならないように水分補給をしながら、適度に体を動かしてください。

●夏を代表する食材

きゅうり　トマト　なす　にがうり　レタス　すいか　桃　そら豆　とうもろこし
空心菜　しそ　つるむらさき　冬瓜　など

夏におすすめの食材

＜苦味のある食材＞

にがうり　レタス　アスパラガス　かぶ　らっきょう
ゆり根　アーモンド　など

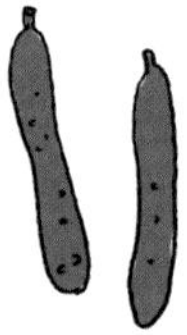

＜冷やして発散させる＞

くず　ミント　菊花　桑の葉　など

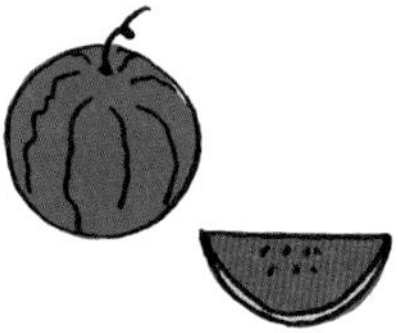

＜余分な熱をとる＞

白菜　きゅうり　トマト　大根　かぶ　レタス　オクラ　セロリ　とうもろこし　水菜　にがうり　ズッキーニ　れんこん　たけのこ　冬瓜　ターサイ　こんにゃく　りんご　キウイフルーツ　バナナ　すいか　メロン　マンゴー　はと麦　粟　小麦　大麦　豆腐　湯葉　緑豆　ココナッツ　しじみ　あさり　はまぐり　かに　のり　昆布　海藻　など

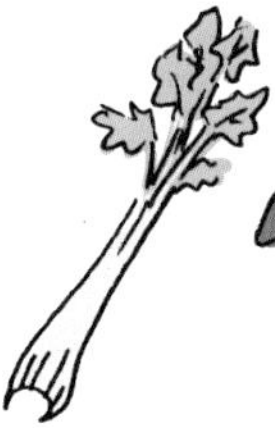

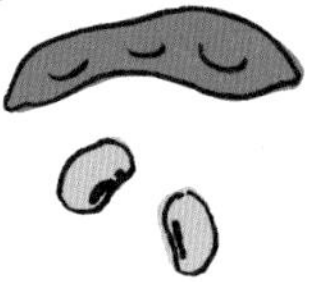

＜血を補う＞

にんじん　ほうれん草　落花生（ピーナッツ）　ぶどう　ライチ　豚のレバー・心臓（ハツ）　豚足　いか　たこ　赤貝　など

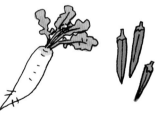

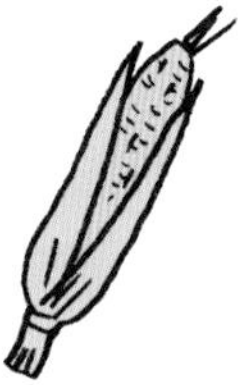

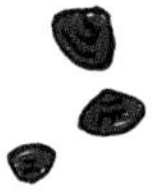

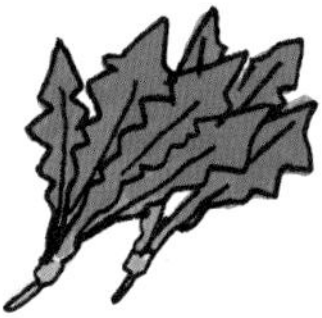

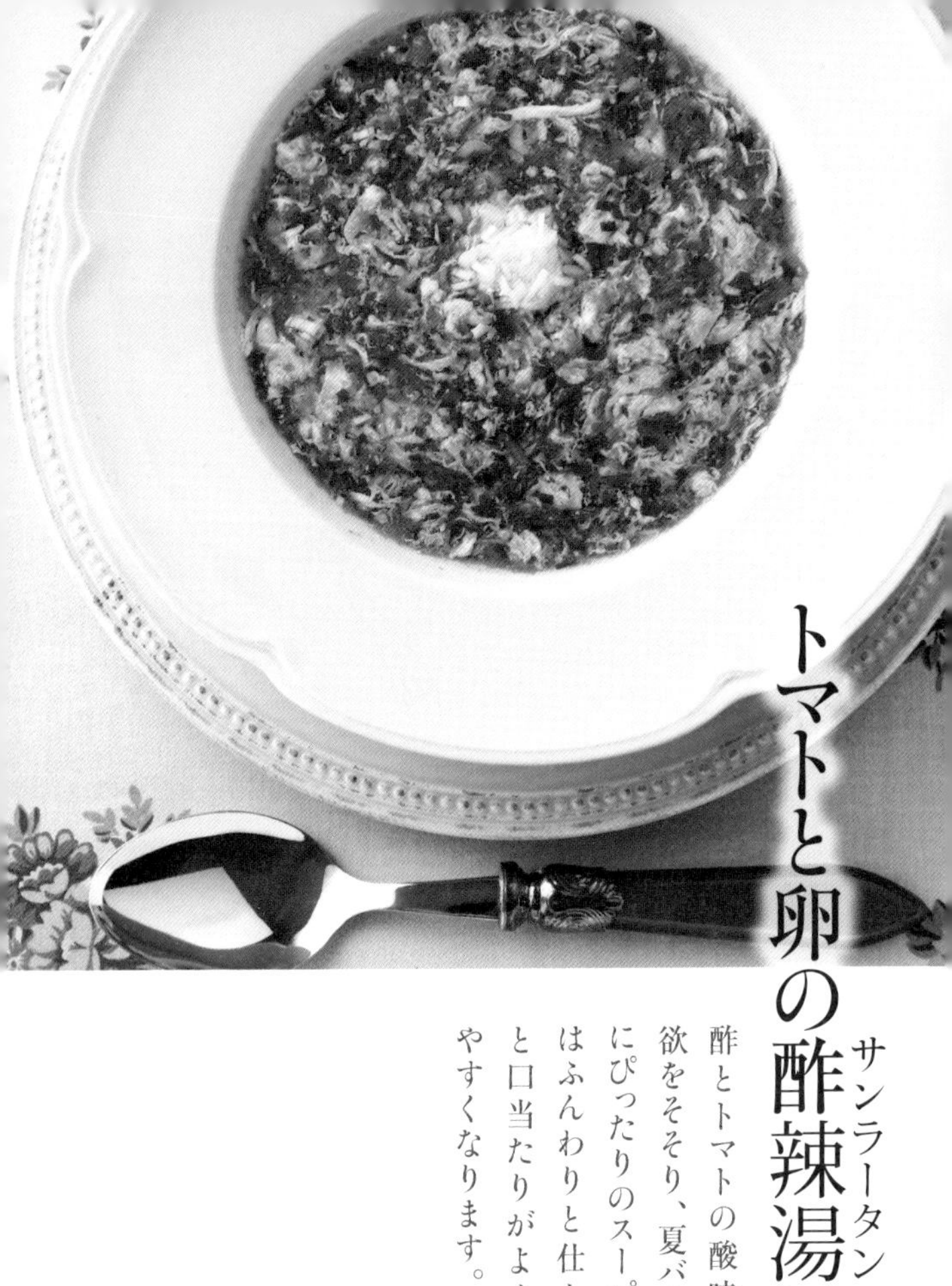

トマトと卵の酢辣湯《サンラータン》風

酢とトマトの酸味が食欲をそそり、夏バテ解消にぴったりのスープ。卵はふんわりと仕上げると口当たりがよく飲みやすくなります。

材料（２人分）

寒 トマト…１個

平 卵…１個

モロヘイヤ（葉のみ）
…10ｇ

温 長ねぎ（みじん切り）
…小さじ２

微 鶏がらスープ…２カップ

A 酒…大さじ１/２
　塩…少々

酒…大さじ１

塩、こしょう…各少々

ラー油…適量

※鶏がらスープはP.226参照。化学調味料無添加の鶏がらスープの素（顆粒）小さじ1/2＋水2カップで代用してもよい。

作り方

1　トマトは横半分に切り、種を取って８㎜角に切る。モロヘイヤは粗みじんに切る。卵はAを加えて溶きほぐしておく。

2　鍋にトマトと鶏がらスープを入れて火にかけ、煮たったら酒を加えてトマトが煮くずれるまで２分ほど煮る。モロヘイヤを加えてひと混ぜし、溶き卵を回し入れてかき混ぜ、塩、こしょうで味を調える。

3　器に半量の長ねぎとラー油を入れ、２のスープを注ぐ。残りの長ねぎをのせ、混ぜながらいただく。

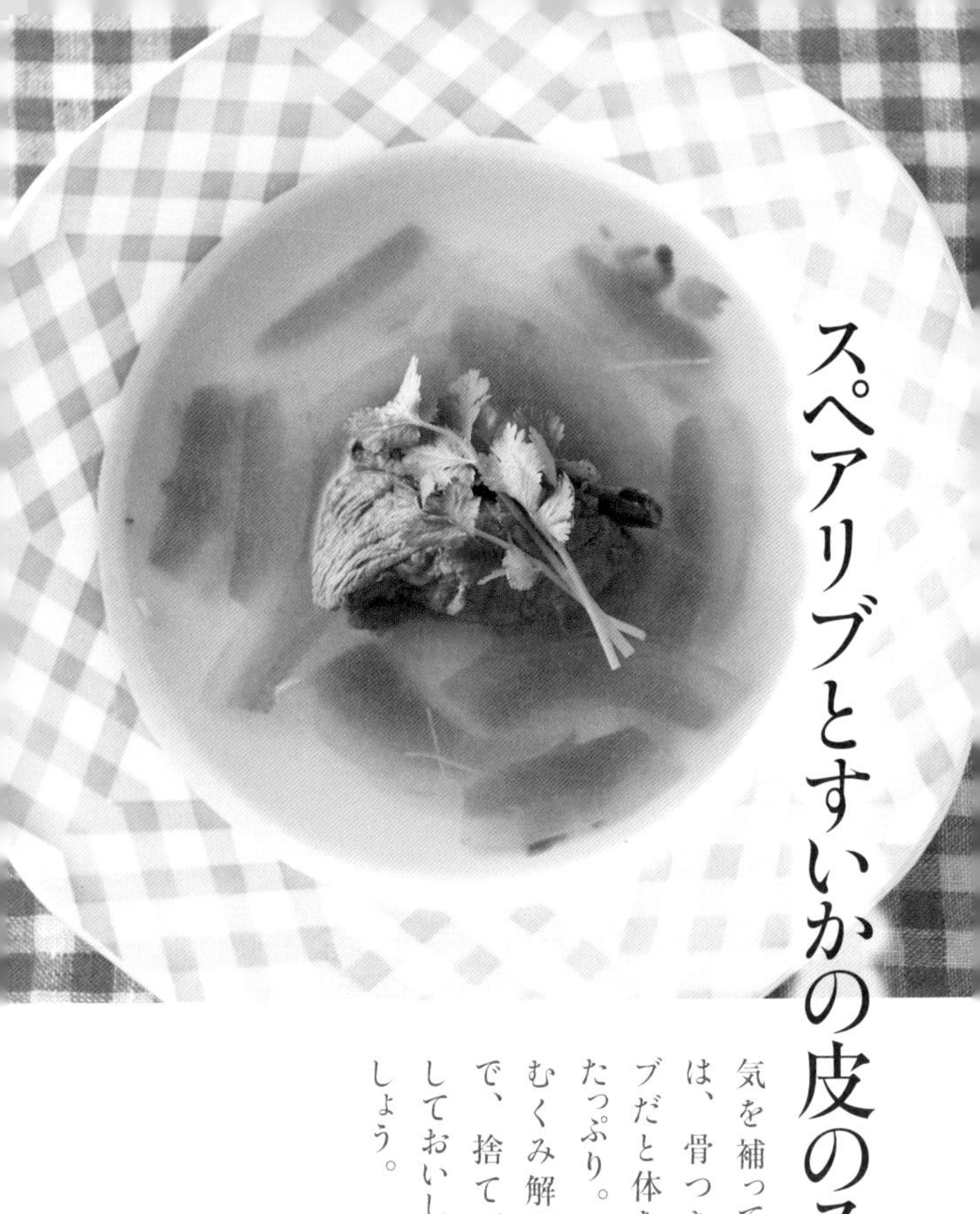

スペアリブとすいかの皮のスープ

気を補ってくれる豚肉は、骨つきのスペアリブだと体を潤す成分もたっぷり。すいかの皮もむくみ解消に役立つので、捨てずにスープにしておいしくいただきましょう。

材料（2人分）

- 平 スペアリブ…2本
- 寒 すいかの皮…100g
- 微 しょうが（薄切り）…5枚
- 微 鶏がらスープ…2カップ
- 塩…少々
- A
  - 酒…大さじ1
  - 塩、こしょう…各少々
- 酒…大さじ1
- 塩、こしょう…各少々
- 温 香菜（あれば）…少々

※鶏がらスープはP.226参照。化学調味料無添加の鶏がらスープの素（顆粒）小さじ1/4+水2カップで代用してもよい。

作り方

1 スペリブは水で洗って水気をふき、余分な脂は取り除く。Aをふってすり込み、熱湯でさっとゆでる。すいかの皮は表面をピーラーでむき、食べやすい大きさの薄切りにする。

2 鍋にしょうが、鶏がらスープを入れて火にかけ、煮たったら酒、1を加える。中火弱で15分ほど煮て塩、こしょうで味を調える。器に盛り、香菜をあしらう。

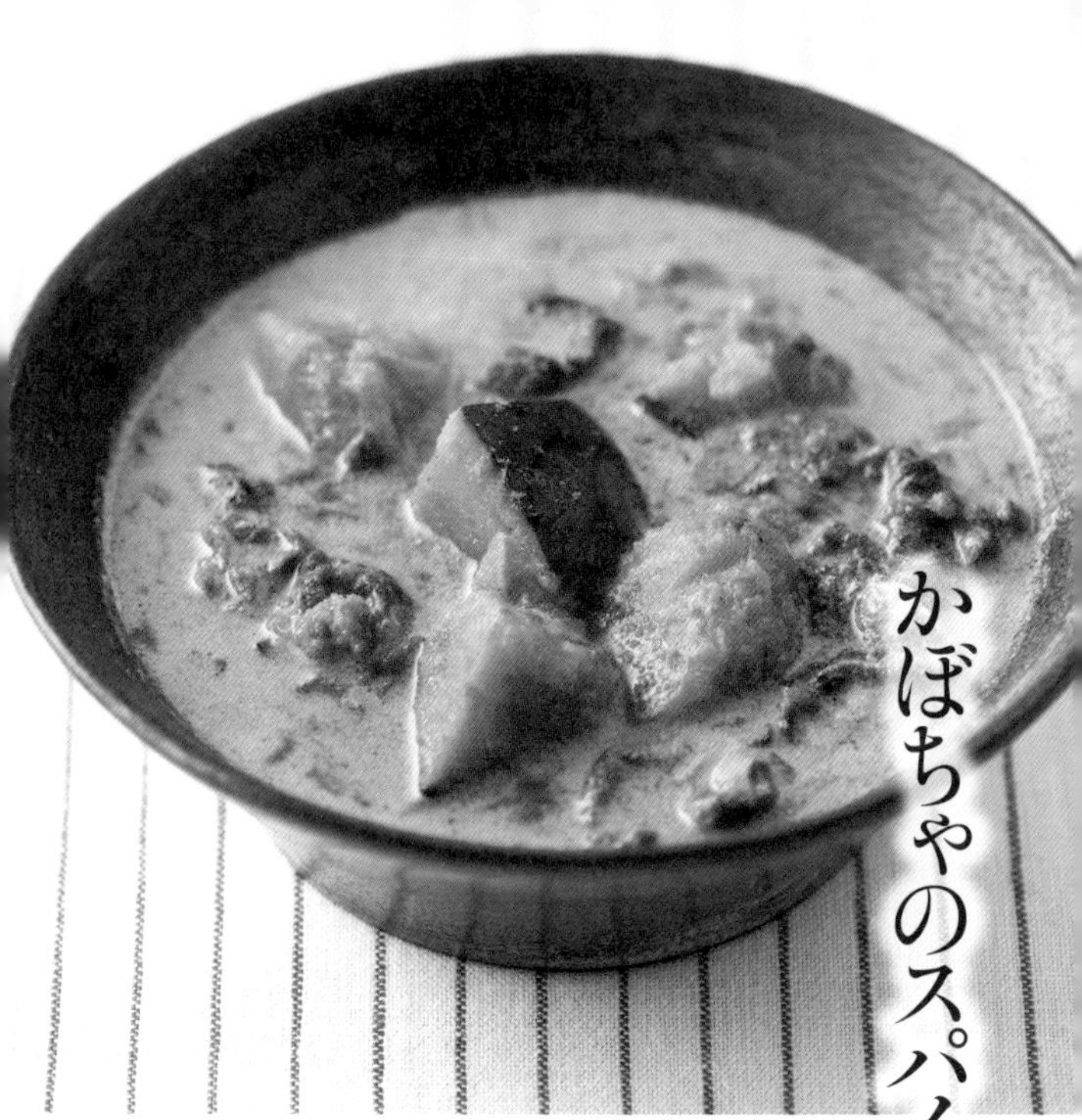

かぼちゃのスパイシースープ

かぼちゃと牛肉で脾の働きを助け、スパイスで冷えを防ぎます。のどの渇きを潤すココナッツミルクのまろやかな甘みやコクとも相性バツグン。

材料（2人分）

温 かぼちゃ…100g
平 牛こま切れ肉…80g
温 玉ねぎ…50g
微 おろししょうが…大さじ1
微 鶏がらスープの素（顆粒）…小さじ1/3
平 ココナッツミルク…1カップ
A 酒…大さじ1
  塩、こしょう…各少々
温 クミンシード…小さじ1/2
水…1カップ
酒…大さじ1
ガラムマサラ…小さじ1/2
塩、こしょう…各少々

作り方

1 かぼちゃは2cm角に切り、皮をところどころむく。玉ねぎは粗みじんに切る。牛肉は水で洗って水気をふき、2cm幅に切ってAをふり、軽くもみ込む。

2 鍋にかぼちゃ、玉ねぎ、クミンシード、ココナッツミルク、分量の水を入れて火にかけ、煮たったら3分ほど煮て牛肉、鶏がらスープの素、酒を加えて混ぜ合わせる。あくを取り、肉の色が変わるまで煮る。

3 ガラムマサラ、塩、こしょうで味を調え、おろししょうがを加えてひと混ぜし、すぐに火を止める。

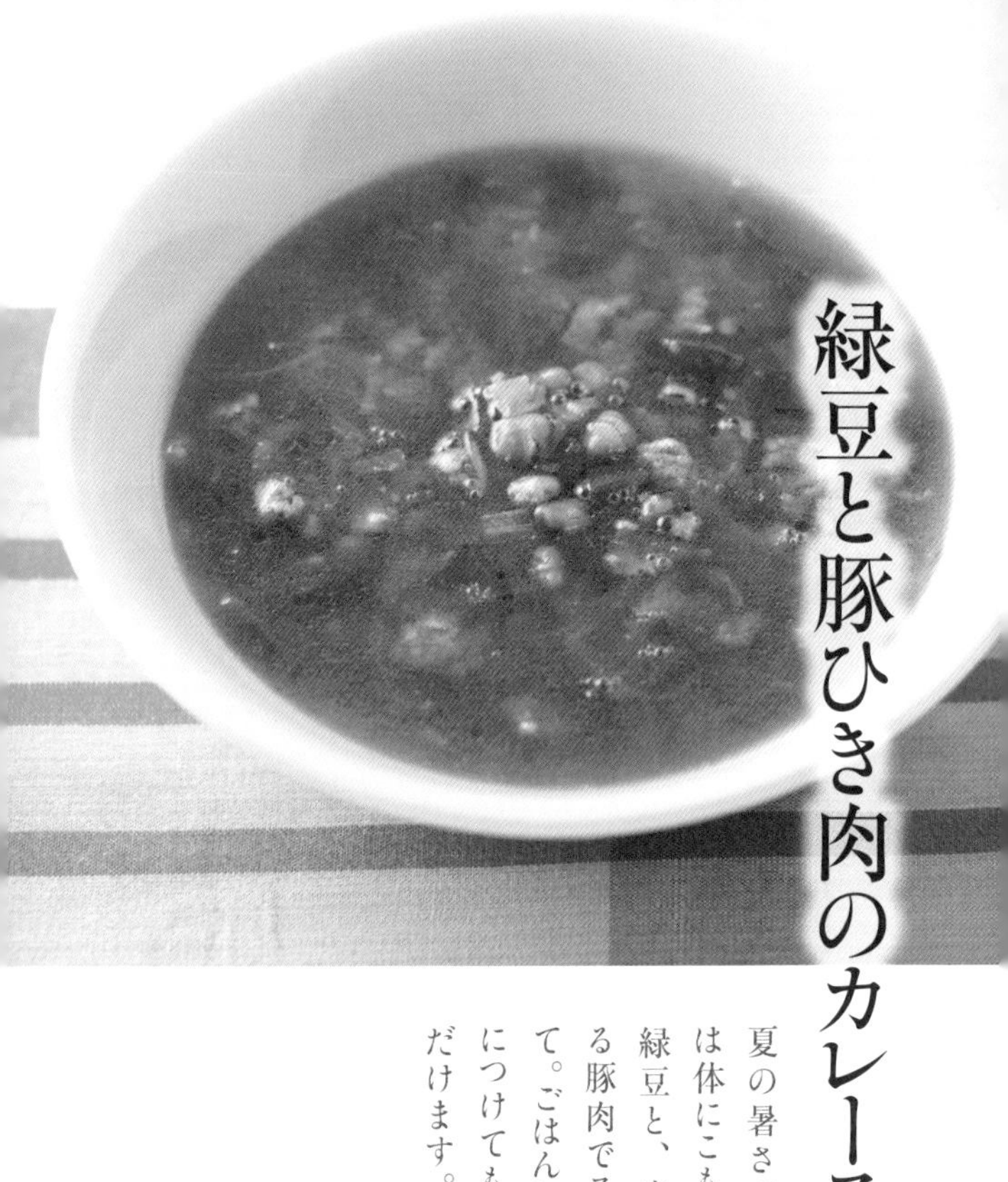

緑豆と豚ひき肉のカレースープ

夏の暑さで疲れたときは体にこもった熱をとる緑豆と、疲労を回復する豚肉でスタミナをつけて。ごはんにかけたりパンにつけてもおいしくいただけます。

材料（２人分）

寒 緑豆…1/4 カップ
熱湯…1/2 カップ
平 豚ひき肉…80g
平 赤パプリカ…1/2個
温 玉ねぎ…50g
温 にんにく…小1かけ
微 鶏がらスープの素(顆粒)
…小さじ1/2
オリーブ油…大さじ1
酒…大さじ2
温 クミンシード…小さじ1
温 カレー粉…小さじ2
塩、こしょう…各少々
水…2カップ
温 コリアンダーパウダー
…大さじ1
微 おろししょうが…10g

作り方

1　緑豆は洗ってスープジャーまたはポットに入れ、湯（分量外）を注いで全体を温めたら、湯を捨てる。分量の熱湯を注ぎ入れ、３時間ほどおく。

2　豚肉は半量の酒をふり、菜箸で練らないように混ぜる。玉ねぎ、パプリカは粗みじん、にんにくはみじん切りにする。

3　鍋に１の緑豆を汁ごと入れ、鶏がらスープの素、分量の水を加えて煮たたせ、中火弱で豆がやわらかくなるまで30分ほど煮る。

4　フライパンにオリーブ油を温めてクミンシードを炒め、香りがたったら玉ねぎを加えてしんなりするまで炒める。にんにくを加えて炒め合わせ、香りがたったら豚肉を加えてほぐし、色が変わったらパプリカ、カレー粉を加えて炒め合わせる。3に残りの酒、コリアンダーパウダー、おろししょうがとともに加えて１～２分ほど煮たら塩、こしょうで味を調える。

A u t u m n

秋

夏の疲れを癒して乾燥から身を守り、
気を充実させて寒さに備えましょう

乾燥を嫌う「肺」の季節

秋は肺の機能が盛んになる季節です。肺は中医学では呼吸機能と、気や水分の調節にかかわりがあるとされます。また、肺は衛気（外からの悪いものの侵入を防ぐバリア）と、津液（体を潤す体液）を肌に巡らせる役割も担当。肺がよく潤って機能していれば風邪にかかりにくく、肌の潤いも保てます。

肺がもっとも苦手なのが乾燥で、秋は大気の湿度が下がり、乾燥が進むためにダメージを受けやすくなります。乾燥によって肺の働きが弱くなると、咳や痰が出たり、喘息などの症状があらわれます。

秋の食材で気を充実させて

秋のはじめはまだ暑く、体は夏のダメージが残っています。まずは夏の間に弱った脾や胃をいたわりましょう。山いも、さつまいも、かぼちゃなどのいも類は脾の働きを、大根、トマトなどは胃の働きを助けます。さらに、冷え体質の人は体を温める食材を、のぼせやすい人は体の熱を発散させる食材を組み合わせてとりましょう。

秋が深まり、空気が乾燥しはじめたら体を潤す食材を。柿や梨など秋の味覚は体を潤す作用があるほか、アーモンド、ごま、くるみなどの種実類も肺の乾燥を防いでくれます。

また、寒い冬に備えて気を充実させるのも大切。秋に収穫される米やきのこ類は味わいや栄養が豊富なだけでなく、気の補給効果も高い食材です。旬の味覚で気を補充して元気な体を作りましょう。

気候がよくなるので野外のスポーツやウォーキングなどは気を巡らして養います。冬にそなえて積極的に体を動かしましょう。

秋の養生ポイント

暑さが残る初秋から寒くなる晩秋まで続く秋は、自然の世界では陽盛から陰盛に変わる重要な時季です。私たちの体も陽（温める）が減り、陰（冷やす）が増えていきます。食事でも生活でも潤いを守り、寒さを感じたら温かくして陽の気を保つように心がけましょう。

また、秋は夕暮れが早くなり、植物も枯れていくため、なんとなく物悲しい気分になります。精神面でも陰の気が増えると気分が落ち込みやすくなるので、ストレスをためずにリフレッシュすることが大切です。

中国では「秋の3か月間は鶏のように早く寝て、早く起きるとよい」といわれているそう。早寝早起きの健康的な生活で心身を健やかにして、来るべき冬に備えましょう。

●秋を代表する食材

しいたけ　しめじ　さつまいも　里いも　山いも類　栗　ぎんなん　ゆず　りんご　梨　ぶどう　柿　いちじく　米　さんま　鮭　など

秋におすすめの食材

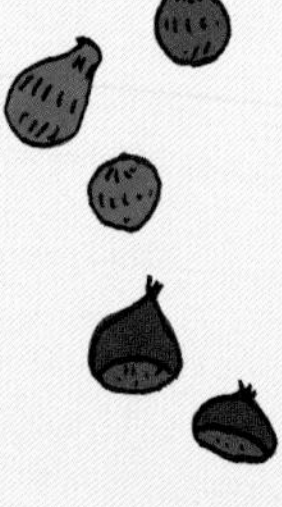

＜脾の働きを助ける＞

かぼちゃ　春菊　山いも類　さつまいも　えんどう豆（グリーンピース）　カリフラワー　しょうが　香菜　なつめ　栗　りんご　さくらんぼ　そば　うるち米　粟　大麦　鶏肉　豚肉　羊肉　ホタテ　ナツメグ　フェンネル　クローブ　など

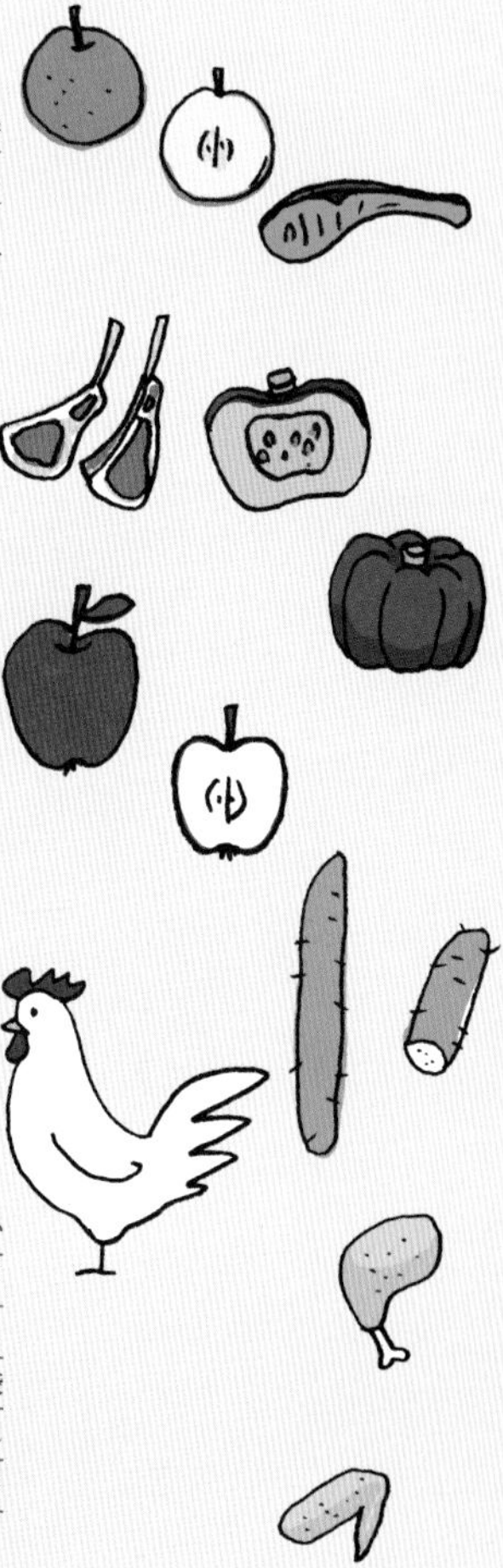

<胃の働きを助ける>

キャベツ　大根　トマト　じゃがいも　春菊　かぶ　オクラ　えんどう豆（グリーンピース）　にんにく　カリフラワー　そば　大麦　りんご　オレンジ　ゆず　など

<気や血の巡りをよくする>

玉ねぎ　チンゲン菜　らっきょう　えんどう豆（グリーンピース）　オレンジ　そば　ジャスミン　マイカイカ　酢　ターメリック　ウコン　紅花　サフラン　など

<気を補う>

干ししいたけ　キャベツ　じゃがいも　かぼちゃ　山いも類　さつまいも　カリフラワー　いんげん豆　白豆　栗　なつめ　うるち米　もち米　牛肉　豚の骨　豚の胃袋（ガツ）・腎臓（マメ）　鶏肉　たら　いわし　さば　かつお　うなぎ　いしもち　すずき　たちうお　どじょう　はちみつ　など

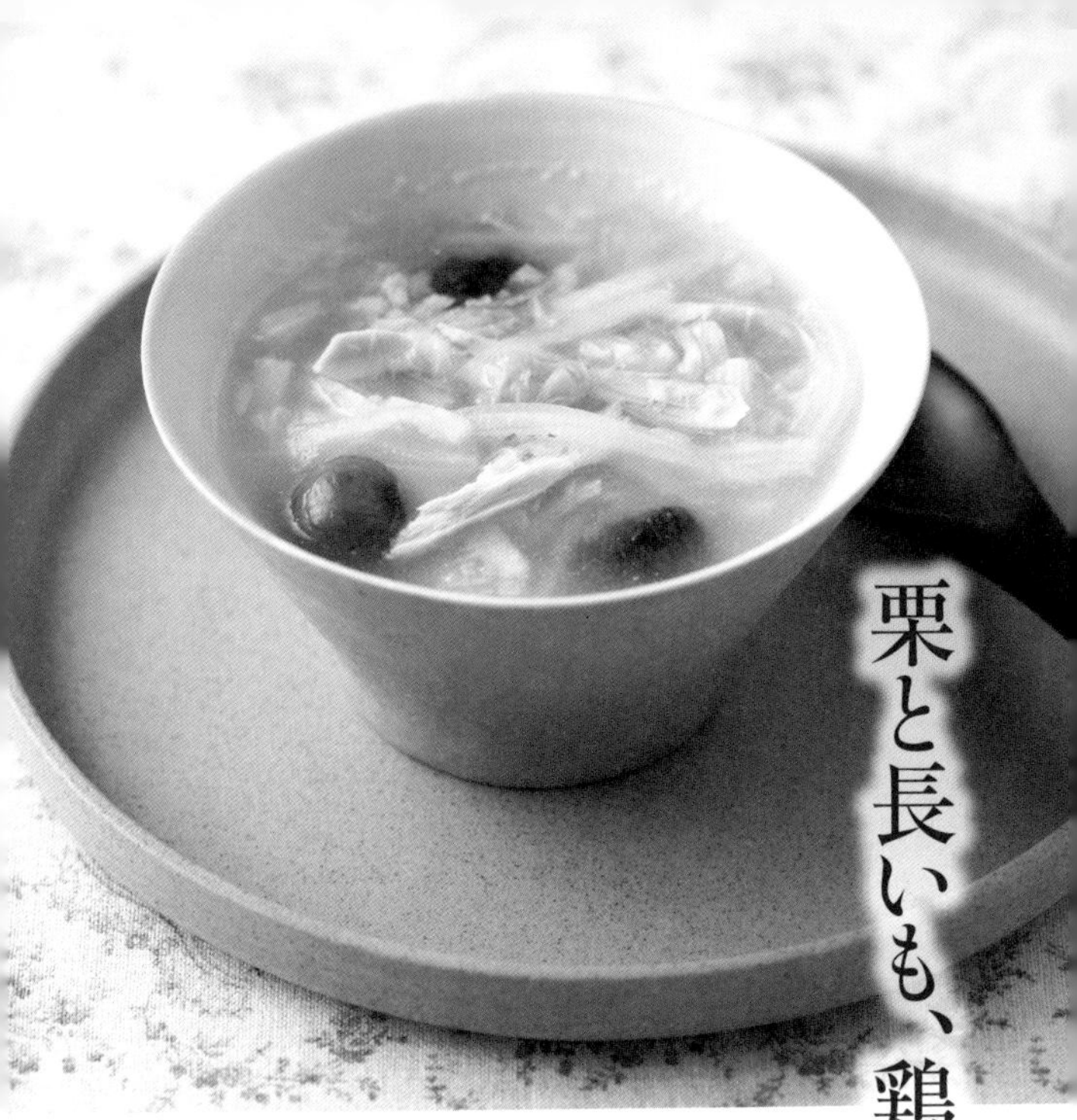

栗と長いも、鶏肉のスープ

栗は脾を助けて気を補い、血の巡りもよくする頼もしい食材。気を補って脾の働きを助け、疲労を回復する長いもを合わせて夏の疲れを癒します。

材料（2人分）

- 温 甘栗…6個
- 平 長いも…60g
- 平 白菜…1枚
- 微 まる鶏のスープ（P.222参照）…2カップ
- 微 まる鶏のスープの鶏肉（P.222参照）…40g
- 微 鶏がらスープの素（顆粒）…小さじ1/3
- 酒…大さじ1
- 塩、こしょう…各少々

作り方

1 甘栗はぬるま湯でさっと洗う。長いもは酢水（分量外）に浸してから、白菜とともに4～5㎝長さのせん切りにする。

2 鍋にまる鶏のスープを入れて火にかけ、煮たったら酒、鶏がらスープの素、長いも、白菜の軸を加えて5分ほど煮る。

3 白菜の軸に火が通ったら、甘栗、白菜の葉、鶏肉をほぐしながら加える。2～3分煮て塩、こしょうで味を調える。

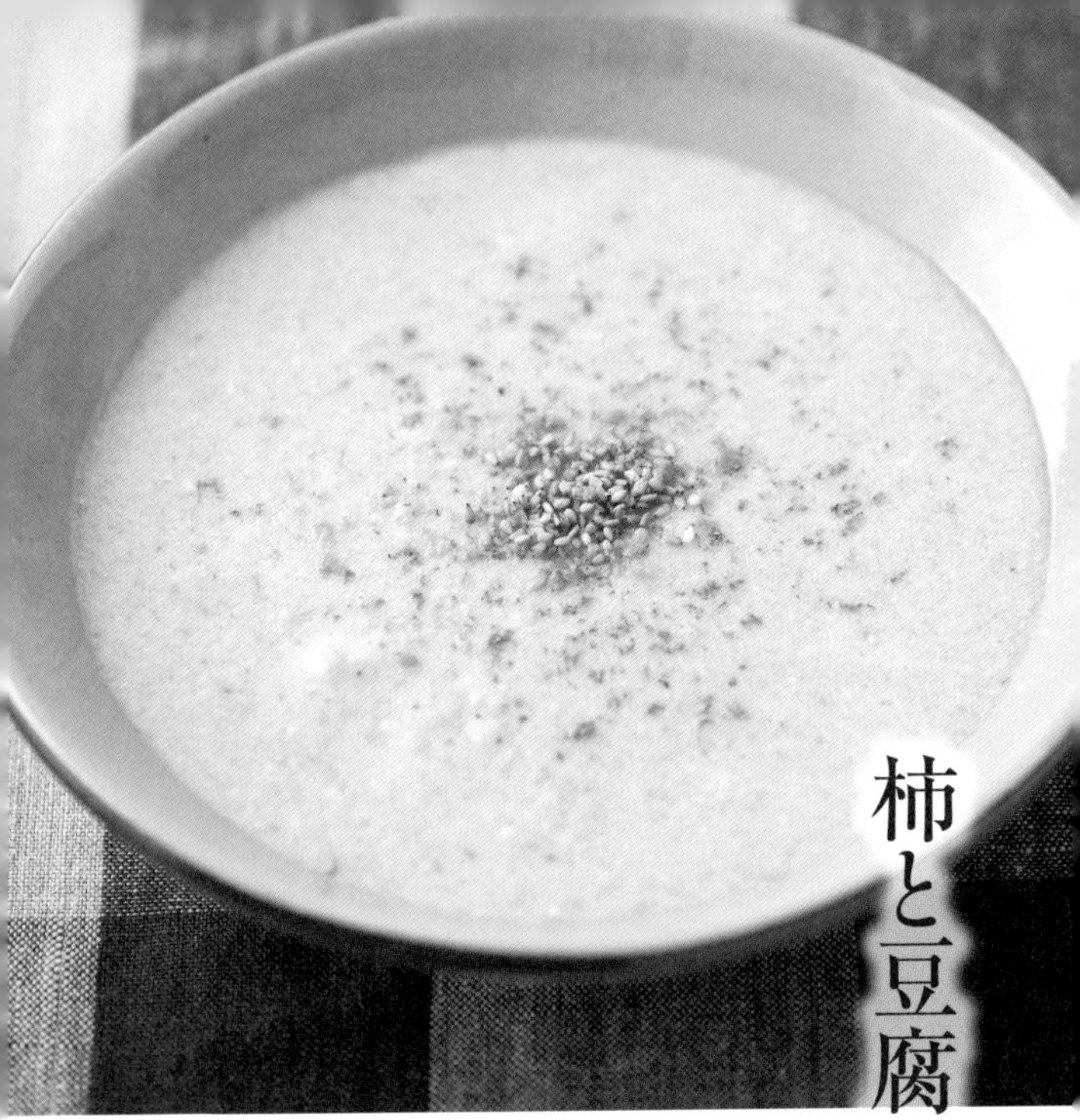

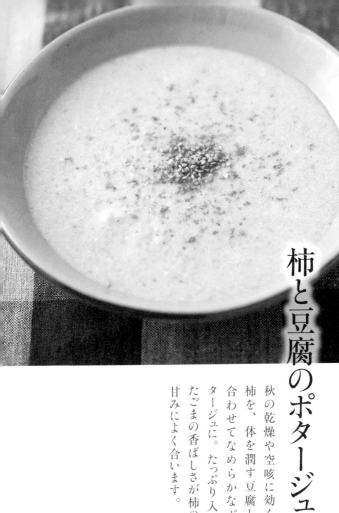

柿と豆腐のポタージュ

秋の乾燥や空咳に効く柿を、体を潤す豆腐と合わせてなめらかなポタージュに。たっぷり入ったごまの香ばしさが柿の甘みによく合います。

材料（２人分）

寒 柿…1個
寒 白すりごま…大さじ1
涼 豆腐（絹）…1/2丁
微 鶏がらスープ…1カップ
温 ナツメグ（パウダー）…少々
塩、こしょう…各少々
寒 白炒りごま…少々

※鶏がらスープはP.226参照。化学調味料無添加の鶏がらスープの素（顆粒）小さじ1/4+湯1カップで代用してもよい。

作り方

1　柿は3㎝角に切る。フードプロセッサーに柿、すりごま、豆腐を入れてなめらかになるまで攪拌する。鶏がらスープを半量加え、攪拌してよく混ぜ合わせる。

2　1を鍋に入れ、残りの鶏がらスープを加えて火にかける。煮たつ直前によく混ぜてナツメグを加え、塩、こしょうで味を調えて火を止める。器に盛り、ナツメグと白炒りごまをふる。

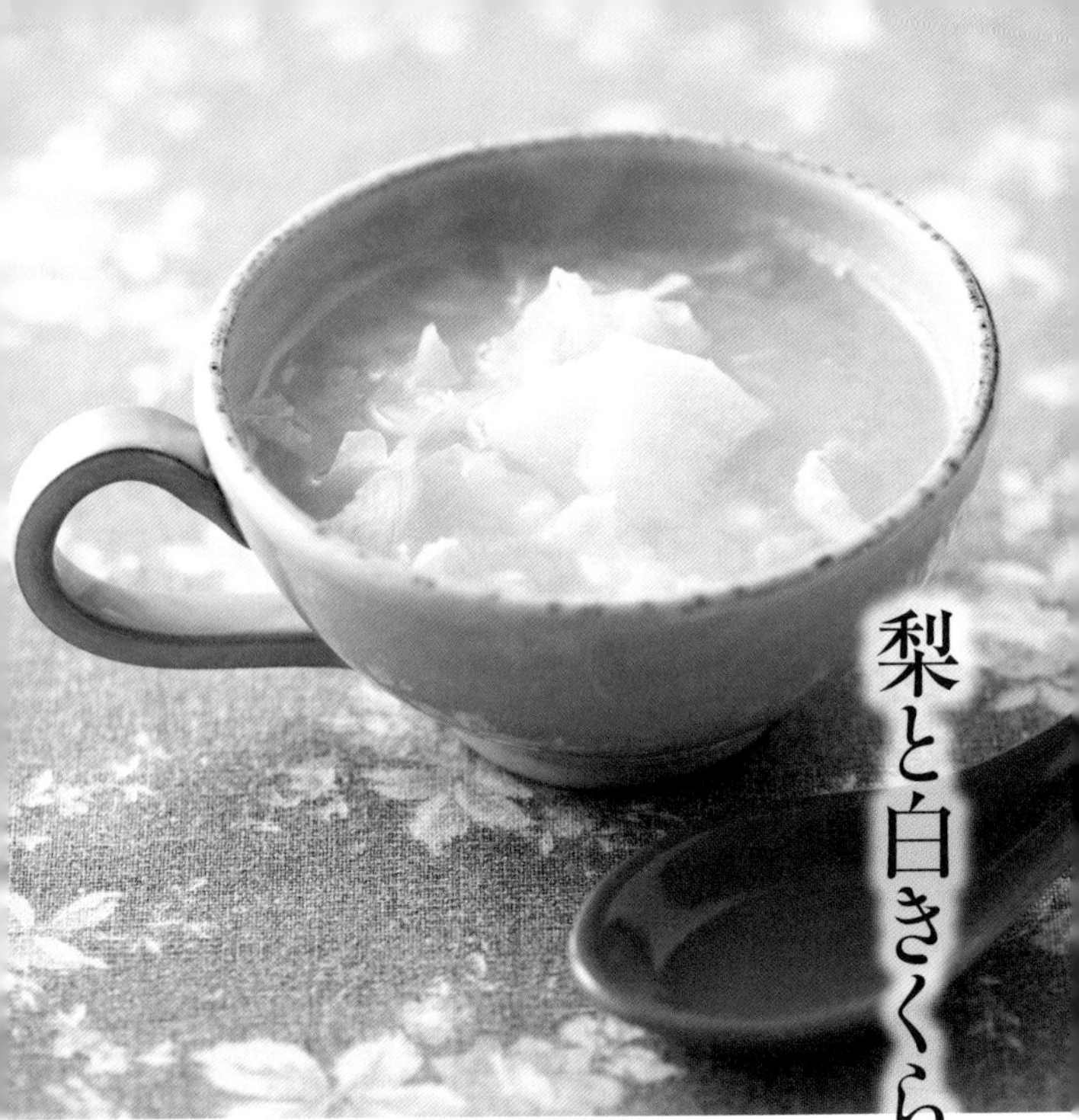

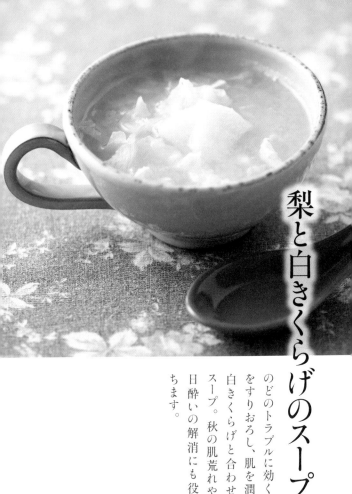

梨と白きくらげのスープ

のどのトラブルに効く梨をすりおろし、肌を潤す白きくらげと合わせたスープ。秋の肌荒れや二日酔いの解消にも役立ちます。

材料（2人分）

- [涼] 梨…150g+いちょう切り（飾り用）4枚
- [微] 鶏胸肉…60g
- [平] 白きくらげ…4g
- [微] おろししょうが…小さじ1/2
- [微] 鶏がらスープ…1カップ
- [微] 鶏がらスープの素(顆粒)…小さじ1/3
- 水…1カップ
- A
  - 酒…大さじ1/2
  - 塩…少々
- 酒…大さじ1/2
- 塩…小さじ1/3強

※鶏がらスープはP.226参照。化学調味料無添加の鶏がらスープの素（顆粒）小さじ1/2+水2カップで代用してもよい。

作り方

1 白きくらげは水で戻し、石づきを取って食べやすい大きさにちぎる。鍋に白きくらげ、鶏がらスープ、分量の水を入れて火にかけ、煮たったら火を弱めて30分ほど煮る。

2 鶏肉は水で洗って水気をふき、ひと口大のそぎ切りにしてAをふり、軽くもみ込む。梨はすりおろす。

3 1に2、鶏がらスープの素、酒を加えてひと混ぜし、肉に火が通るまで2分ほど煮る。塩で味を調え、おろししょうがを加えてひと混ぜし、すぐに火を止める。器に盛り、飾り用の梨をあしらう。

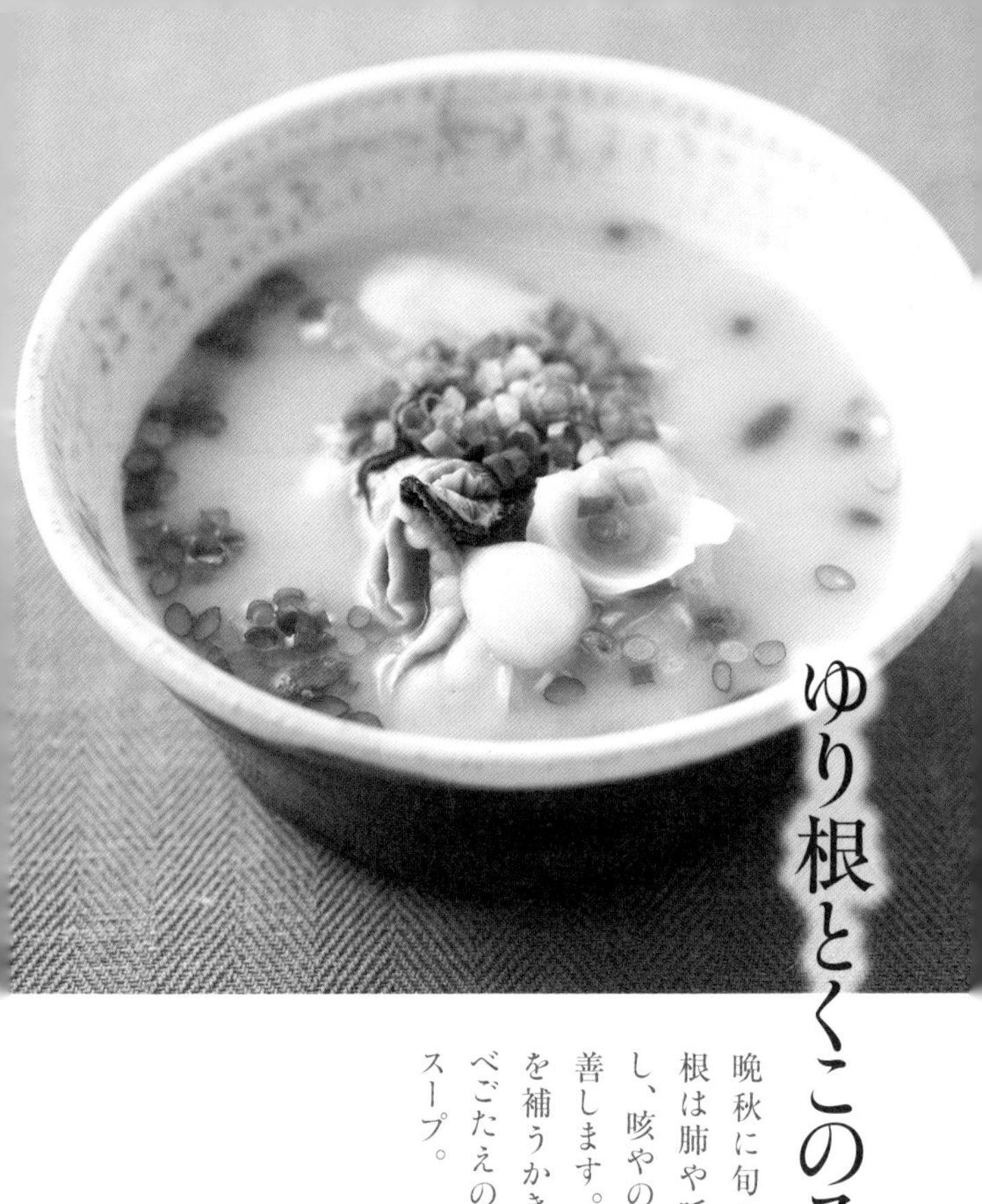

ゆり根とくこのスープ

晩秋に旬を迎えるゆり根は肺や呼吸気管を潤し、咳やのどの渇きを改善します。体を潤して血を補うかきも入った、食べごたえのあるごちそうスープ。

材料（２人分）

- 涼 ゆり根…60g
- 平 くこの実…大さじ1
- 平 かき（むき身）…8個
- 温 万能ねぎ（小口切り）…大さじ1
- 微 鶏がらスープ…2カップ
- 酒…大さじ2
- 西京みそ…40g

※鶏がらスープはP.226参照。化学調味料無添加の鶏がらスープの素（顆粒）小さじ1/2+水2カップで代用してもよい。

※ゆり根は乾燥6gをもどしても可。

作り方

1 ゆり根は1枚ずつほぐして洗い、傷があれば取り、水に浸す。くこの実はぬるま湯でさっと洗う。かきは塩少々（分量外）でやさしくもみ、水で洗って水気をふき、半量の酒をふっておく。

2 鍋に鶏がらスープを入れて火にかけ、煮たったら残りの酒、水気をきったゆり根を加える。ひと煮たちしたら火を弱め、ゆり根が透き通るまで2～3分煮る。

3 くこの実、かきを加え、かきに火が通ったら西京みそを溶き入れて沸騰寸前に火を止める。器に盛り、万能ねぎをのせる。

W i n t e r

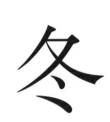

冬

腎を養って寒さに強い体作りを

体を温める力が強いスパイス類も効果あり

寒さや冷えにかかわる「腎」の季節

気温が下がって空気が乾燥する冬は、体にとってはもっとも過酷な季節。体が冷えて気や血の巡りが滞りやすいので、風邪をひいたり、おなかや頭、関節などあちこちが痛んだり、婦人科系や肌・髪のトラブルが出たりなど、さまざまな不調があらわれやすくなります。

五臓の中で、体の冷えにもっとも深くかかわっているのが「腎」で、冬は腎の季節です。腎は成長や発育、老化、生殖を担当し、体の陰（冷やす力）と陽（温める力）の源とされます。冷えやのぼせは、腎の陰陽バランスが乱れることが要因。腎の働きを助ける食材をとるのはもちろん、常に体を温める食事や服装を心がけましょう。

食事で体を芯から温める

冷えに悩む人は、体を温める力が強い羊肉や干ししょうがをはじめ、シナモン、こしょうなどのスパイス類がおすすめ。腎の働きを高めるえび、くるみ、ムール貝などを組み合わせるとより効果的です。反対に体がのぼせたり暑がりの人は、体を温める食材と、大根や白菜など余分な熱をとってくれる食材をバランスよくとりましょう。

また、冬は気を充実させることも大切です。気が足りていないと体が温まりにくく、寒さや風邪などに対する抵抗力も落ちます。気を補う、たら、さば、ぶりなどは冬が旬で、血流をよくするＥＰＡやＤＨＡも豊富。体を温める食材と組み合わせておいしくいただきましょう。

日光浴も「陽気」を補うのに重要。背中に15～30分の日光浴を!!

冬の養生ポイント

冬は体を休ませ、パワーを貯蔵する時季とされています。

夏と秋に消耗した陰を貯えて体の陰陽のバランスをとるために、いつもより睡眠時間を長めにとって休養を。食事では、陰を補うゆり根や白きくらげ、牛乳、卵、貝類、くこの実、黒ごまなどを積極的にとるとよいでしょう。

冬の寒さに負けない体をつくるには、体を温めることが第一です。温性や熱性の食材をとりながら、適度な運動で代謝をあげましょう。体を動かせば全身に血が運ばれて自然と体が温まり、寒さに強くなって免疫力もアップします。服装では血管が肌の表面に近いために寒さを感じやすい首元、手首、足首を保温すると血行がよくなり、冷え予防になります。

●冬を代表する食材

大根　白菜　ほうれん草　ブロッコリー　カリフラワー　かぶ　れんこん　ゆり根　みかん　ゆず　さば　いわし　ぶり　かき　など

冬におすすめの食材

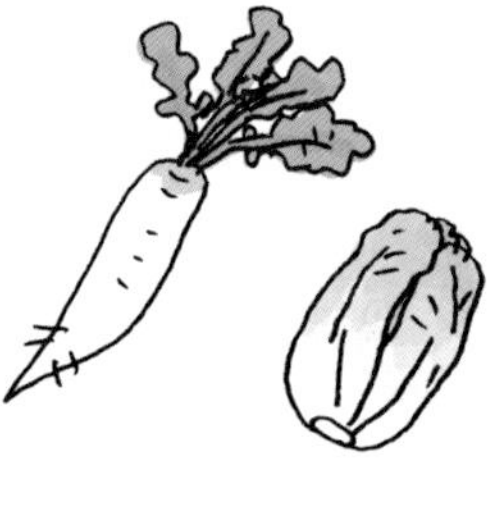

＜体を温める＞

干ししょうが　にら　ピーマン　くるみ　ねぎ　三つ葉　香菜　みょうが　しそ　しょうが（生）　羊肉　鹿肉　えび　鮭　あじ　ます　酒　唐辛子　こしょう　シナモン　花椒　クローブ　フェンネル　黒砂糖　もち　など

＜腎の働きを助ける＞

にら　山いも類　ブロッコリー　黒豆　黒ごま　くこの実　くるみ　栗　キウイフルーツ　粟　豚肉　羊肉卵　えび　あさり　ホタテ　あわび　かき　八角　など

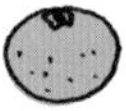

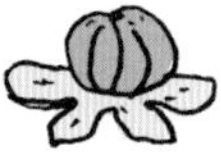

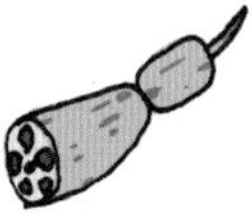

＜気を補う＞

干ししいたけ　キャベツ　じゃがいも　かぼちゃ　山いも類　さつまいも　カリフラワー　いんげん豆　白豆　栗　なつめ　うるち米　もち米　牛肉　豚の骨　豚の胃袋（ガツ）・腎臓（マメ）　鶏肉　たら　いわし　さば　うなぎ　いしもち　どじょう　はちみつ　など

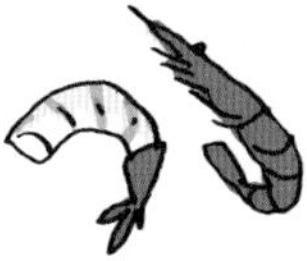

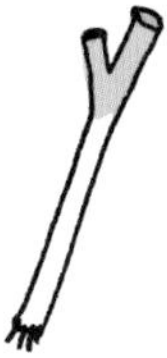

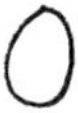

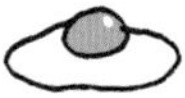

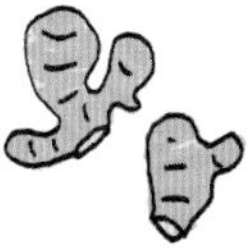

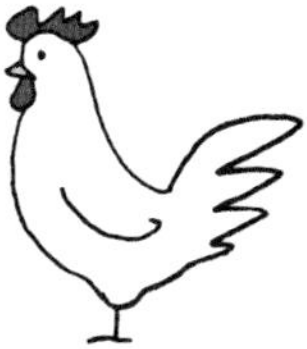

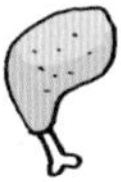

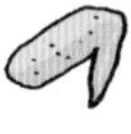

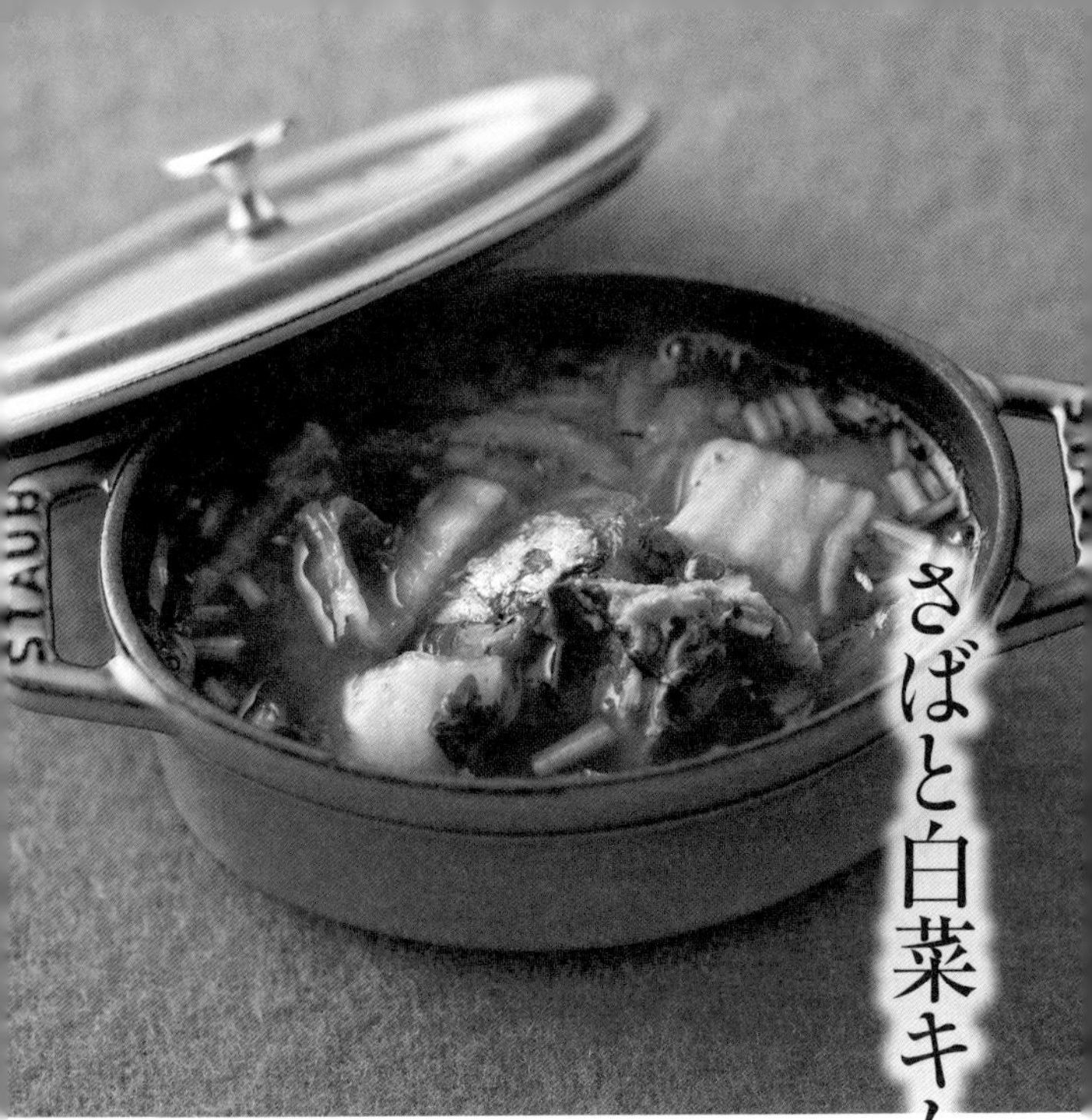

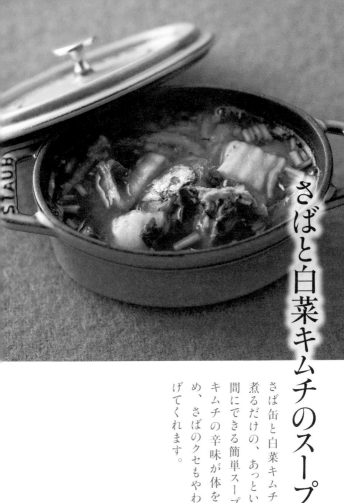

さばと白菜キムチのスープ

さば缶と白菜キムチを煮るだけの、あっという間にできる簡単スープ。キムチの辛味が体を温め、さばのクセもやわらげてくれます。

材料（2人分）

- 温 さば（水煮缶詰）…1缶
- 白菜キムチ…100g
- 涼 せり…3株
- 酒…大さじ3
- 水…1と1/2カップ
- 塩…少々

作り方

1　キムチは食べやすい大きさに切る。せりは1cm幅のざく切りにする。さばは酒（大さじ1）をふり、缶汁はとっておく。

2　鍋にさば缶の缶汁、酒（大さじ2）、分量の水を入れて火にかける。煮たったらキムチ、さばを加えて2分ほど煮る。塩で味を調え、せりを加える。

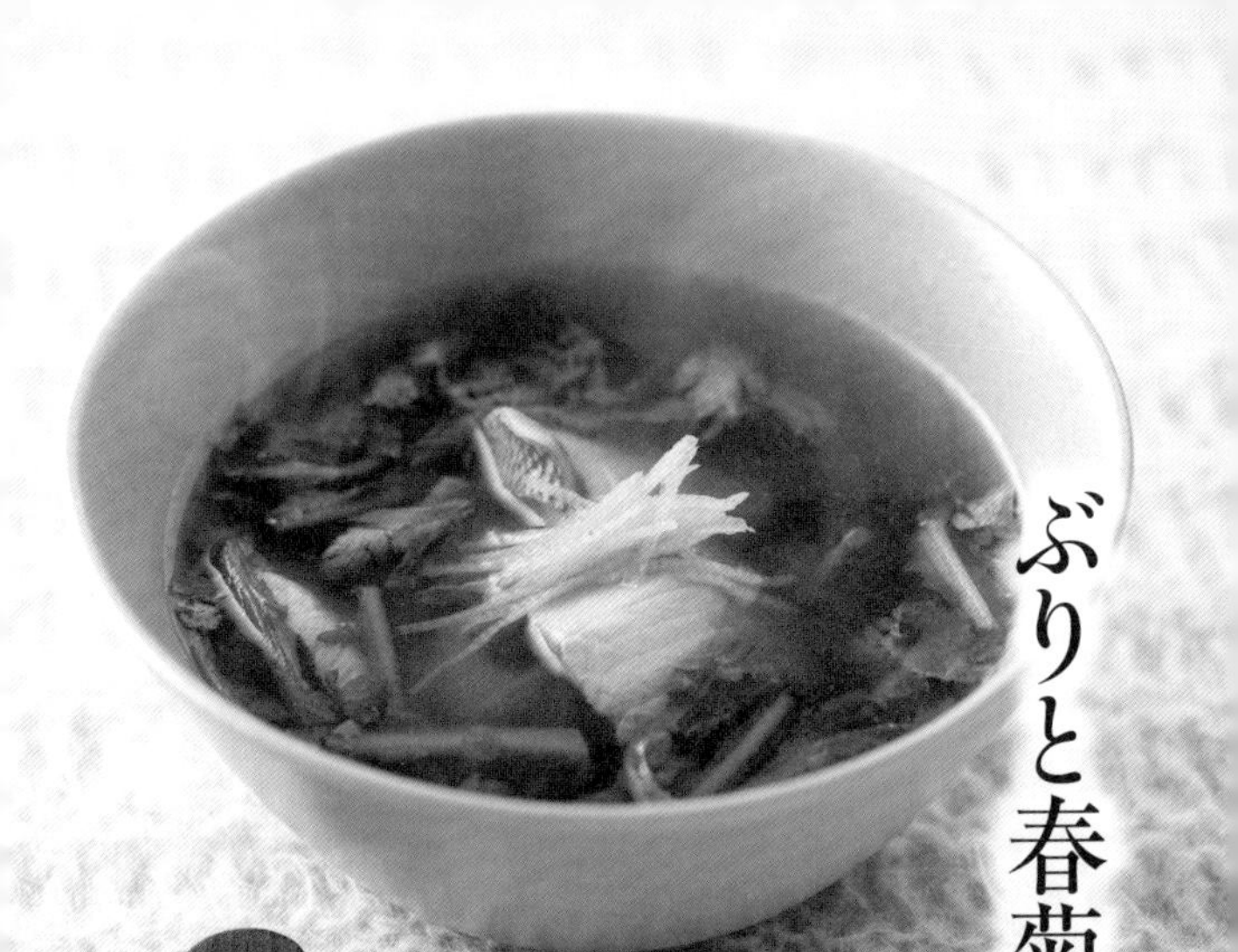

ぶりと春菊のスープゆず風味

疲労回復に効く旬のぶりを、カロテン豊富な春菊と合わせて。ゆずの香りで気の巡りもアップ。風邪の予防にも役立ちます。

材料（2人分）

- 温 ぶり（切り身）…2切れ
- 平 春菊の葉…100g
- 寒 ゆずの皮…少々
- 寒 昆布…5cm
- 水…2カップ
- 酒…大さじ2
- 塩…少々
- 薄口しょうゆ…大さじ1

作り方

1　鍋に昆布と分量の水を入れ、5分ほどおく。

2　ぶりは水で洗って水気をふき、ひと口大に切って半量の酒と塩をふる。春菊は2～3cm長さに切る。ゆずの皮はせん切りにする。

3　1の鍋を火にかけ、煮たったらぶり、残りの酒を加えて煮る。ぶりの色が変わったらしょうゆで味を調え、春菊を加えてひと混ぜし、火を止める。器に盛り、ゆずの皮をあしらう。

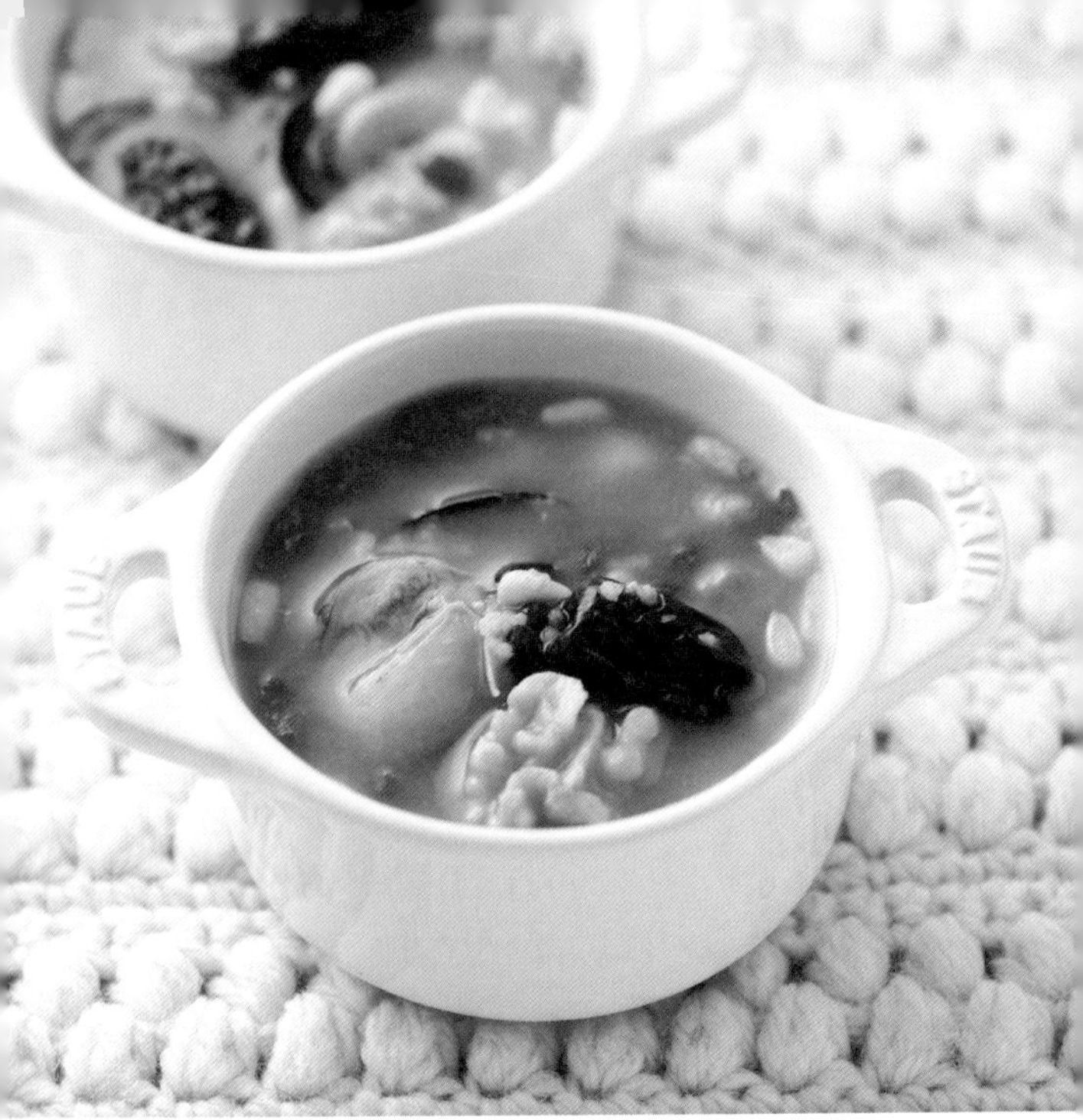

八宝スープ

穀類や豆など8つの食材が楽しめる滋味深い一品。五臓の働きを活発にして気、血、津液をバランスよく補います。体の冷えをとり、元気にしてくれます。

材料（２人分）

- 温 粟…大さじ2
- 平 小豆…大さじ2
- 温 松の実…大さじ1
- 温 栗…６個
- 平 はすの実…８個
- 温 くるみ…６個
- 温 なつめ…４個
- 平 くこの実…大さじ1
- 微 鶏がらスープ…２カップ
- 酒…大さじ1
- 塩…小さじ1/3

※鶏がらスープはP.226参照。化学調味料無添加の鶏がらスープの素（顆粒）小さじ1/2+水2カップで代用してもよい。

作り方

1　粟は水を数回替えてとぎ、茶こしにあけて水をきる。小豆は洗って、湯（分量外）に30分浸す。鍋に粟、小豆、半量の鶏がらスープを入れて火にかける。煮たったら弱火にし、小豆がやわらかくなるまで煮る。

2　はすの実はぬるま湯（分量外）に浸して戻し、芽があれば取る。くるみはぬるま湯（分量外）に浸してから竹串で薄皮をむく。松の実、栗、なつめ、くこの実はぬるま湯で洗う。

3　１に残りの鶏がらスープ、松の実、はすの実、なつめを加え、３分ほど煮る。栗、くるみ、くこの実、酒を加えてさらに２分ほど煮て、塩で味を調える。

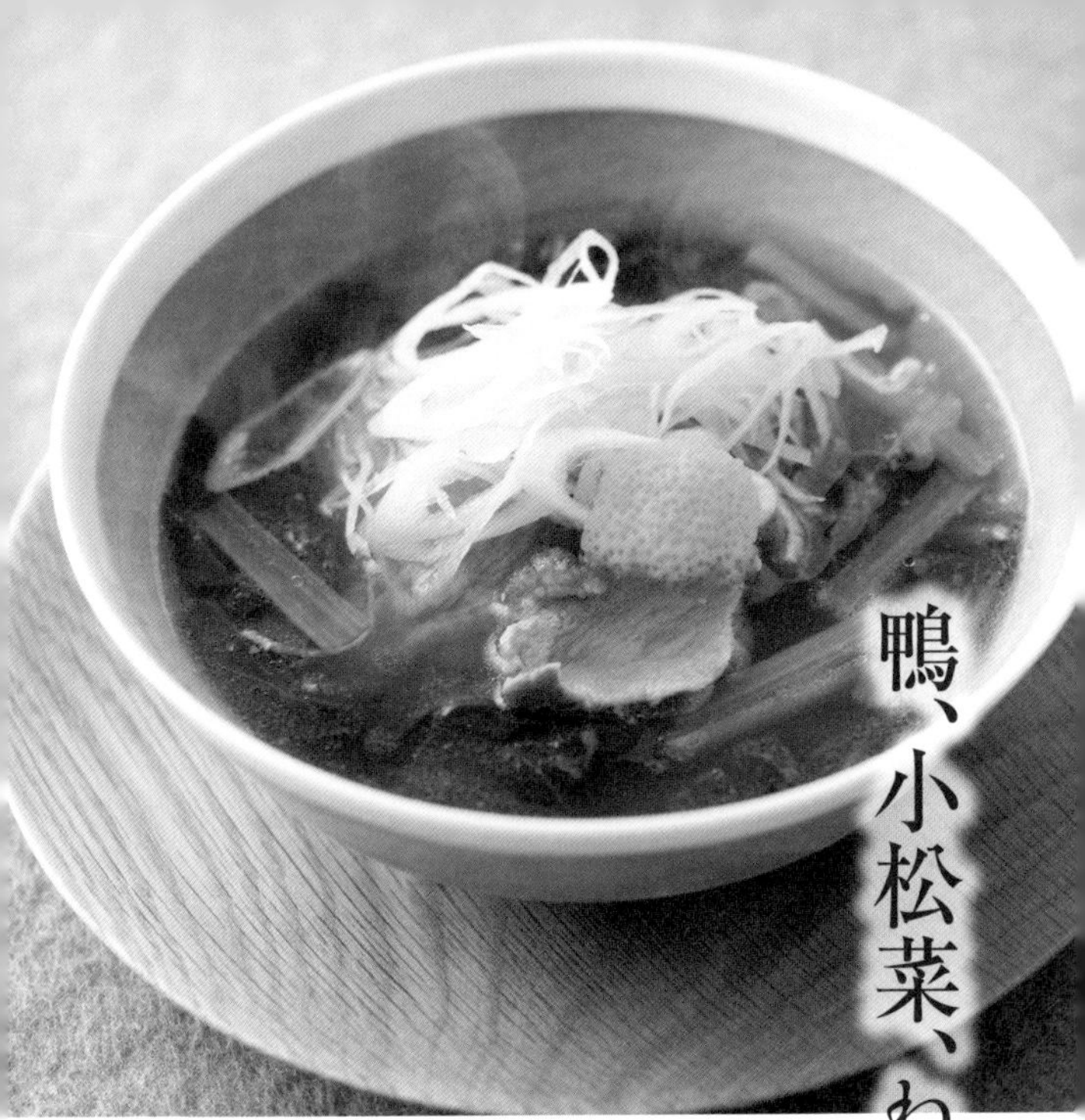

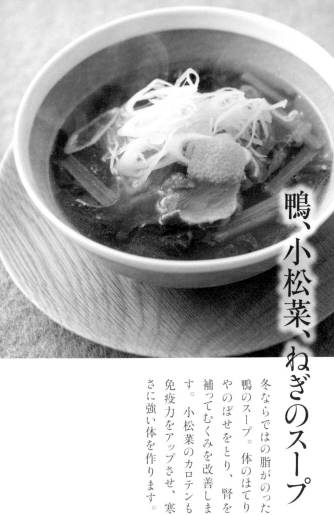

鴨、小松菜、ねぎのスープ

冬ならではの脂がのった鴨のスープ。体のほてりやのぼせをとり、腎を補ってむくみを改善します。小松菜のカロテンも免疫力をアップさせ、寒さに強い体を作ります。

材料（2人分）

- 涼 鴨胸肉…小1枚
- 平 小松菜…4株
- 温 長ねぎ…1/3本
- 寒 ゆずの皮…少々
- 寒 昆布…10㎝
- 水…2カップ
- 酒…大さじ1
- 塩…小さじ1/2

作り方

1　鍋に昆布と分量の水を入れ、5分ほどおく。

2　鴨肉は水で洗って水気をふく。余分な脂を取り、皮に5㎜幅の格子状に切り目を入れる。小松菜は3㎝長さに切る。長ねぎは斜め薄切りにし、水にさらして水気をきる。

3　フライパンを温め、鴨肉の皮目を下にして焼く。脂をキッチンペーパーでふき取りながら上下を返し、全体に焼き色がつくまでじっくり焼き、キッチンペーパーで脂を吸わせてから薄切りにする。

4　1の鍋を火にかけ、煮たったらあくを取り、鴨肉、小松菜、酒を加えてひと煮し、塩で味を調える。器に盛り、長ねぎをのせてゆずを添える。

女性にうれしい
漢方食材

漢方食材には、スーパーで売っている手軽なものから専門的なものまでさまざまな種類があります。ここでは、比較的手に入りやすくスープにも加えやすい漢方食材をピックアップ。どれも女性が悩みがちな不調によく効き、初めての人でも使いやすいのでおすすめです。ぜひ試してみてください。

※食材店にないものは、中華食材の専門店や漢方薬局で購入することができます。

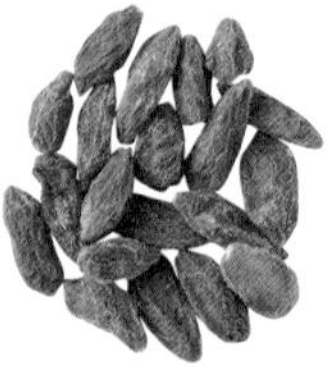

くこの実

平

甘酸っぱい味で、中華料理のデザートにもよく使われる。中国では滋養強壮、不老長寿の妙薬とされ、目によい食材としても知られる。肝と腎を補い体を丈夫にし、老化を遅らせる。ぬるま湯でさっと洗い、ひたひたの熱湯に5分ほど浸して戻し、戻し汁ごと使う。お茶にしてもよい。

黄耆《おうぎ》

微

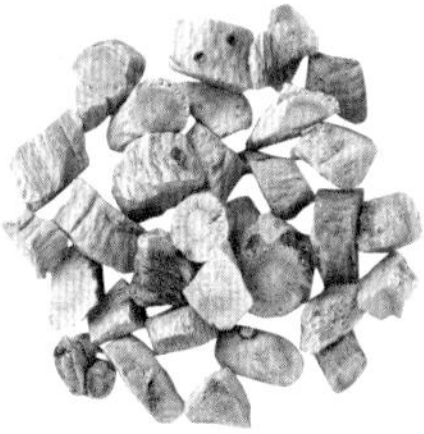

胃腸が弱く、疲れやすい人におすすめ。消化吸収にかかわる脾の気を補って働きを高める。また、体を温めて冷え体質の改善に役立つほか、むくみの解消にもよい。水に20分ほど浸し、そのまま弱火で10分ほど煮出して使う。

当帰《とうき》

温

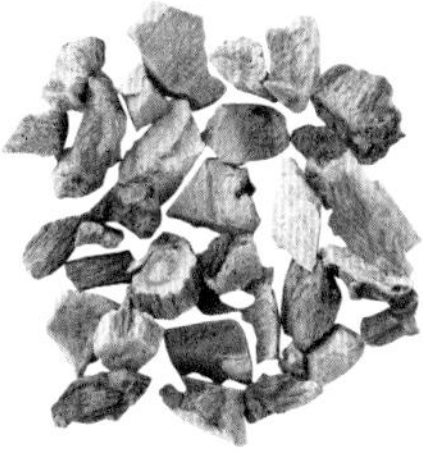

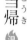

中医学では婦人科の良薬とされ、血を補って巡りをよくする作用がある。生理不順や生理痛、手足や腰の冷え、出産後の貧血、更年期症状、肌荒れの改善などによい。水に20分ほど浸し、そのまま弱火で10分ほど煮出す。

ターメリック

温

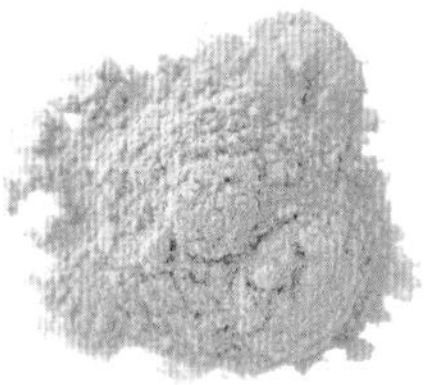

カレー粉の原料になる香辛料。生薬名を「姜黄（きょうおう）」といい、肝を強くする働きにすぐれている。また、体を温めて巡りをよくし、血行を改善する作用もある。イライラの解消や生理不順、生理痛、もの忘れの改善に役立つ。

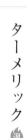

紅花《べにばな》

温

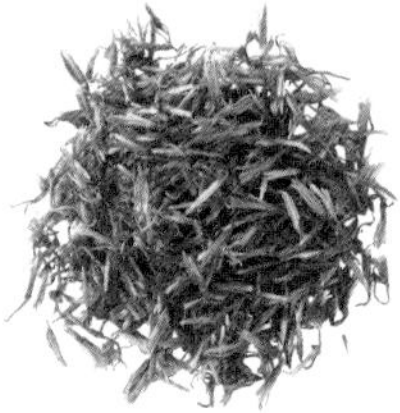

血の巡りをよくして冷えを改善し、生理不順や生理痛、更年期症状などの解消に役立つ。血行不良による体のコリや痛みにもよい。熱湯を注いでお茶として飲んだり、そのまま煮込んで食べてもよい。

サフラン

寒

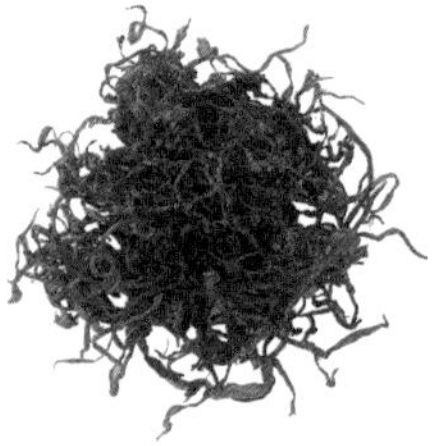

フランス料理やスペイン料理でおなじみのハーブ。生薬名は「番紅花（バンコウカ）」といい、血の巡りをよくする働きがある。紅花よりも薬効が強く、婦人科系のトラブル改善に役立つ。そのまま煮込んで使用する。

シナモンスティック

熱

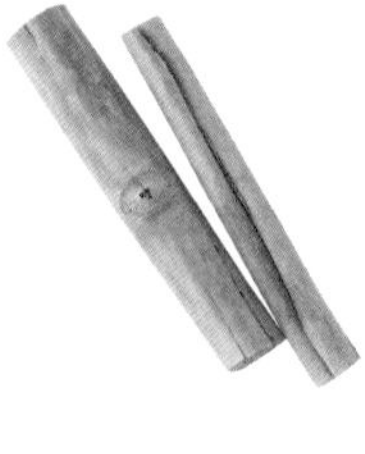

デザートにもよく使われるハーブ。生薬名は「桂皮（けいひ）」。熱性食材の中でも特に体を温める力が強い大熱性とされ、冷えや冷えによるむくみの改善に効く。のぼせやすい人、暑がりの人は熱がこもるので不適。火にかける前に入れて煮込む。パウダーの場合は仕上げにふり、香りをたたせる。

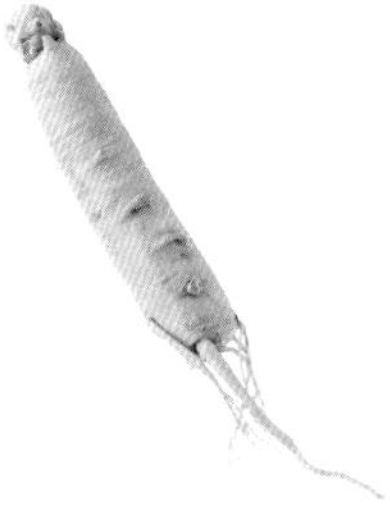

朝鮮人参

微

強力な薬効で中国ではあらゆる不調を治す薬として珍重される。気や血を補い、疲労回復や血行促進、胃腸を整える働きがある。のぼせやすい人、高血圧の人には不適。水から入れて煮込み、エキスを抽出する。洗って干して数回使える。

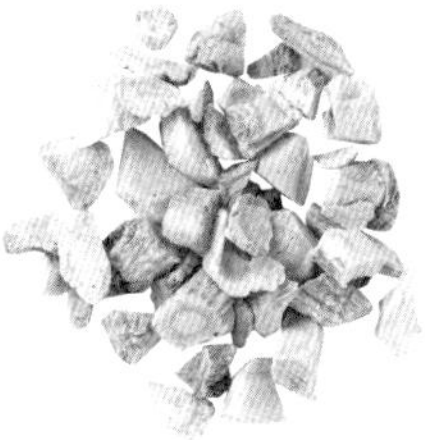

西洋人参

寒

朝鮮人参の仲間だが、北米で採取される。体の余分な熱をとる寒性の食材で気を補って潤いをあたえる働きがある。のぼせや暑がりの人向きで、冷え体質の人には向かない。水に20分浸して戻し、10分以上煮出す。

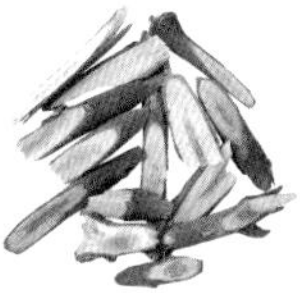

桂枝《けいし》

温

シナモンと同じ植物が原料。シナモンは幹の皮を、桂枝は若く細い枝を用いている。シナモンと同じく体を温める作用があるが、穏やかな効き目で巡らせる作用にすぐれている。風邪のひき始めや手足の冷えなどによい。

第三章
作り置きできて便利
お手軽スープ

スープは簡単でおいしいだけでなく、まとめて作りやすいのも魅力。
週末にスープの素を作って保存しておけば
何通りにもアレンジして楽しめます。
ここでは、薬膳スープの基本となる鶏のスープ２種と
野菜のうまみを凝縮した３種のスープに、
それぞれのアレンジレシピを紹介します。
ひと手間かけて作ったスープは、
食材のうまみと栄養が染み出して驚くほど豊かな味わい。
毎日の食事はもちろん、夜食や間食にも最適です。
具や味つけを自分好みにアレンジして、作り置きスープを活用して
ください。

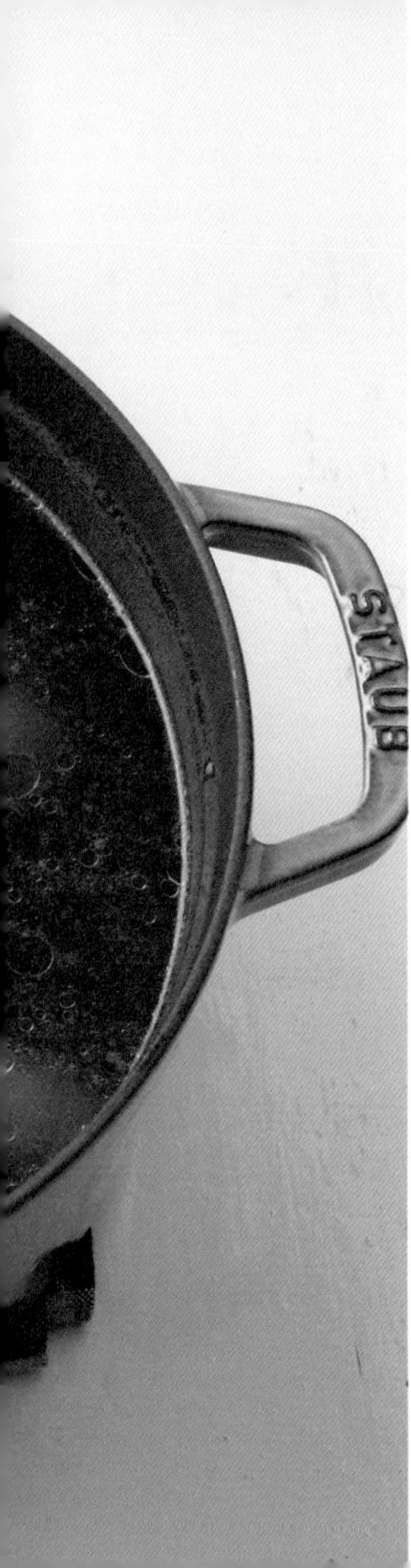

まる鶏のスープ

まる鶏のスープをとるのは大変なイメージですが、意外と簡単。しょうがと水で煮るだけです。ていねいに煮出したスープは自然のうまみですっきりとした味わい。コラーゲンたっぷりで美肌作りにも役立ちます。鶏肉もホロホロとほぐれるやわらかさで、スープに入れるのはもちろん、サラダやパスタ、サンドイッチの具などいろいろな料理に使えます。

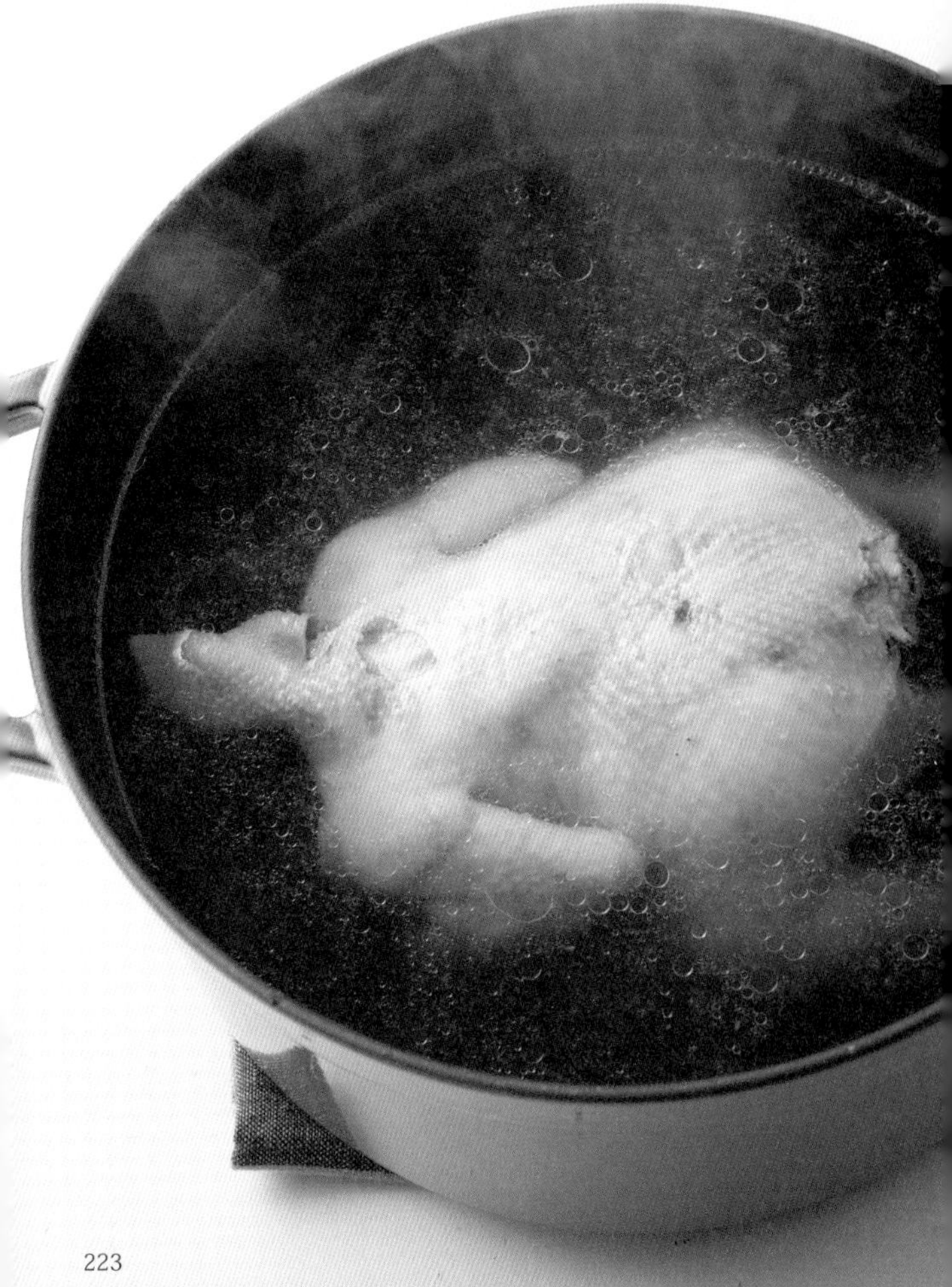

材料（2人分×3～4回分）

まる鶏…小1羽
しょうが（皮つき薄切り）…4～5枚
酒…90mℓ
水…3ℓ
※鍋は5ℓ入るものを用意する。

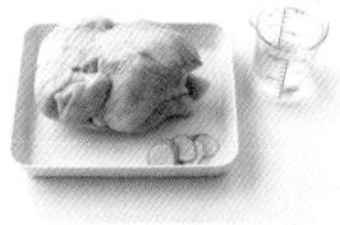

作り方

1　まる鶏はよく洗い、首から胸のまわりの脂を取り、おなかの中にある血のかたまりを取り除く。おしり部分の脂も取り、きれいに洗う。

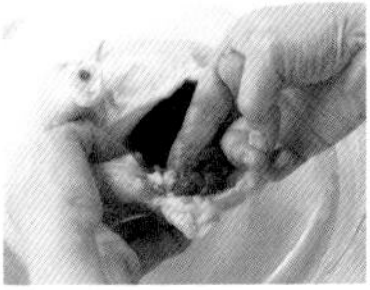

おなかの中の血のかたまりを指でかき出す。

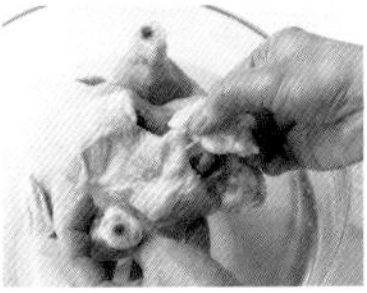

お尻の脂を取る。

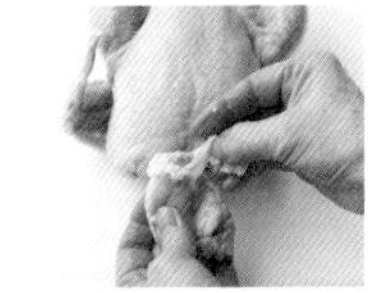

首のふちの脂も切り落とす。

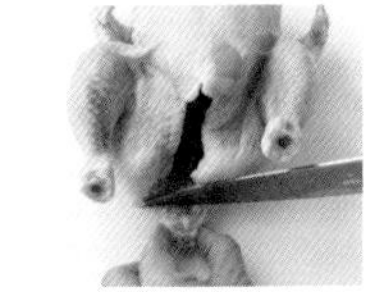

ぼんじりと呼ばれるおしりの脂を切り取る。

2　たっぷりの水に浸す。水が汚れたら取り替えながら30～40分浸し、鶏の臭みを取る。

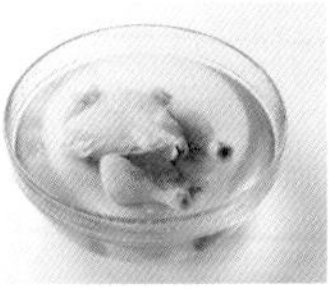

3　鶏肉の水気をキッチンペーパーでふき取る。おなかの中にもキッチンペーパーを入れてふき取る。

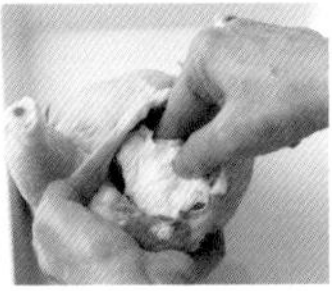

4　鶏のおなかの中に酒を1/3量ほど入れる。鍋に鶏肉、しょうがを入れて残りの酒を全体にかける。分量の水を注いで火にかけ、ふたをする。

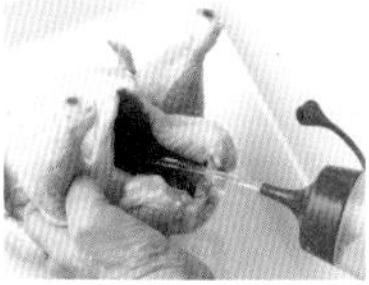

おなかの中に酒を注ぐ。

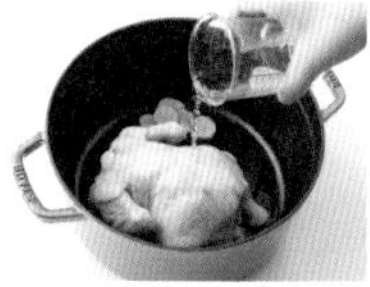

鍋に入れて残りの酒をかける。

5　煮立ったらあくをていねいに取り除く。スープがポコポコと煮立つくらいの火加減にし、40～50分煮る。途中で鶏肉の上下を返しながら全体に火が通るまで煮る。

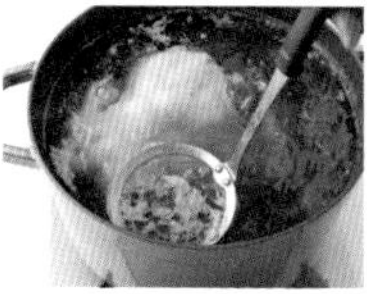

あくをこまめに取る。

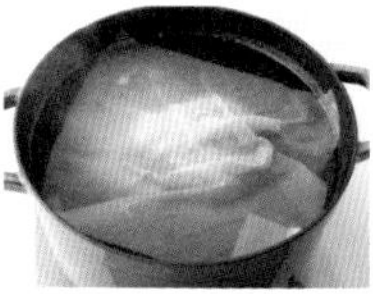

鶏がスープから出る場合は、肉が乾かないようにキッチンペーパーをかける。

6　火を止めたらすぐに鶏を取り出し、キッチンペーパーを敷いたざるでスープをこす。鶏をスープに戻し入れ、室温になるまで冷ましたら取り出し、食べやすい大きさにほぐす。

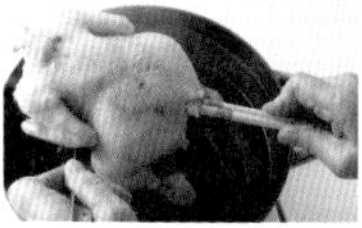

まる鶏は崩れやすいので、菜箸をお尻から入れてお玉で支えながら取り出す。

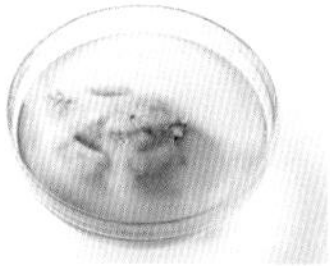

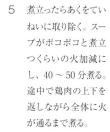

鶏肉が乾燥しないよう、スープに浸したまま冷ます。

【保存方法】

スープと鶏肉は別々に小分けして保存袋に入れ、冷蔵または冷凍保存する。冷凍庫で2～3か月間保存可能。解凍するときは鍋に凍ったスープをあけてふたをし、中火弱で温める。

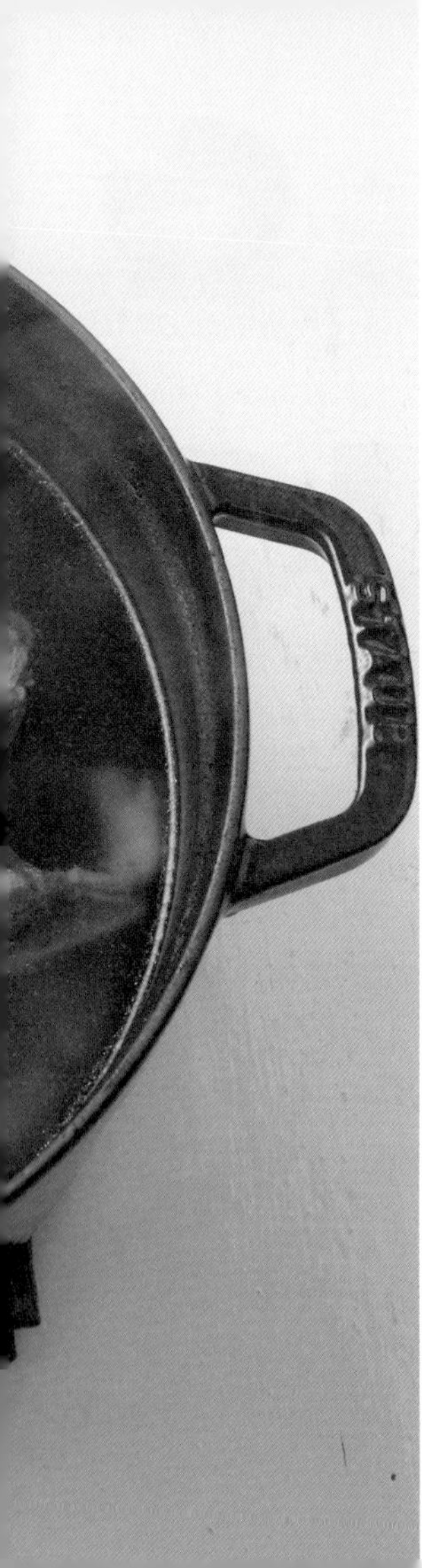

鶏がらスープ

コクがあり、いろいろなスープのベースになる鶏がらは、まとめて作っておくと便利です。おいしく仕上げるポイントは、最初にあくをしっかり取ること。これだけで、驚くほど風味がよくなります。

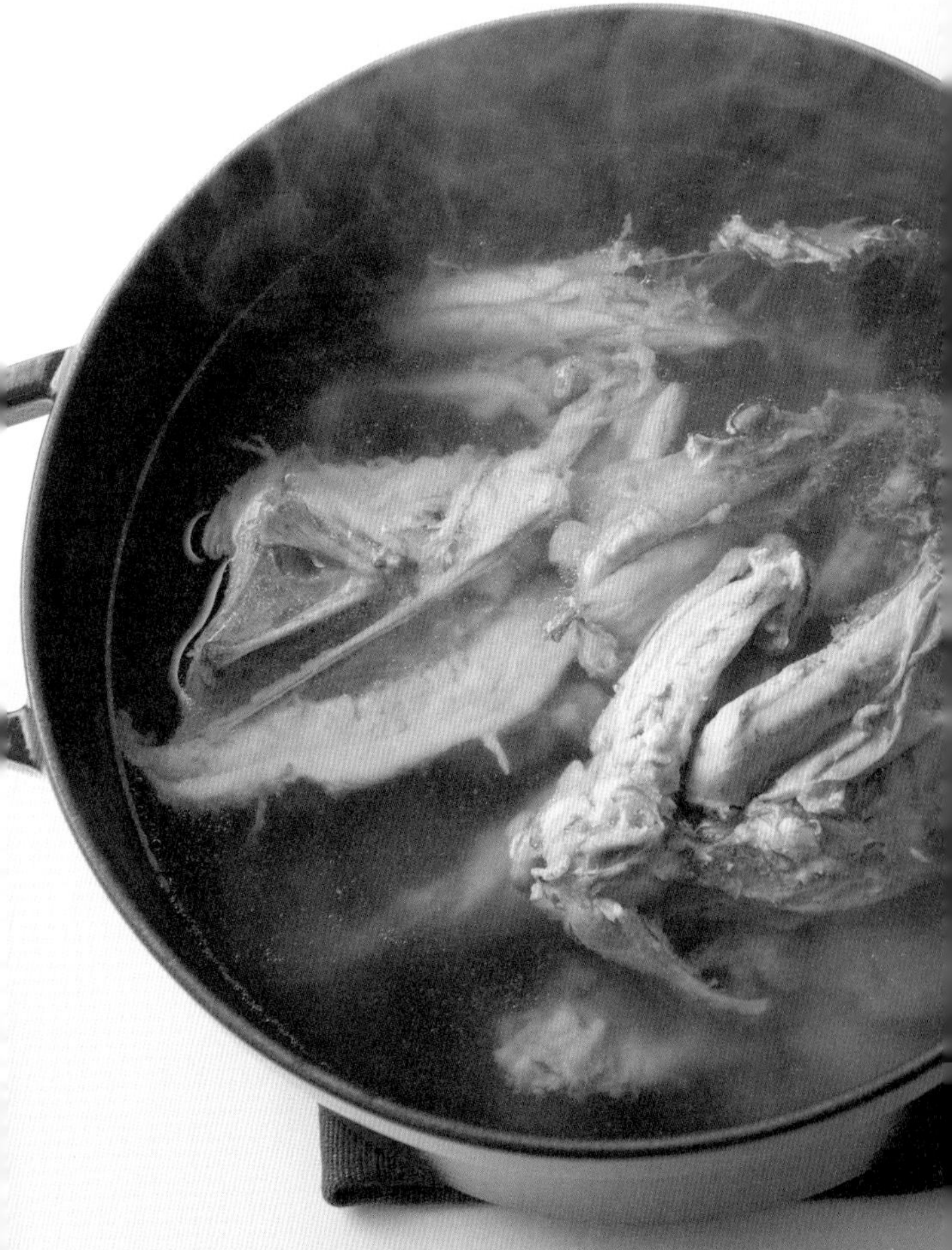

材料（1ℓ分）

鶏がら…2羽分
しょうが（皮つき薄切り）…6枚
酒…50mℓ
水…1.5～2ℓ
※鍋は3ℓ入るものを用意する。

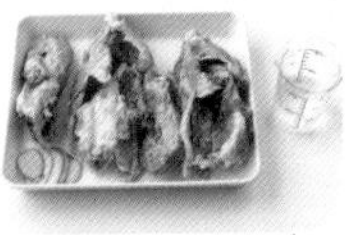

作り方

1 鶏がらは流水に浸して20分ほどおき、内臓や血のかたまり、脂などをきれいに取り除く。

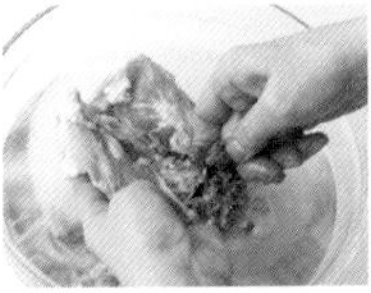

内側にある血のかたまりをかき出す。

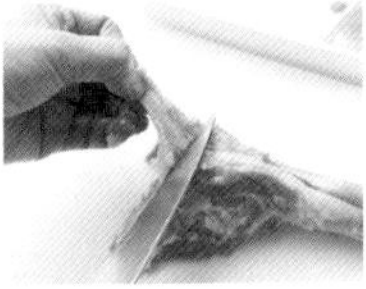

余分な脂を包丁を使ってしっかり取り除く。

2 鶏がらをたっぷりの水に浸す。水が汚れたら取り替えながら30～40分浸し、臭みを取る。鶏がらは切り分けてもよい。

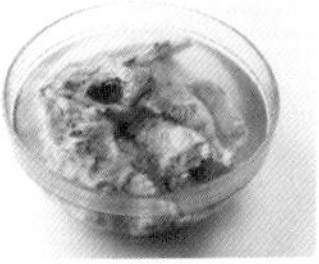

3 水気をきり、キッチンペーパーで水気をきれいにふき取る。鍋に鶏がら、しょうがを入れ、酒をふって分量の水を注ぎ、火にかける。

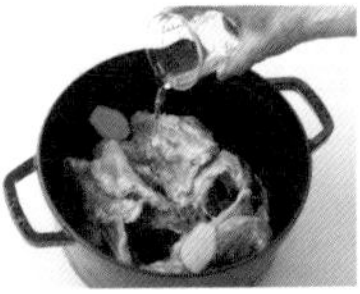

4　沸騰したらすぐにあくをきれいに取って火を弱め、スープがポコポコと煮たつくらいの火加減にする。こまめにあくを取りながら40～50分煮る。スープの色が濁っている場合は冷水（50㎖・分量外）を入れて強火で煮たて、あくをきれいに取り除く。

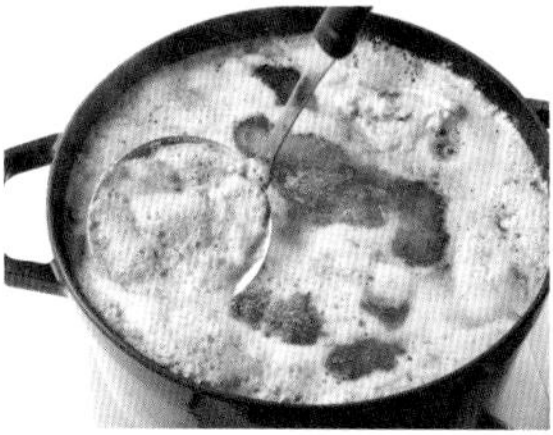

あくを残すとクセのある濁ったスープになるので注意。沸騰したらすぐにあくを取る。

5　火を止めたらすぐに鶏がらを取り出す。キッチンペーパーを二重に敷いたざるでスープをこし、室温で冷ます。

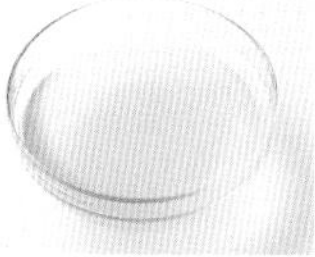

でき上がりは、やや黄色い澄んだ色のスープになる。

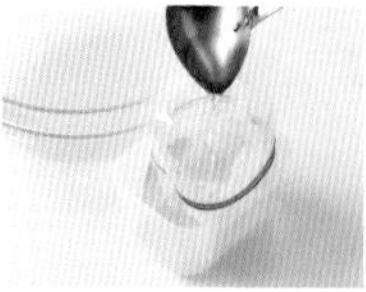

小分けにするときは深めの容器に保存袋を立て、口を外に折り返してスープを入れると注ぎやすい。

【保存方法】

スープは小分けにして保存袋に入れ、冷蔵または冷凍保存する。冷凍庫で2～3か月間保存可能。

アレンジ

鶏と春雨のスープ

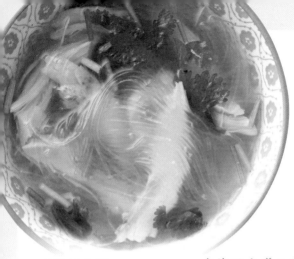

春雨を入れるだけの超お手軽スープ。鶏肉はほろりとくずれるやわらかさ。消化がよいので夜食にもおすすめです。

冷え症の人は干ししょうがを加えると体が温まります。

材料（２人分）

まる鶏のスープの鶏肉
（ほぐし身）…30g

春雨…40ｇ

香菜…１株

まる鶏のスープ…２カップ

酒…大さじ2

塩…小さじ1/2

こしょう…少々

作り方

1 春雨は熱湯で戻す。香菜はざく切りにする。

2 鍋にまる鶏のスープを入れて火にかけ、煮たったら酒と鶏肉を加えてひと混ぜする。水気をきった春雨を加える。

3 再び煮たったら塩、こしょうで味を調え、火を止めて香菜を散らす。

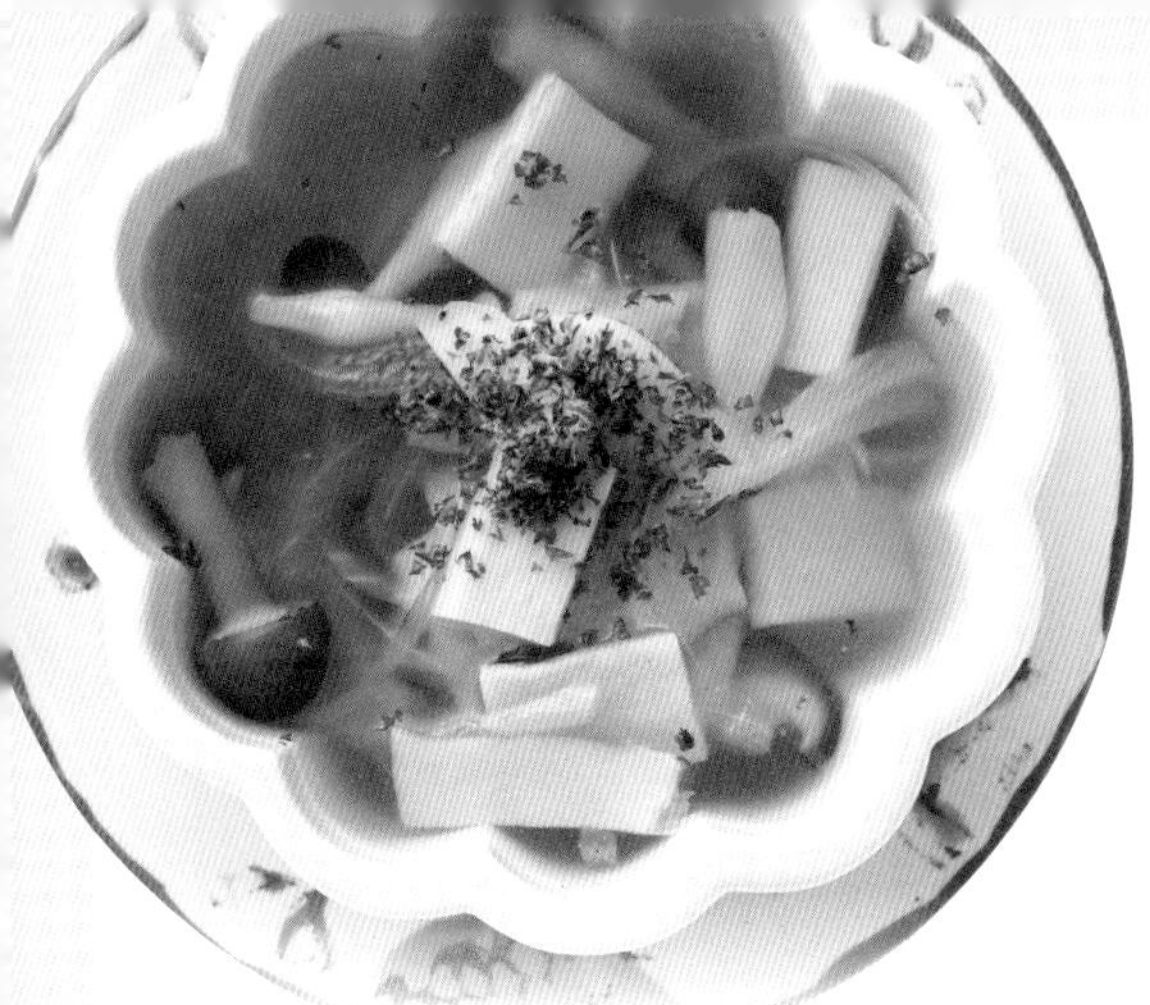

アレンジ

きのこのスープ

きのこのスープは具だくさんだけど低カロリーでダイエット中の人にもうれしい一品。食物繊維が豊富で便秘解消にも役立ちます。
お好みのきのこでアレンジしてみてください。

材料（2人分）

しめじ、エリンギ、しいたけ
などのきのこ…合わせて100g
玉ねぎ…1/4個
鶏がらスープ…2カップ
白ワイン…大さじ1
塩…小さじ1/4
こしょう…少々
パセリ（みじん切り）…少々

作り方

1　きのこは食べやすい大きさに切る。玉ねぎは薄切りにする。
2　鍋に鶏がらスープと玉ねぎを入れて火にかける。煮たったらきのこと白ワインを加えて4～5分煮る。塩、こしょうで味を調えて器に盛り、パセリをふる。

基本の野菜スープ1

完熟トマトのスープ

完熟トマトだけで作るスープは、トマトのうまみがぎゅっと詰まった濃厚な味わいです。トマトには抗酸化力の強いリコピンが豊富で、薬膳的にも胃の消化を助けて食欲を増進させる働きや、のどの渇きを潤す効果があります。また、体を冷やす作用があるので、夏に作り置きしておくと便利です。

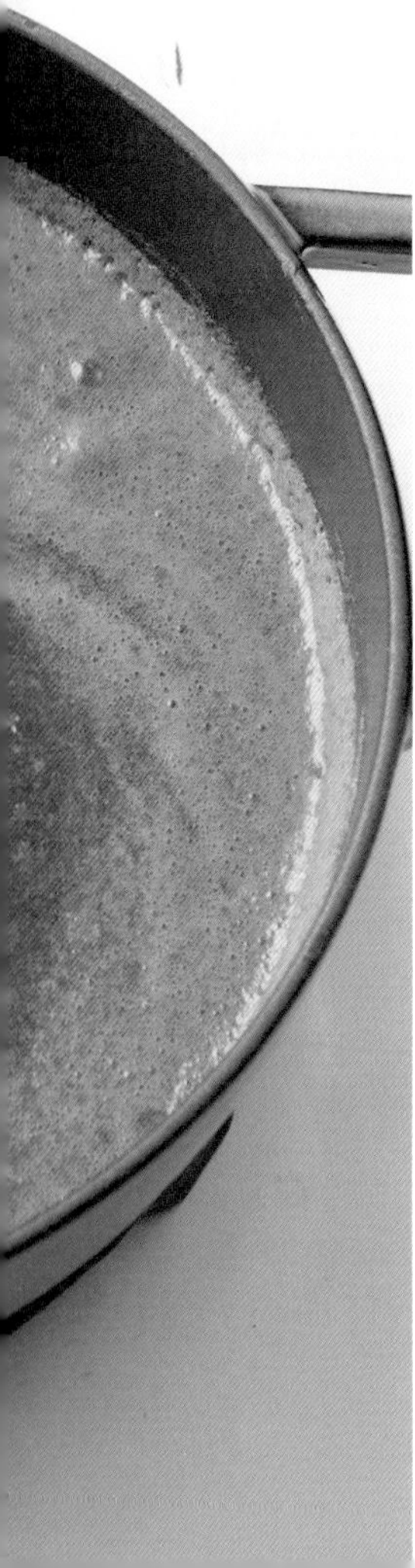

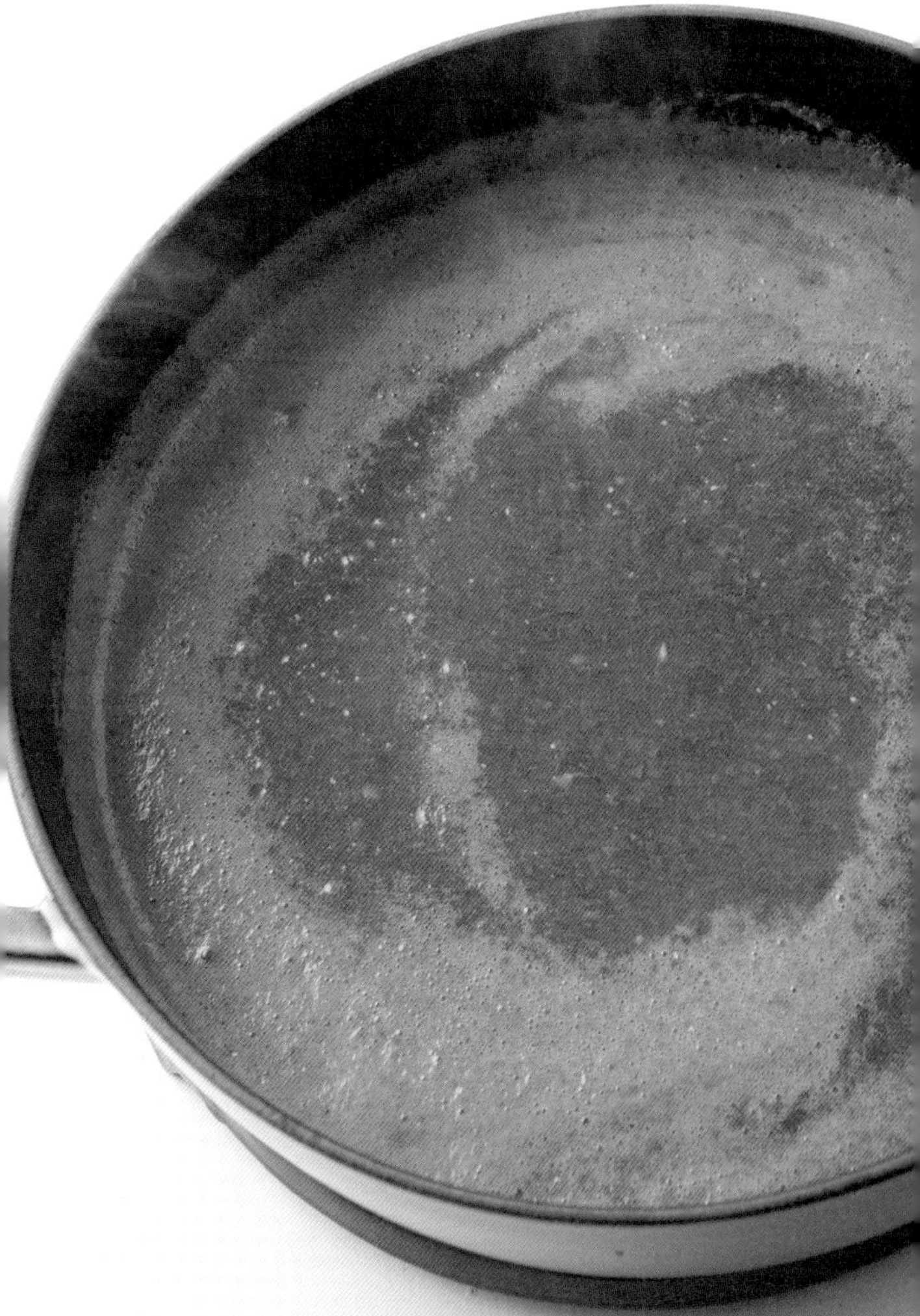

材料（800mℓ〜1ℓ分）

完熟トマト…800g

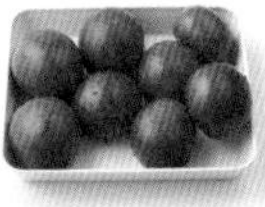

作り方

1　トマトは横半分に切ってヘタを取り、2cm角に切る。数回に分けてフードプロセッサーで撹拌する。

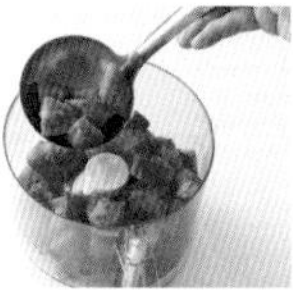

2　1を鍋に入れて火にかけ、沸騰したらあくを取り、火を止める。すぐに使わないときは、冷めてから保存袋に小分けにして入れ、冷凍保存する。

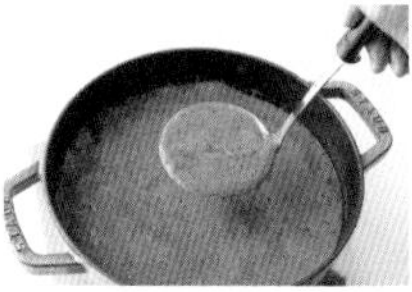

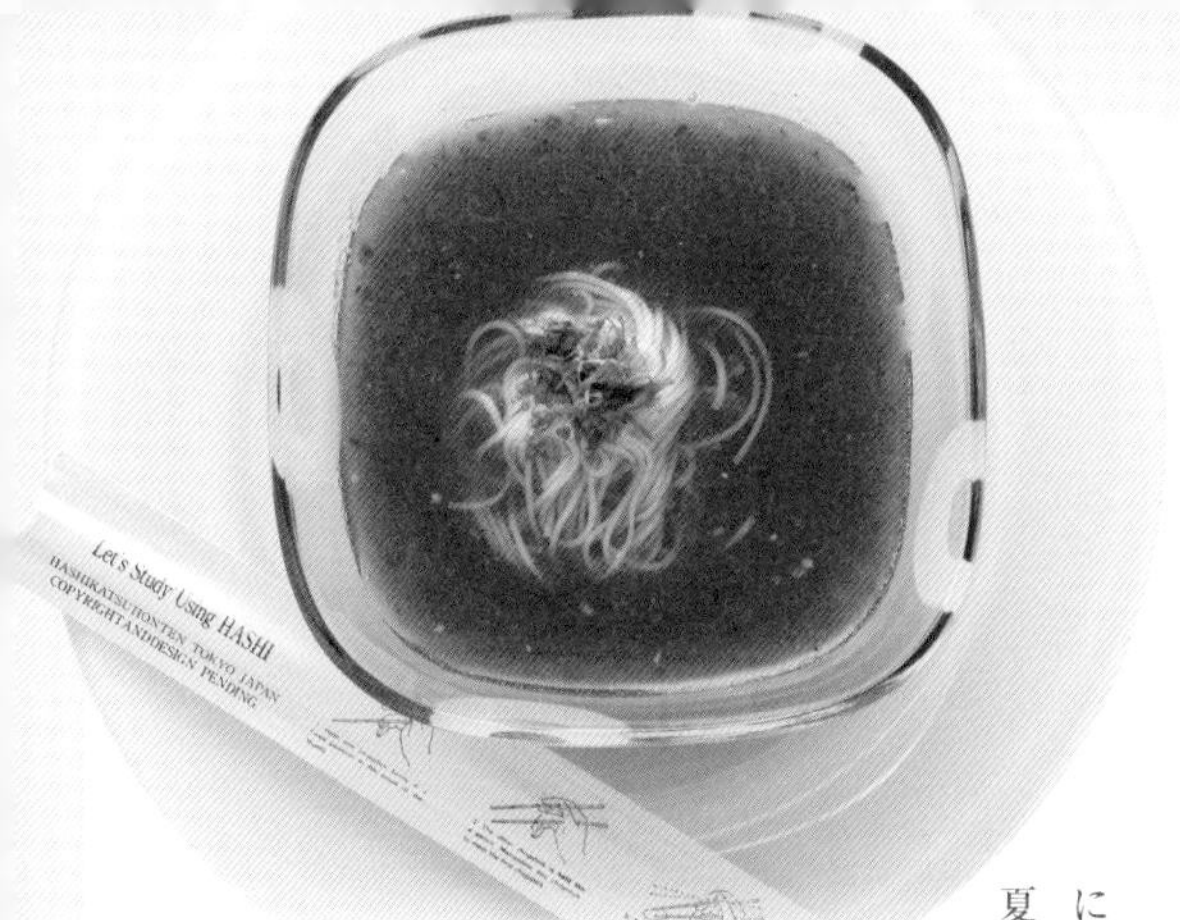

アレンジ

トマトの冷製スープ&そうめん

にんにくの風味がアクセントの
夏バテ解消にもよい洋風スープ。

材料（2人分）
完熟トマトのスープ…2カップ
チキンコンソメ（顆粒）…小さじ1
塩…小さじ1/2
こしょう…少々
そうめん…2束
にんにく（みじん切り）…小さじ1/2
バジル…5枚

作り方

1　鍋にトマトスープを入れて火にかけ、煮たったらチキンコンソメを加え、塩、こしょうで味を調える。火を止め、鍋ごと冷水につけて冷ます。
2　そうめんをゆで、冷水で洗ってぬめりを取り、水気をきる。バジルはせん切りにする。
3　器に1のスープを入れ、にんにくを加えてよく混ぜる。そうめんを入れ、バジルをのせる。

基本の野菜スープ2

オニオンスープ

玉ねぎをじっくり炒めたオニオンスープ。あめ色になるまで炒めるのは大変ですが、ここでは玉ねぎを蒸し煮にするから時間も手間もかかりません。手軽に作れて玉ねぎの甘みとコクが楽しめる本格的な味わいです。ぜひ試してみてください。

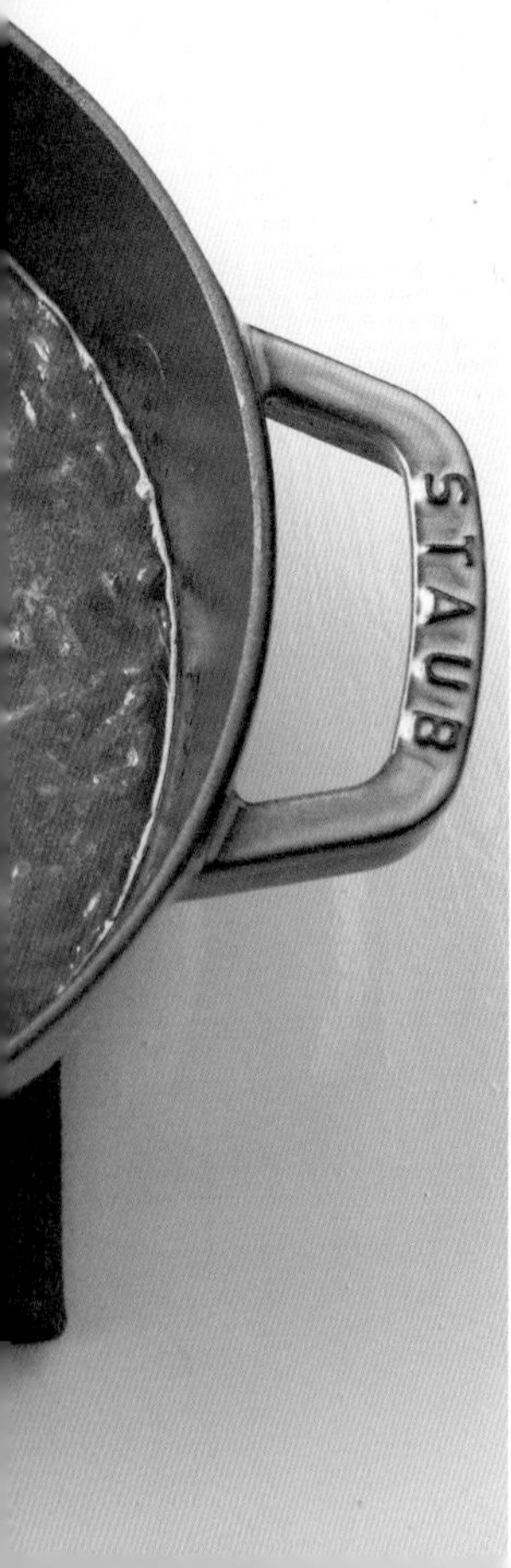

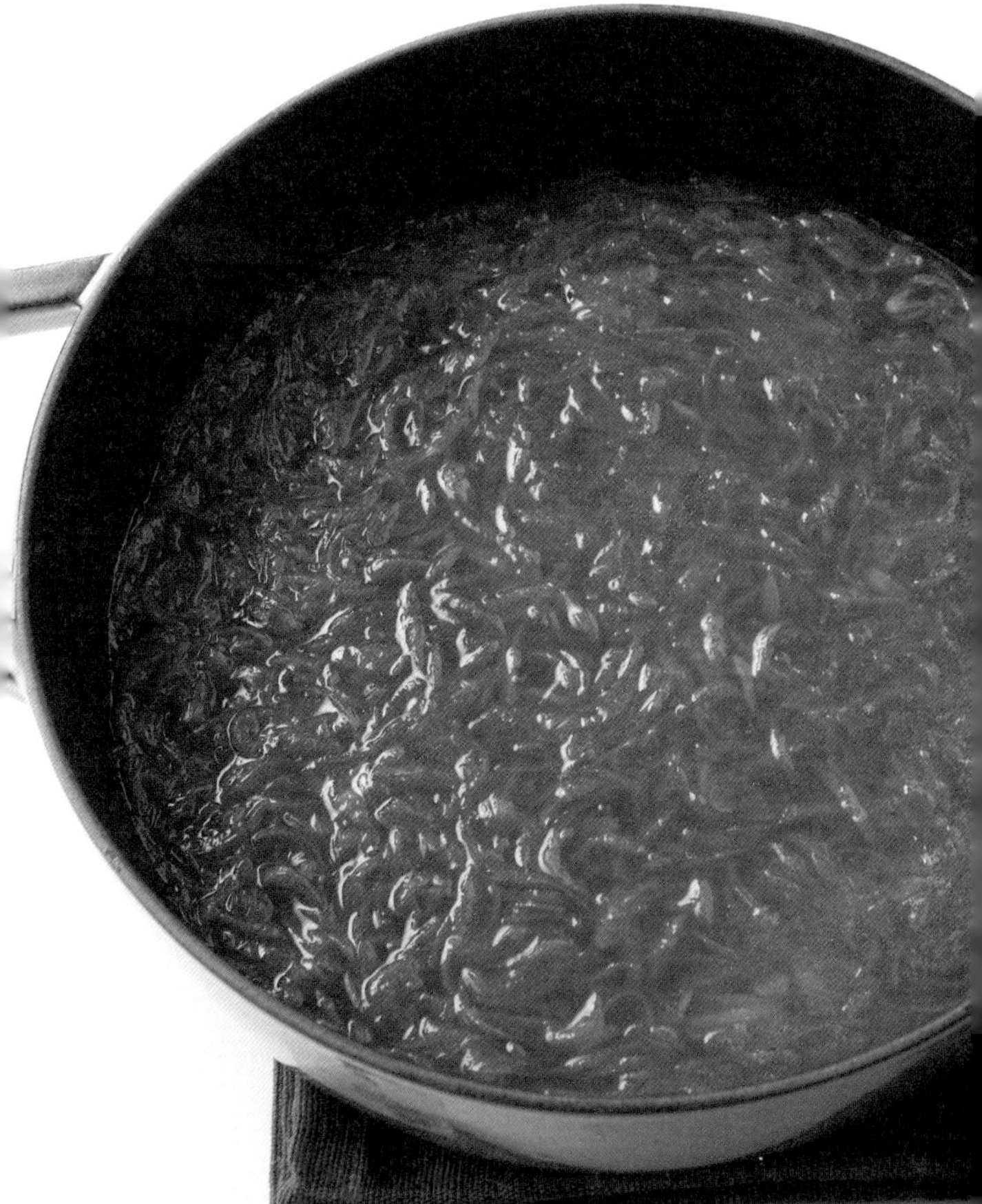

材料（2人分×4回分）

玉ねぎ…4個
オリーブ油…大さじ2
スープ（鶏がらスープまたは
　野菜ブイヨン）…1.6ℓ

作り方

1　玉ねぎは縦半分に切って薄切りにする。鍋に半量のオリーブ油を温め、玉ねぎを入れてふたをする。中火弱でときどき上下を返しながら10分ほど蒸し煮にする

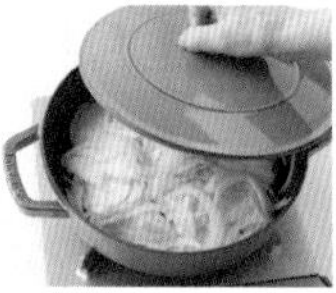

油をよくからませてふたをし、蒸し煮にする。

2　残りのオリーブ油を回し入れて、強めの中火で全体によく炒め合わせる。

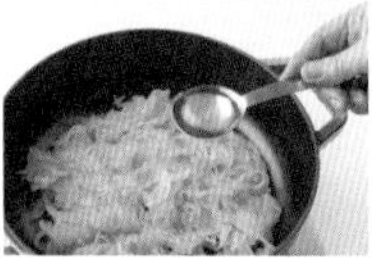

玉ねぎがしんなりしたら、残りのオリーブ油を加える。

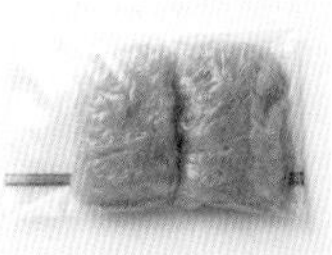

すぐに使わない分は、この段階で小分けにしてラップに包み、冷凍保存してもよい。次に作るときに炒め時間を短縮できる。

3　ふたをして、ときどき混ぜ合わせながらあめ色になるまで炒める。スープを加え、へらで鍋底についた玉ねぎをこそげ取るようにしてかき混ぜ、煮たったらあくを取り、火を止める。

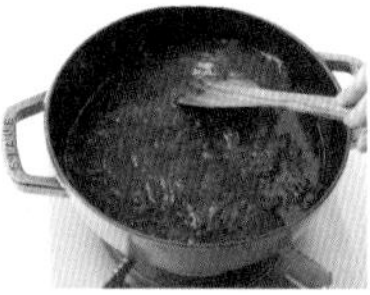

鍋底の玉ねぎをこそげ取りながら混ぜる。

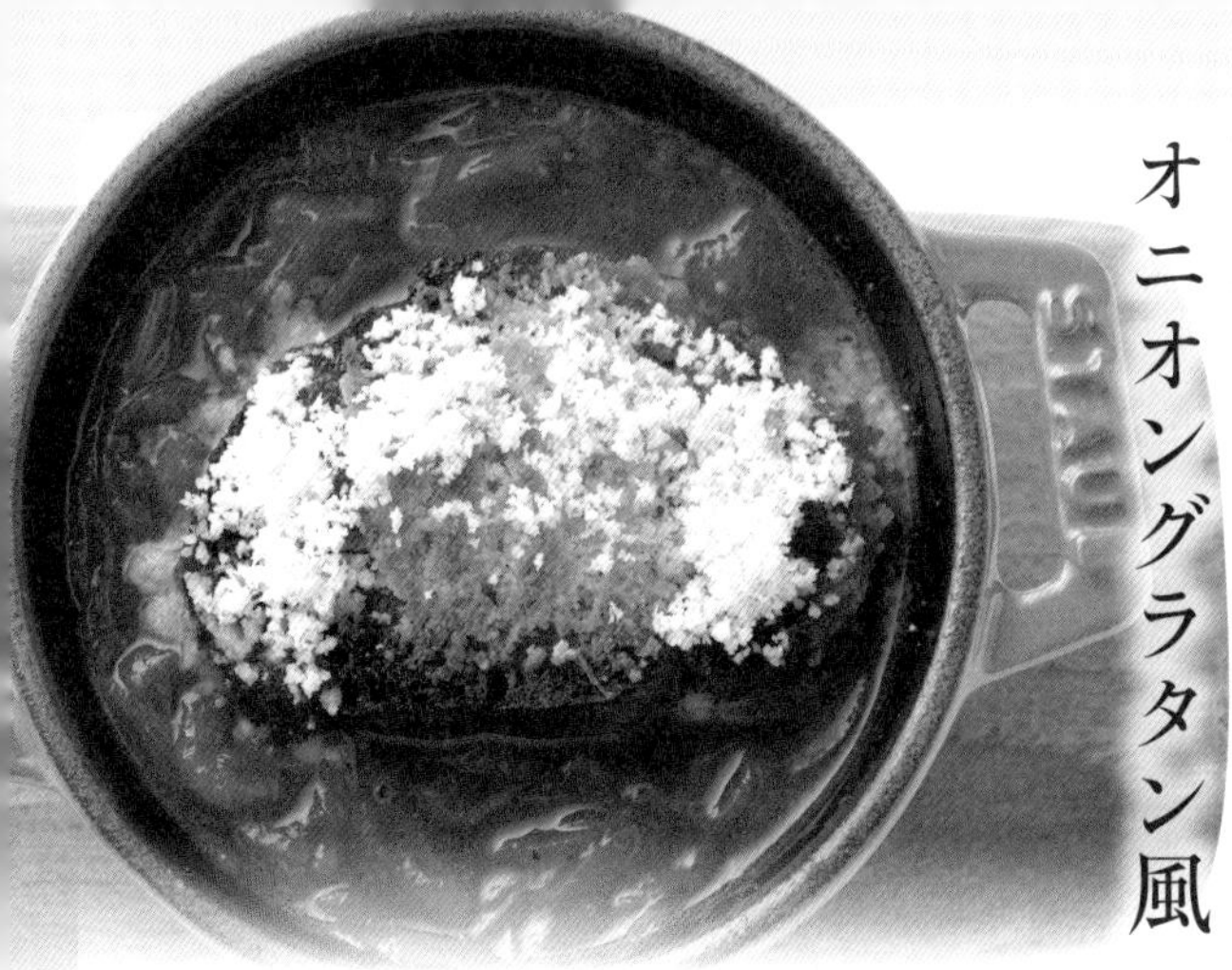

アレンジ

オニオングラタン風

オニオンスープに
焼いたパンをのせるだけ。
おもてなしにも
喜ばれそうな一品です。

材料（2人分）
オニオンスープ…1/4量
白ワイン…大さじ1
コンソメ（顆粒）…少々
塩…小さじ1/4
黒こしょう…少々
粉チーズ…小さじ2
フランスパン（薄切り）…2枚

作り方
1　鍋にオニオンスープを入れて火にかける。煮たったら白ワイン、ブイヨンを加えてひと煮し、塩、黒こしょうで味を調える。
2　フランスパンに粉チーズをのせ、トースターで軽く焼く。1を器に盛り、フランスパンをのせ、お好みで粉チーズ（分量外）をふる。

基本の野菜スープ3

野菜のブイヨン

香り高いブイヨンは、野菜を細かく刻んでから煮込むので、短い時間でもうまみの濃いスープが完成します。いろいろな野菜の栄養がスープに溶け出して、体が温まるだけでなく、気や血の巡り、潤いも補えるバランスのよいスープです。

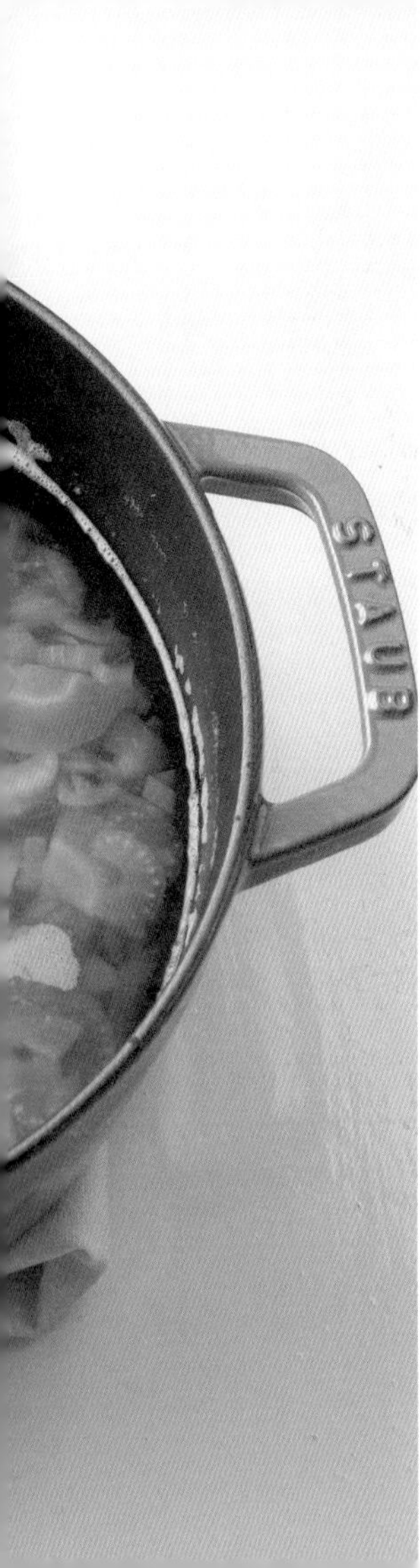

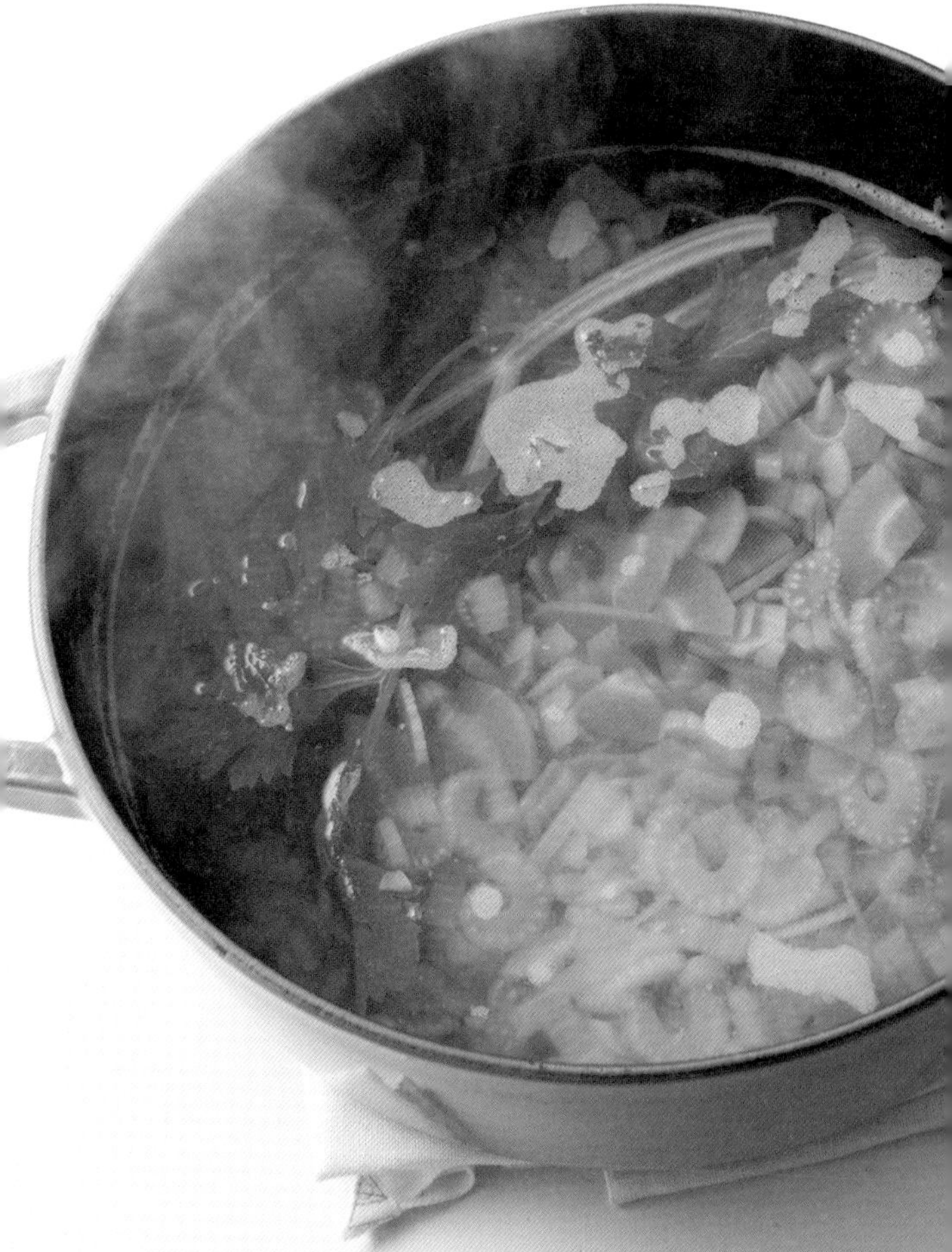

材料（約2ℓ）

玉ねぎ…2個
セロリ…1本
にんじん…1本
ブーケガルニ（市販品）
…1個
ローリエ…1枚
粒こしょう…5～6粒
水…2ℓ
※ブーケガルニは煮込み料理の風味づけに用いられる香草の束。ここではドライハーブを詰めたティーバックタイプの市販品を使用。

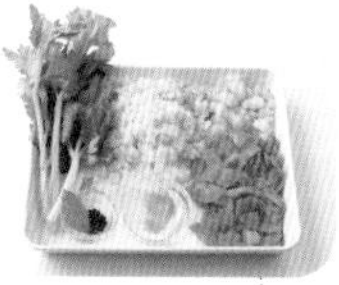

作り方

1 野菜はすべて粗みじんに切り、鍋にブーケガルニ、ローリエ、粒こしょう、分量の水とともに入れて火にかける。煮たったらブーケガルニとローリエを取り出し、あくを取る。スープがポコポコと煮たつくらいの火加減で50～60分煮る。

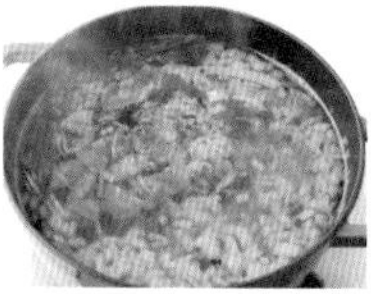

2 キッチンペーパーを敷いたざるでスープをこし、室温で冷ます。すぐに使わないときは、冷めてから保存袋に小分けにして入れ、冷凍庫で保存する。

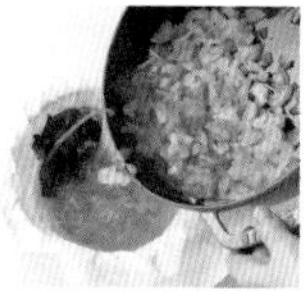

キッチンペーパーを敷いたざるにあけてこす。

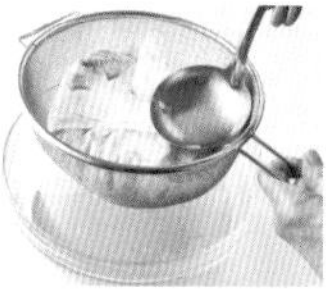

煮出した野菜をキッチンペーパーで包んで、お玉で押してスープを余さずとる。

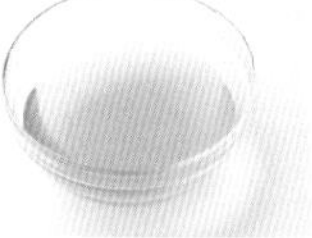

でき上がり。野菜をこすと濃い黄色いスープになる。

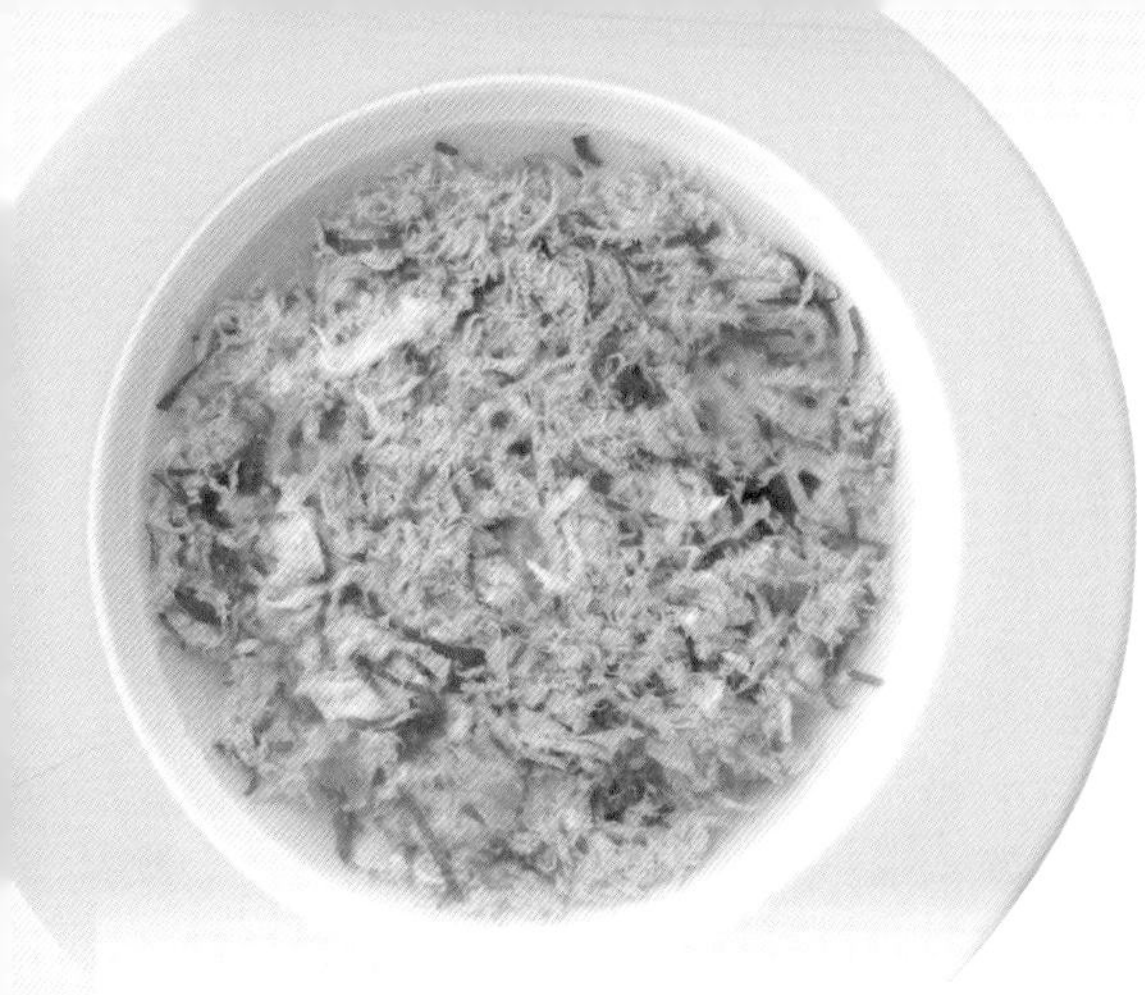

アレンジ

野菜のブイヨンと卵のスープ

ブイヨンのうまみを
味わうシンプルなスープ。
ふわふわの卵がよく合う、
体にやさしい味です。

材料（２人分）

卵…１個

セロリの葉…１枚分

野菜のブイヨン…２カップ

塩、こしょう…少々

作り方

1　卵は溶きほぐす。セロリの葉はせん切りにする。

2　鍋に野菜のブイヨンを入れて火にかけ、煮たったら塩、こしょうで味を調える。卵液を回し入れ、菜箸で手早くかき混ぜる。セロリの葉を加え、火を止める。

薬膳のおはなし

陰と陽

薬膳は中国の伝統医学である中医学にもとづいていて、自分の体質や体調、季節や環境の変化に合わせて食材を取り入れ、健やかな体を作る料理のことをいいます。その土台となっているのが「陰陽」の概念。陰と陽とは互いに依存しながら対立したり、補完しあったりするエネルギーのことで、すべてはこの陰陽の働きで成り立つとされます。

活動、上昇、温熱的なものは陽、静止、下降、寒冷的なものは陰に分けられ（下記の表参照）、薬膳では私たちの体もこれにあてはめて考えます。たとえば、熱があるときは陽が盛んになりすぎている状態で、反対に冷えを感じるときは体が陰に偏って陽が不足しています。健康な体とは、陰陽のバランスがとれている状態をいいます。

季節の変化も陰陽が関係しています。春は「陽気がよくなる」と言いますが、太陽の光が強くなると陽の気が高まり、人も動物も植物も活動的になって成長します。そのピークが夏至で、これを過ぎると日が短くなって夜＝陰が徐々に長くなります。陰のピークは冬至で、多くの動植物が活動を抑え、春からの成長に備えてエネルギーを温存します。

私たちの体は季節に合わせて変化していて、陰陽バランスを保とうとする働きがあります。薬膳では、自然の摂理に逆らわず、「春夏は陽を養い、秋冬は陰を養う」ことが健康と長寿の秘訣です。

【陰陽の区分】

陽	昼	春・夏	熱	火	軽い	上	外	動	興奮	亢進
陰	夜	秋・冬	寒	水	重い	下	内	静	抑制	衰退

【太極図】

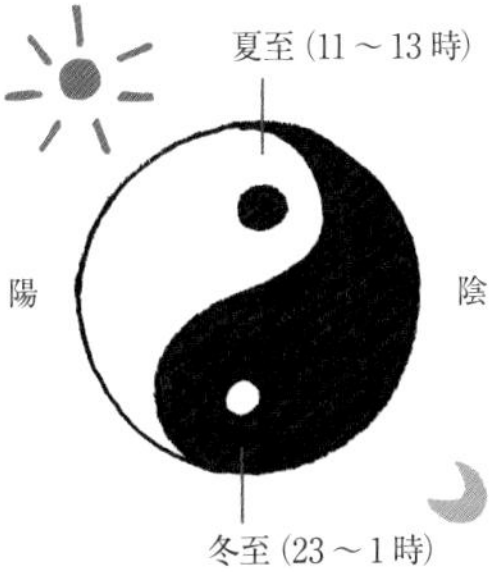

陰陽の変化を表した図。1年や1日の中で変化していき、陽のピークは夏至（1日では11〜13時）、陰のピークは冬至（1日では23〜1時）となる。

気・血・律

中医学では、陰陽とともに私たちの生命を維持するものとして「気《き》」「血《けつ》」「津《しん》（津液）」があります。この3つが体の中を巡って健康を保っていて、体調の善し悪しにもつながるとされます。

●気

気は生命の源で、体内を絶えず巡っています。その働きはさまざまですが、おもに病気を招く「邪気」の侵入を防いで体を護り、栄養を細胞の一つひとつに届けています。また、五臓六腑（248ページ参照）を正常に働かせ、血と津がスムーズに巡るように助ける役割もあります。

気には、生まれつき親から受け継いだ「先天の気」と、呼吸や食事から摂取する「後天の気」があります。気が低下すると内臓の働きが悪くなり、免疫力や体力が低下します。また、ストレスによって気の巡りが悪くなり、心身に不調が出ることもあります。健康な体を保つには、気を補って巡りをよくすることが大切です。

●血

血は、細胞の栄養となるもの。血が不足して巡りが滞ると、体内の細胞が栄養不足になって機能が低下し、疲れ、冷え、痛み、不眠など多くの不調が生じます。

血は脾と胃の働きによって食物から作られます。そのため、食事量が少なかったり栄養バランスが悪いと血が作られず、体は栄養不足になります。また、夜更かしや不規則な生活でも血が不足したり、肝臓で浄化されずドロドロと流れが悪くなってしまいます。
特に女性は生理があるため血不足になりやすいので、無理なダイエットは禁物です。日頃から健康的な食事と生活を心がけましょう。

●津

津は体にある血液以外の水分や体液（リンパ液、胃液、唾液など）のことで、体を潤す働きがあります。食事によって作られますが、食べすぎたときや、多汗、頻尿などの症状があると不足し、肌の乾燥や咳、のどの渇きといった不調が出ます。

　また、津の巡りが悪くなると代謝が落ち、余分な水分が体内にたまってむくみとなってあらわれます。体が冷えると津の巡りが悪くなりやすいので、体を温め、運動で代謝をあげるのが効果的です。

【「気」を補う食材】

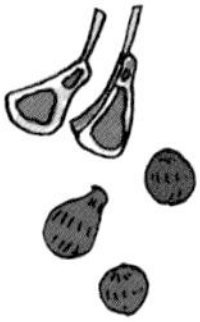

穀類、いも類、魚、肉など。かんきつ類や香辛料、香味野菜など香りのある食材は気の巡りをよくする。

【「血」を補う食材】

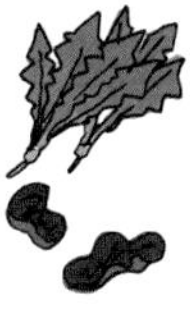

緑黄色野菜、肉、魚、ぶどう、落花生など。チンゲン菜、黒きくらげ、酢などは、血の巡りをよくする。

【「津」を養う食材】

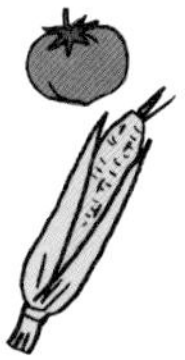

すいか、メロン、トマト、白きくらげなど。大豆、とうもろこし、はと麦、冬瓜などは津液のバランスを調整する。

五臓

中医学では、体の臓器を機能や働きで分け、「五臓六腑」としています。五臓は肝、心、脾、肺、腎で、おもに栄養を貯えて使うところです。六腑は、胆、小腸、胃、大腸、膀胱、三焦で、消化や排泄を行ないます。それぞれの機能や働きにより、体は呼吸や食物から気、血、津を作ったり、貯蔵したり、巡らせたりしています。

体にあらわれる症状の多くは、五臓六腑の働きが低下するために起こります。また、五臓は特定の五官とも関連していて、たとえば、肝の働きが低下すると目に不調が出るとされています。五臓の働きを知っておくと、不調の原因を見つけやすくなり、症状の根本的な改善につながります。

五臓	働き	関連する五官
肝	気を巡らせて感情をコントロールしたり、血を貯えて血の量を調節したり、自律神経やホルモン分泌の調節を行なう。目や筋肉にも関連する。働きが悪くなると精神不安や生理のトラブル、視力低下、こむら返りなどを起こしやすくなる。	目

心	各臓腑の司令塔で、臓器の活動を調整してコントロールする。血液とともにエネルギーを全身に送り出し、体を温めたり、精神面での安定を図る働きもある。心の働きが悪くなると、動悸や不整脈、不眠などがあらわれる。	舌
脾	消化吸収機能を担当し、食物の栄養を気、血、津に変えて全身に送る。水分代謝にもかかわり、胃などの下垂を防ぐ働きもある。脾が悪くなると消化吸収力が落ちて、気や血も不足がちになる。むくみや胃下垂、疲労感などの症状も出る。	口
肺	呼吸を担当。気の流れと水分代謝をコントロールし、皮膚機能の調節、発汗、鼻の働きにかかわる。肺の働きが悪くなると、咳が出たり痰が詰まったり、風邪をひきやすくなる。また、肌のトラブルも起こしやすくなる。	鼻
腎	体の成長、発育、老化とかかわりが深い。水分代謝をはじめ、骨、歯、髪、耳、脳の働きにもかかわる。腎の働きが悪くなると尿トラブルや、白髪、聴力の低下、歯や足腰が弱くなるなど、さまざまな老化症状があらわれる。	耳

五味

五味とは、文字通り食材の味を分類したもので、酸、苦、甘、辛、鹹の5種類があります。中医学の古文には「辛味は散じ、酸は収め、甘味は緩め、苦味は堅め、鹹味は軟ず」と書かれていて、味だけでなくそれぞれに違う性質をもっています。たとえば、辛味のある食材は発散させる性質があり、体内の熱を発散させて解熱する働きがあります。五味は五臓ともつながっていて、それぞれ五臓の働きを助ける役割もあるので、下記の表を参考にしてください。

なお、五味は舌で感じる味だけでなく、その味がもつ働きも含まれるため、実際の味と五味の分類が異なる食材もあります。また食材によっては複数の味や性質をもつ場合もあります。

五味	働き	関連する 五臓	代表的な食材
酸	酸っぱい味は、引き締めたり固めたりする性質があり、汗を抑えたり、下痢、軟便を止めたりする。また、唾液の分泌を促し、食欲を促進する効果もある。	肝	レモン、梅、ざくろ、酢など

苦	苦い味は下に降す作用があり、体の熱を尿や便とともに排泄し、解熱に働き、頭に昇った気も降す。また、消化促進作用もあり、便通をよくし、余分な水分を排出してむくみをとる。	心	にがうり、緑茶、ぎんなん、コーヒーなど
甘	甘い味。滋養効果があり、気や血を補ってスタミナアップや疲労回復に役立つ。また、緊張を緩める性質があるので、気分を和ませたいときに効果的。	脾	米、はちみつ、かぼちゃ、いわし、かつおなど
辛	辛い味は発散作用があり、汗を出して体の熱を下げたり、寒けを追い出す。気・血・津の巡りをよくする性質もあり、気分を爽快にして血行や水分代謝を改善し、体調を整える働きも期待できる。	肺	しょうが、長ねぎ、香菜、ミント、唐辛子など
鹹	しょっぱい塩味のこと。堅いものをやわらかくしたり、詰まりを改善して流れをよくする働きがある。塩味が濃いものを食べすぎると下痢になることもある。	腎	昆布などの海藻類、はまぐり、あさりなど

※このほかに、はと麦や冬瓜など味がほとんど感じられないもので淡（淡い味）がある。利尿作用があり、むくみを改善する効果がある。

五性

食材には体を温めたり、冷やしたりする性質があります。その性質を度合いによって熱性、温性、平性、涼性、寒性の5つに分類したものが五性です。この本では、さらに微温性を加えた6種類に分けています。

熱性・温性は、寒い季節や冷え症の人が積極的にとりたい食材。病気で体内エネルギーが落ちているときも体を温め、陽の気を巡らせます。寒性・涼性は体内の余分な熱を放出する作用があり、暑い季節やのぼせ体質の人に適しています。そのどちらでもないのが平性で、冷温効果がないので毎日食べても体に偏りが出ません。

体質や体調によって適した食材は変わりますが、基本は何事もバランスよくとることです。夏だから体を冷やす食材だけ、寒いから体を温める食材だけ、というのはNG。いろいろな食材を体質に合わせてバランスよく取り入れることが健康への第一歩です。

五性	働き	代表的な食材
熱 熱	体を温める力が強く、速効性がある。発汗作用をもつ食材もある。食べすぎると体が熱をもち、体内の潤いが失われて乾燥することもあるので暑がりやのぼせ体質の人は要注意。	シナモン、こしょう、唐辛子、干ししょうが、羊肉など

温	おだやかに体を温める。疲れを癒したり、冷えを改善して胃腸の働きをよくしたり、痛みの緩和に働く。食べすぎると体に熱がたまるので、夏は涼性・寒性と組み合わせるとよい。	えび、かぼちゃ、酒、鮭、なつめ、ニラ、もち米など
微温	平性に近いが、体を温める性質がある。一般的には平性、あるいは温性に分類されることが多い。微温の食材を取り入れることで、体の冷やしすぎや温めすぎを防げる。	鶏肉、生しょうがなど
平	体を温めも冷やしもしない性質。ほかの性質を緩和しない。どちらにも傾かないので、毎日食べても体がアンバランスにならない食材で使いやすい。	うるち米、いも類、キャベツ、牛肉、ホタテ、豚肉など
涼	おだやかに体を冷やす。暑い時季やのぼせ体質の人によい。食べすぎると体が冷えるので注意。体が冷えている場合は温性の食材を組み合わせてバランスをとる。	きゅうり、大根、梨、ゆり根、緑茶、りんご、レタスなど
寒	体の熱をとる作用が強い。風邪などによる発熱時や、暑さで体内に熱がこもりすぎたときの解熱に役立つ。食べすぎると体が冷えるので要注意。特に冬はとりすぎないこと。	あさり、昆布、すいか、たけのこ、にがうり、もやしなど

自分に合った養生法を見つけるための体質チェック

私たちの体は一人ひとり違うため、同じ不調を抱えていても症状や対処法が異なります。薬膳の効果をより高めるには、自分がどんな体質か知っておきましょう。左のチェック表で印がもっとも多くついたタイプが、今のあなたの体質です。体質は生まれもったものもあれば生活習慣や環境によるものもあり、年齢や季節によっても変化します。また、複数の体質を併せもつケースもあります。まずは自分の体質を知り、正しい養生を行ないましょう。

1 気不足タイプ

□疲れやすい
□やる気が出ない
□風邪をひきやすい
□トイレに行く回数が多い

→ P.256 へ

2 血不足タイプ

□顔色が青白い
□めまいを起こしやすい
□不安な気持ちになりやすい
□寝つきが悪い

→ P.257 へ

3 イライラタイプ

□イライラする
□ゆううつな気分に
なりやすい
□げっぷやため息が多い
□おなかが張りやすい

→ P.258 へ

4 冷え症タイプ

□冷えを感じやすい
□トイレが近い
□下痢をしやすい
□温かいものを欲しがる

→ P.259 へ

5 むくみタイプ

□体が重く感じる
□むくみやすい
□下痢ぎみで尿が少ない
□雨や曇りの日に不調になる

→ P.260 へ

6 どろどろタイプ

□肌がくすみがち
□目の下にくまができやすい
□頭痛がする
□生理痛がひどい

→ P.261 へ

7 のぼせタイプ

□手足がほてる
□汗をよくかく
□のどが渇きがち
□便秘になりやすい

→ P.262 へ

8 暑がりタイプ

□イライラして怒りっぽい
□顔が赤い
□目が充血しがち
□頭痛がよく起こる

→ P.263 へ

1 気不足タイプ（気虚《ききょ》）

体のエネルギー源である気が足りないタイプ。過労やストレスで胃腸が弱り、栄養がうまく摂取できていないと気が不足し、代謝や免疫力もダウンします。十分な休養をとり、気を補う食材を使って消化のよい食事を心がけましょう。

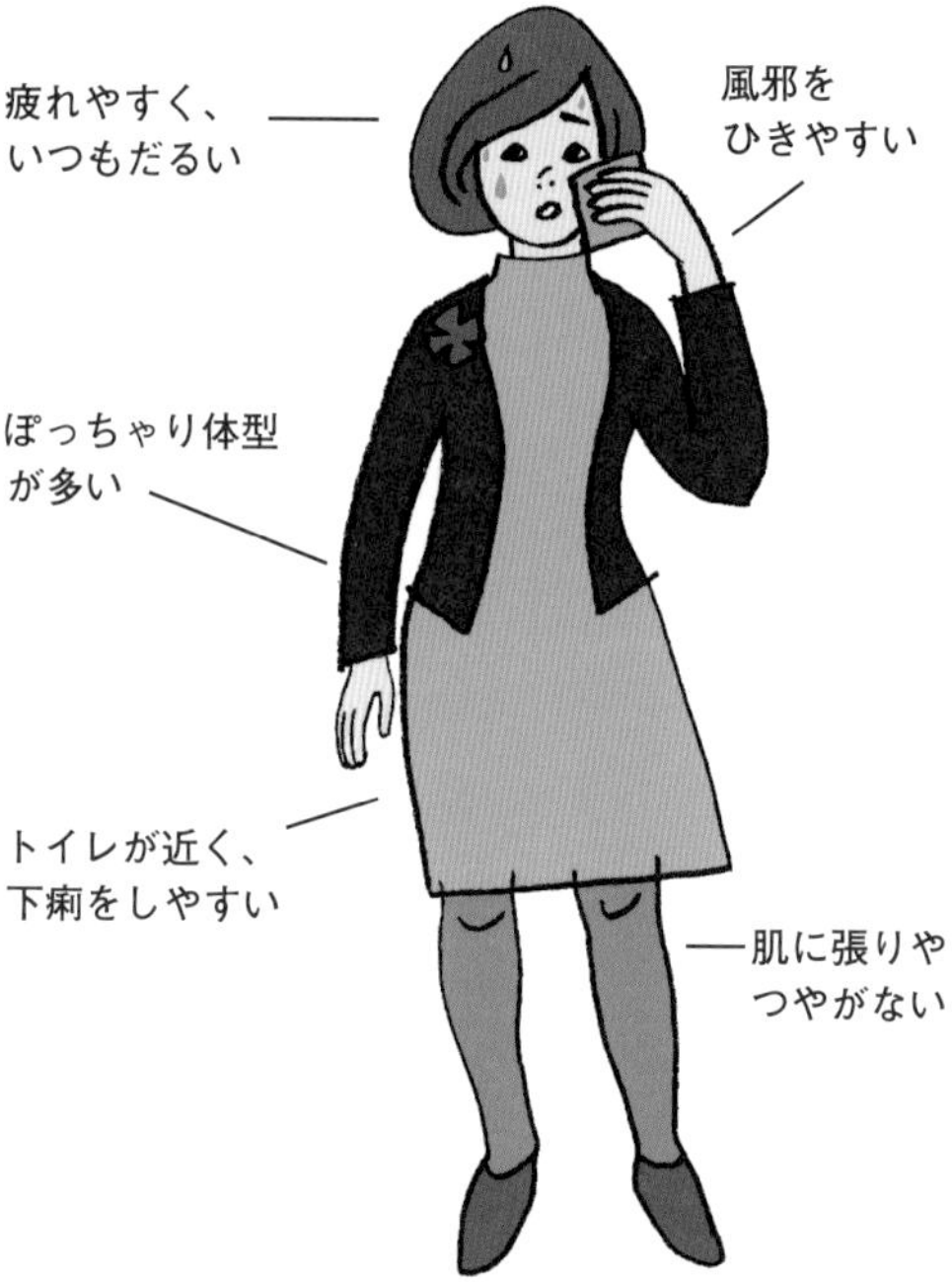

疲れやすく、いつもだるい
風邪をひきやすい
ぽっちゃり体型が多い
トイレが近く、下痢をしやすい
肌に張りやつやがない

2 血不足タイプ（血虚《けっきょ》）

体の栄養となる血が足りないタイプ。食事の質や量が足りていなかったり、過労、睡眠不足だったりすると起こります。生理がある女性は血不足になりやすいので無理なダイエットは禁物。栄養バランスが整った食事をしっかりとりましょう。

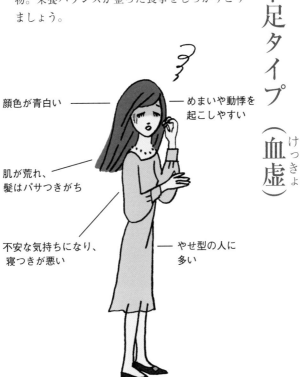

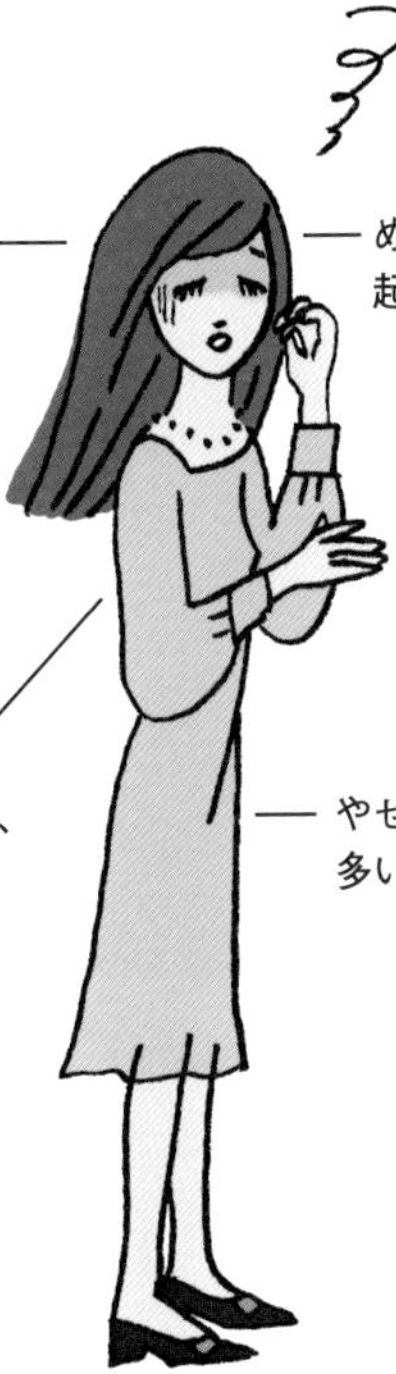

顔色が青白い
めまいや動悸を起こしやすい
肌が荒れ、髪はパサつきがち
不安な気持ちになり、寝つきが悪い
やせ型の人に多い

3 イライラタイプ（気《き》滞《たい》）

気の巡りが悪いタイプ。ストレスや不摂生により、気が滞っている状態です。不眠や自律神経の失調を起こしやすいので、気の巡りをよくする食材を意識してとりましょう。また、気分転換をしてストレスをためないことも大切です。

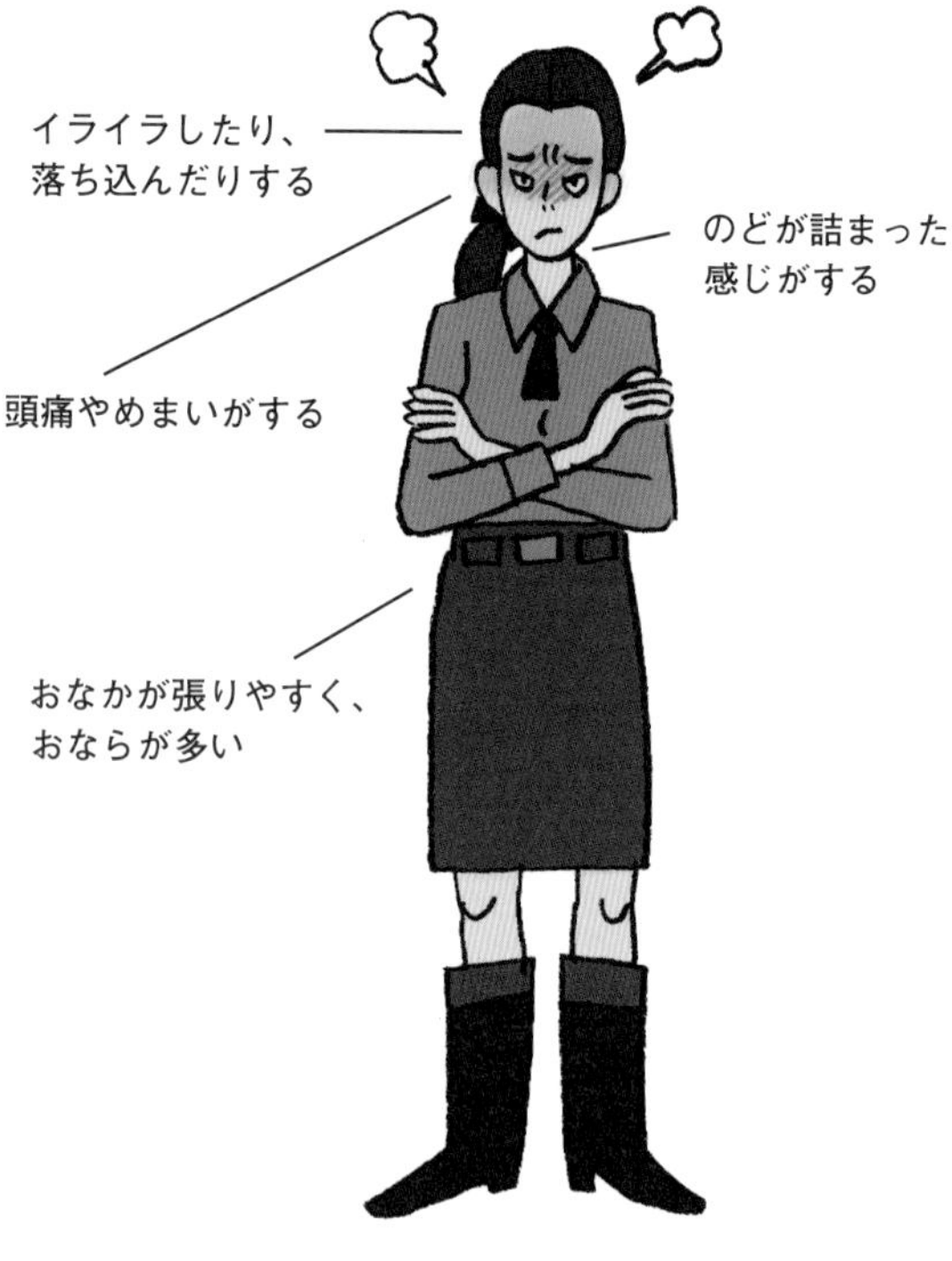
イライラしたり、
落ち込んだりする
のどが詰まった
感じがする
頭痛やめまいがする
おなかが張りやすく、
おならが多い

4 冷え症タイプ（陽虚《ようきょ》）

体を温める陽の気が足りないタイプ。もともと虚弱な人や、加齢によってなる人もいます。一年を通して体を冷やさないようにし、温かい食事を心がけましょう。日光を浴びながら散歩をすると、陽の気が高まります。

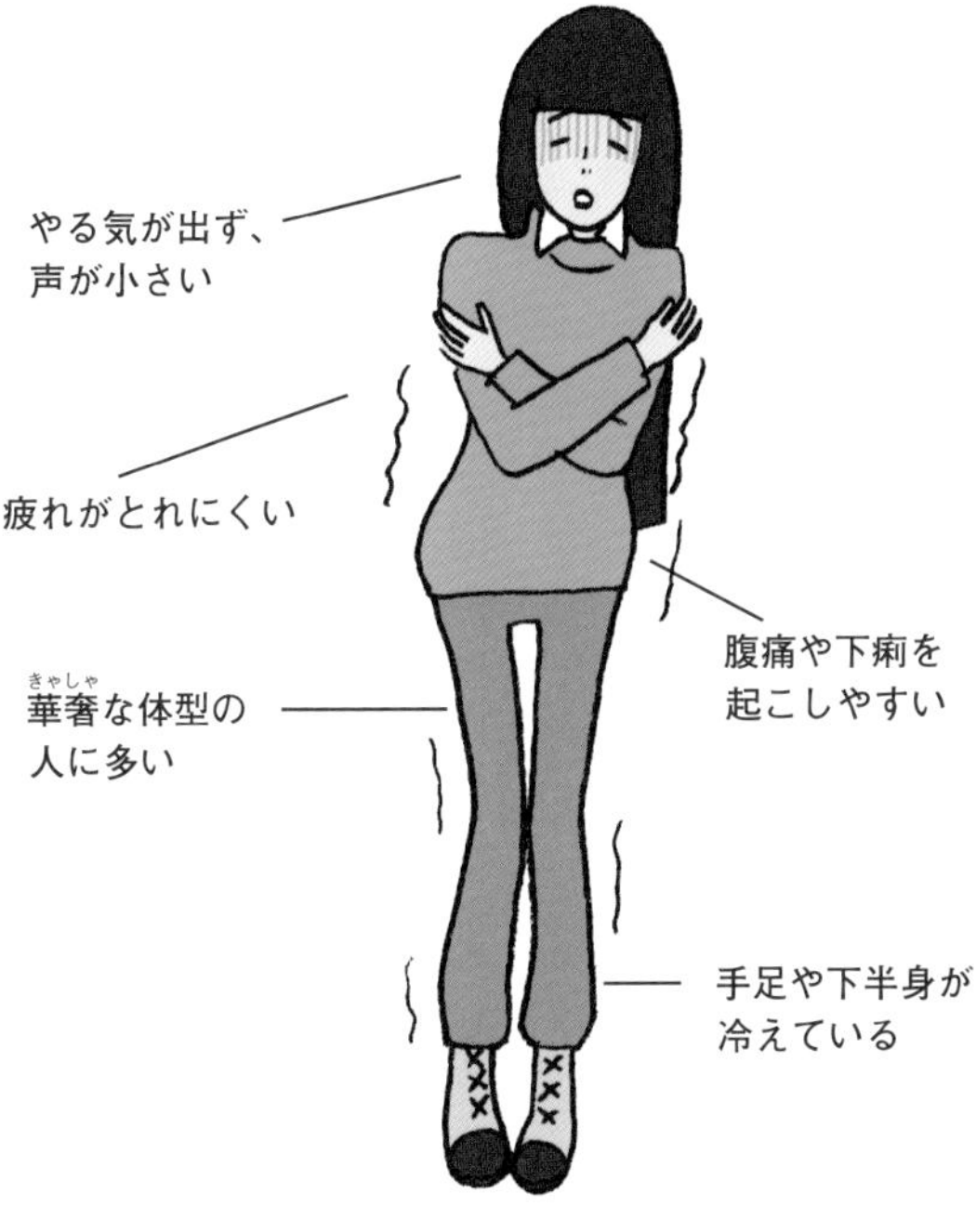
やる気が出ず、
声が小さい
疲れがとれにくい
華奢《きゃしゃ》な体型の
人に多い
腹痛や下痢を
起こしやすい
手足や下半身が
冷えている

5 むくみタイプ（水毒《すいどく》）

体内の水分代謝が悪いタイプ。体が冷えていたり、気の巡りが悪いときにも起こります。利尿効果の高い食材や気の巡りをよくする食材で、体の余分な水分を排出させましょう。運動で代謝をあげるのも効果的です。

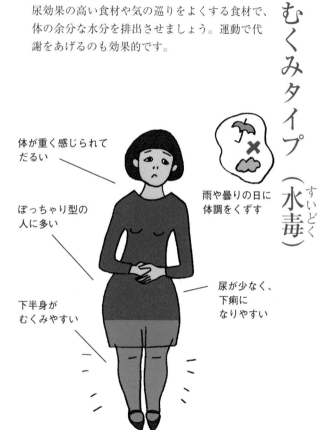

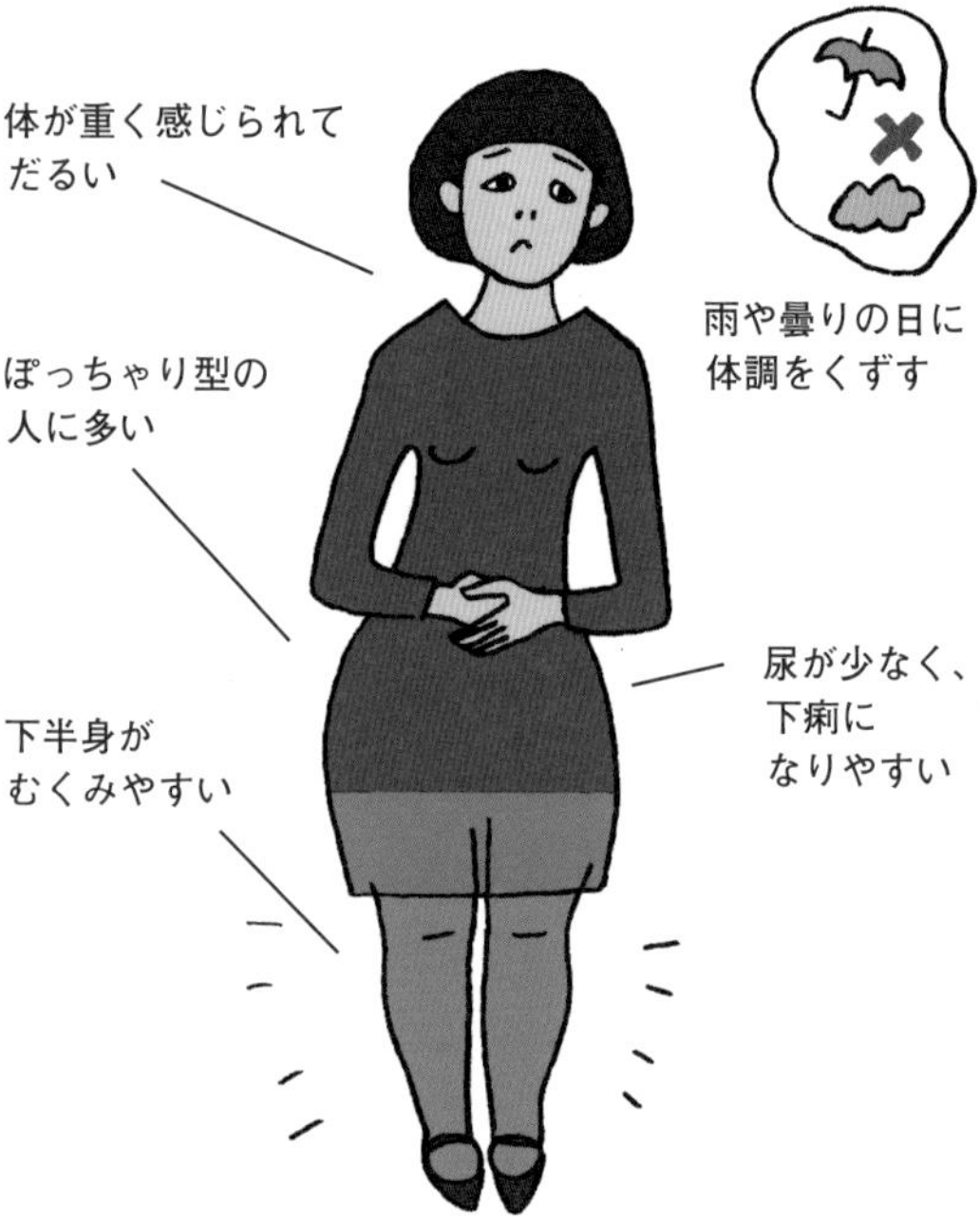

体が重く感じられて
だるい
ぽっちゃり型の
人に多い
下半身が
むくみやすい
雨や曇りの日に
体調をくずす
尿が少なく、
下痢に
なりやすい

6 どろどろタイプ（瘀血《おけつ》）

血の巡りが悪く、汚れがたまっているタイプ。生理痛がひどく、経血にかたまりが混じることもあります。巡りや代謝が滞っているので、体を温めて巡りをよくする食材を積極的にとりましょう。

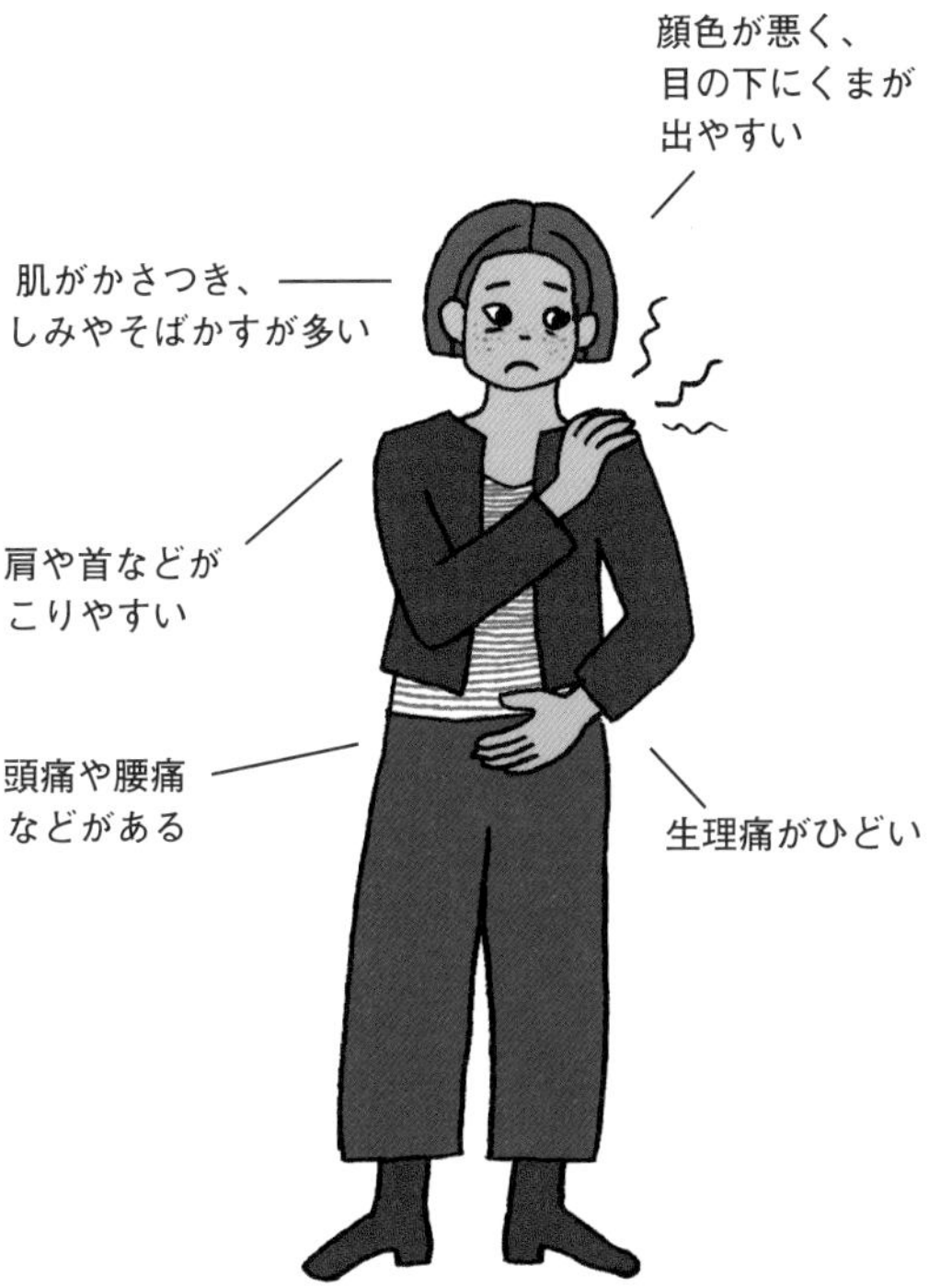
顔色が悪く、
目の下にくまが
出やすい
肌がかさつき、
しみやそばかすが多い
肩や首などが
こりやすい
頭痛や腰痛
などがある
生理痛がひどい

7 のぼせタイプ（陰虚《いんきょ》）

体に潤いを与えたり熱を冷ましたりする陰が足りないタイプ。体に熱がこもって、のぼせや目、のどの渇きが起こります。熱性の辛い食材は避け、陰を補って余分な熱をとる食材をとりましょう。睡眠不足も陰を消耗しやすいので気をつけます。更年期に良くみられます。

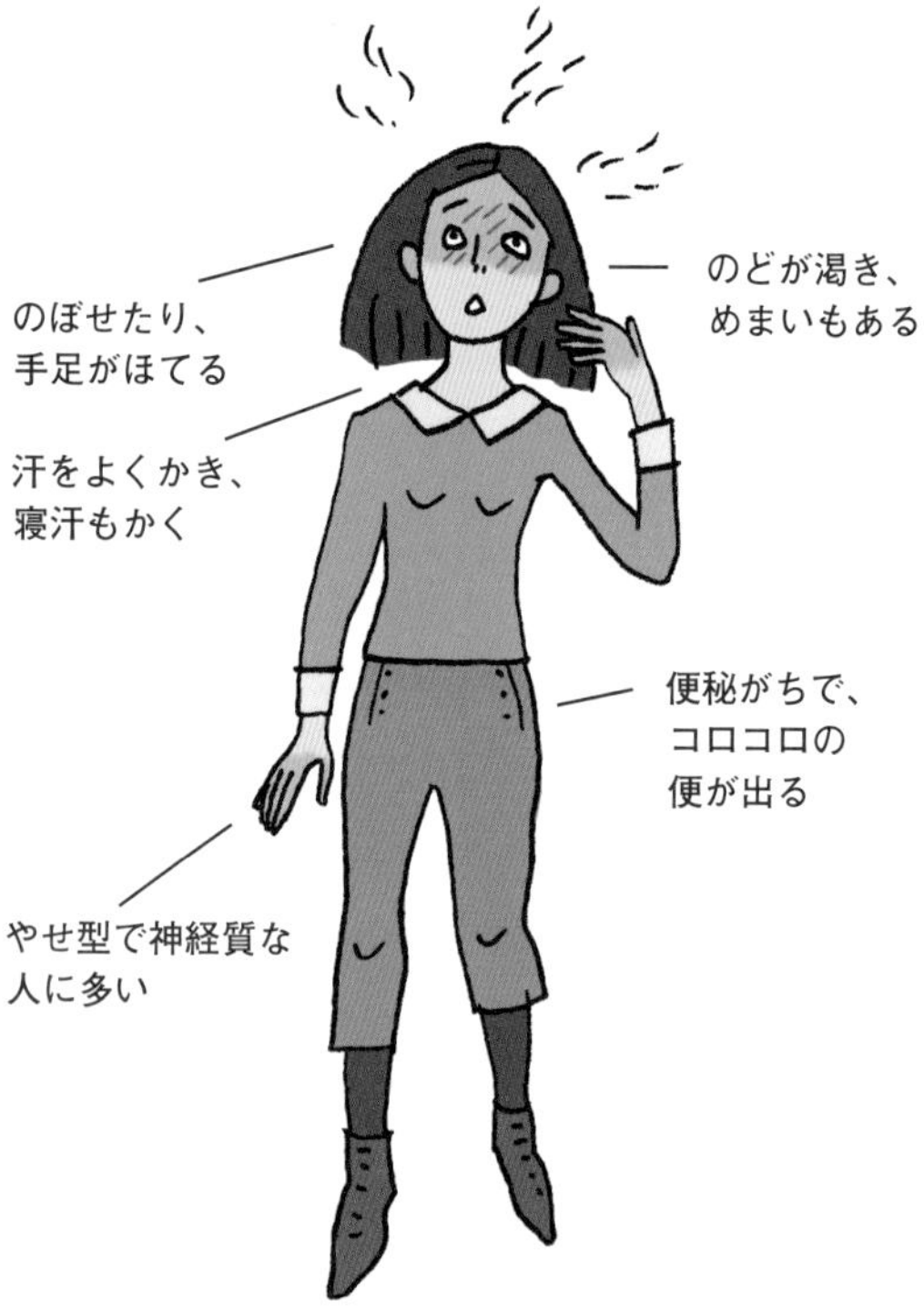
のぼせたり、
手足がほてる
汗をよくかき、
寝汗もかく
やせ型で神経質な
人に多い
のどが渇き、
めまいもある
便秘がちで、
コロコロの
便が出る

8 暑がりタイプ（陽熱《ようねつ》）

体に余分な熱がこもったタイプ。お酒や脂っこい食事のとりすぎ、ストレスなどが原因です。消化器系や循環器系の病気を招く恐れがあるので、飲酒や脂肪分の多い食事は控えめに。体の余分な熱をとる食材を意識して食べましょう。

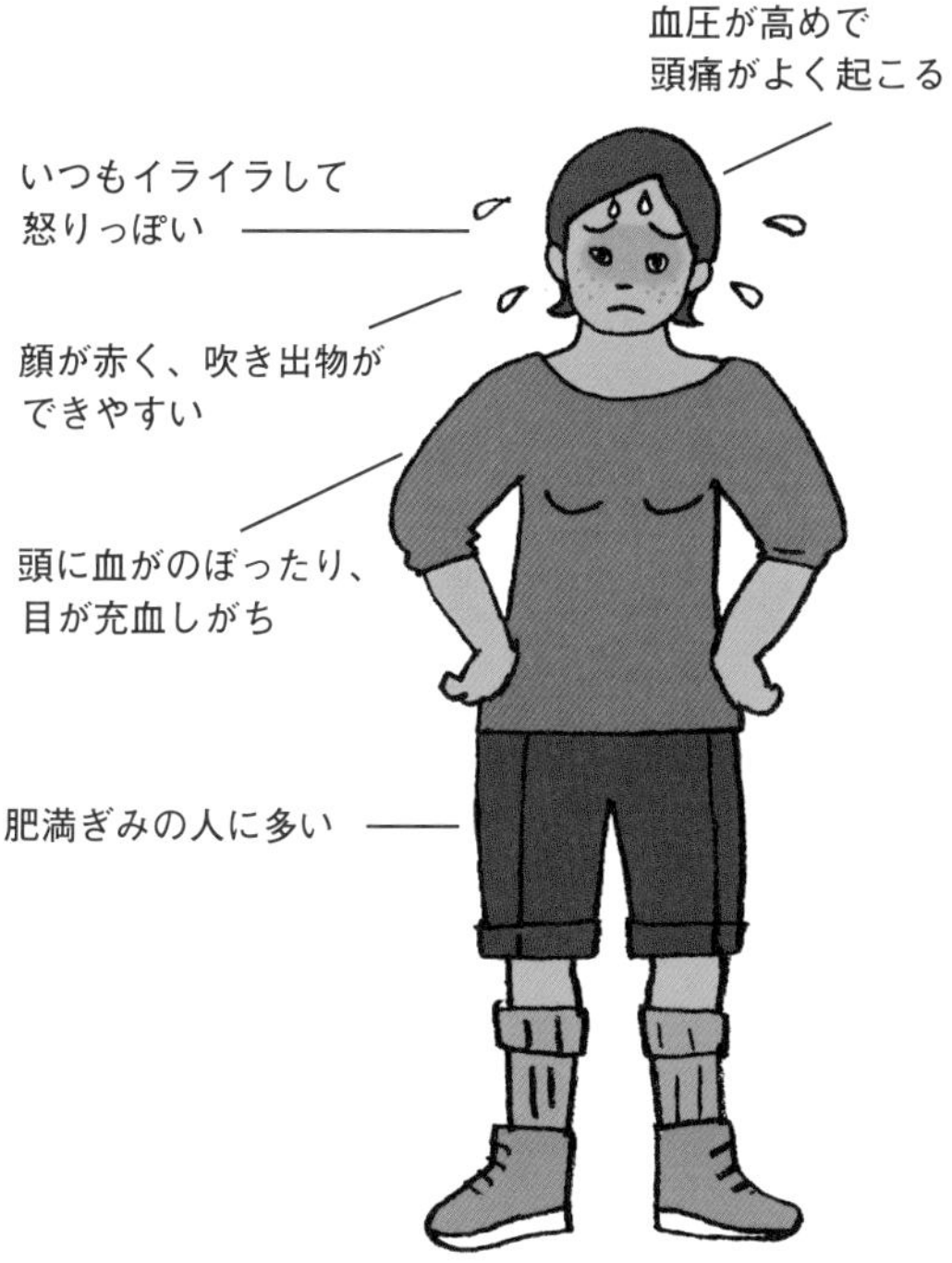
血圧が高めで
頭痛がよく起こる
いつもイライラして
怒りっぽい
顔が赤く、吹き出物が
できやすい
頭に血がのぼったり、
目が充血しがち
肥満ぎみの人に多い

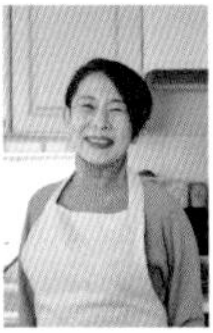

植木もも子

管理栄養士、国際中医師、国際中医薬膳管理師。「おいしく、賢く、楽しく、健康に」をモットーに、雑誌、書籍、広告などでの料理制作を手がける。また、薬膳と栄養学の両方を取り入れた季節の料理教室も主宰している。著書に『薬膳のつくりおき』(家の光協会)、『薬膳サラダごはん』(新星出版)、『薬膳ナムル手帖』(家の光協会)、『かんたん養生酒』(PHP研究所)、『薬膳・漢方 食材&食べ合わせ手帖』(西東社)など。

桃花茶館(https://www.peachtreekitchen.online/)

Staff
撮影　千葉充
スタイリング　大沢早苗
デザイン　高市美佳
イラスト　水上みのり
編集協力　宮下佳子

撮影協力店
・アワビーズ
・器
・ストウブ/ツヴィリング J.A. ヘンケルスジャパン株式会社
問い合わせ 0120-75-7155

参考文献

『薬膳・漢方 食材&食べ合わせ手帖』喩静、植木もも子 監修(西東社)
『薬膳素材辞典』辰巳洋 主編(源草社)
『実用 中医薬膳学』辰巳洋 著(東洋学術出版社)
『中医臨床のための中薬学』神戸中医学研究会 編著(医歯薬出版株式会社)
『中医薬膳学』(中国中医薬出版社)

マイナビ文庫

からだを整える薬膳スープ

2023年10月25日　初版第1刷発行

著　者　植木もも子
発行者　角竹輝紀
発行所　株式会社マイナビ出版
〒101-0003 東京都千代田区一ツ橋2-6-3 一ツ橋ビル2F
TEL 0480-38-6872(注文専用ダイヤル)
TEL 03-3556-2731(販売)/TEL 03-3556-2735(編集)
E-mail pc-books@mynavi.jp
URL https://book.mynavi.jp

カバーデザイン　米谷テツヤ(PASS)
印刷・製本　中央精版印刷株式会社

ISBN978-4-8399-8455-7
Printed in Japan

※本書は『からだを整える薬膳スープ』(2015年1月/小社刊)を再編集し、文庫化したものです。